U0880133

口腔住院医师规范化培训系列指导用书

总 主 编　孙卫斌　胡勤刚
副总主编　谢思静　沈苏南

口腔临床医患沟通

主　编　孙卫斌　王　磊
副主编　周　红　杨旭东
编　者（以姓氏笔画为序）
王　磊（南京大学医学院附属口腔医院）
王佳莹（南京师范大学心理健康教育咨询中心）
王繁可（南京大学医学院附属口腔医院）
邓润智（南京大学医学院附属口腔医院）
朱　锋（南京大学医学院附属口腔医院）
刘　玉（南京大学医学院附属口腔医院）
刘　超（南京大学医学院附属口腔医院）
闫　翔（南京大学医学院附属口腔医院）
汤旭娜（南京大学医学院附属口腔医院）
孙卫斌（南京大学医学院附属口腔医院）
孙国文（南京大学医学院附属口腔医院）
杨旭东（南京大学医学院附属口腔医院）
吴　娟（南京大学医学院附属口腔医院）
周　红（南京师范大学心理学院）
谢思静（南京大学医学院附属口腔医院）

人民卫生出版社

图书在版编目(CIP)数据

口腔临床医患沟通 / 孙卫斌，王磊主编. —北京：人民卫生出版社，2019

口腔住院医师规范化培训系列指导用书

ISBN 978-7-117-27660-3

Ⅰ. ①口… Ⅱ. ①孙… ②王… Ⅲ. ①口腔科学—医药卫生人员—人际关系学 Ⅳ. ①R197.322②R78

中国版本图书馆 CIP 数据核字(2019)第 052770 号

口腔临床医患沟通

主　　编：孙卫斌　王　磊
出版发行：人民卫生出版社（中继线 010-59780011）
地　　址：北京市朝阳区潘家园南里 19 号
邮　　编：100021
E - mail：pmph @ pmph.com
购书热线：010-59787592　010-59787584　010-65264830
印　　刷：北京虎彩文化传播有限公司
经　　销：新华书店
开　　本：787 × 1092　1/16　　**印张**：12
字　　数：292 千字
版　　次：2019 年 8 月第 1 版　2025 年 9 月第 1 版第10次印刷
标准书号：ISBN 978-7-117-27660-3
定　　价：42.00 元

主编简介

孙卫斌，医学博士，教授，博士研究生导师，主任医师，南京大学医学院附属口腔医院副院长。中华口腔医学会口腔医学教育专业委员会常委，中华口腔医学会牙周病学专业委员会委员，中华医学会口腔医学教育学组委员，江苏省口腔医学会牙周病学专业委员会副主任委员。主持国家自然科学基金、江苏省基础研究项目等20余项课题。获江苏省科技进步奖、江苏省高等教育教学成果奖、江苏省卫生科技进步奖多项。主编、参编专著5部，发表论文150余篇。

王磊，研究员，南京大学医学院附属口腔医院党委书记、副院长，南京大学商学院MBA研究生导师。中国华为智库专家委员会委员，中国研究型医院学会文化分会理事会理事，中国医师协会口腔医师分会人文与道德建设工作委员会委员，江苏省医院协会医院文化建设委员会常委，南京医院协会文化建设专业委员会副主任委员。主持省级医学人文建设课题4项。发表论文30余篇。

副主编简介

周红，应用心理学博士，副教授，南京师范大学心理学院党委书记。曾任南京师范大学学生处副处长兼心理健康教育咨询中心主任、仙林大学城心理健康教育研究中心主任等职。江苏省大学生心理健康教育专家指导委员会副秘书长，江苏省心理学会理事，江苏省心理卫生协会理事，江苏省心理学会大学生心理健康专业委员会副主任委员，江苏省社会心理学会心理咨询专业委员会副主任委员，中国心理卫生协会大学生心理咨询与治疗专业委员会委员。主编教材 1 部，参编 4 部，发表论文 20 余篇。

杨旭东，副教授，硕士生导师，主任医师，南京大学医学院附属口腔医院副院长。中华口腔医学会口腔颌面外科专业委员会委员，中国医师协会口腔医师分会自律与维权工作委员会委员，江苏省口腔医学会副会长，江苏省医院质量管理专业委员会委员，江苏省暨南京市医疗事故技术鉴定专家库成员等。发表核心期刊论文 30 余篇，其中 SCI 收录论文 10 篇，参编专著 3 部。

总　序

随着人民对医疗卫生服务需求的不断提高和我国医疗体制改革的不断深入，如何培养出德才兼备、让人民满意的好医师，已成为我国医学教育的关键核心问题。数十年来，经过全国医学教育界等多方的不断实践和探索，我国高等医学教育构建了以“5+3”为主体[5 年临床医学本科教育 +3 年住院医师规范化培训（以下简称规培）或 3 年临床医学硕士专业学位研究生教育（以下简称专硕）]、以“3+2”为补充（3 年临床医学专科教育 +2 年助理全科医师培训）的临床医学人才培养体系。3 年规培或 3 年专硕教育已成为临床医学人才培养的核心环节，国家高度重视这项工作，它直接事关健康中国，人民福祉。

我国自 20 世纪 20 年代开始探索住院医师培训，到 20 世纪 90 年代，国家印发《临床住院医师规范化培训试行办法》（卫教发〔1993〕第 1 号），标志着我国的住院医师培训开始向规范化迈进。而 2012 年教育部、卫生部提出的“卓越医生教育培养计划”，以及 2013 年底国家卫生计生委等 7 部门下发《关于建立住院医师规范化培训制度的指导意见》（国卫科教发〔2013〕56 号），全面推进了住院医师规范化培训以及“5+3”一体化长学制的临床医学人才培养模式。

虽然我国的住院医师规范化培训或临床医学硕士专业学位研究生教育经过多年探讨，已积累了一些经验，但还面临不少问题。首先是目标定位，是培养临床一级或二级学科全科医师，还是培养临床二级或三级学科专科医师。其次是如何达到临床医师的胜任力，科学合理的培养规划和评审指标有待建立；称职的师资队伍及合格的基地建设；如何与专科医师培养有机衔接；相应合理的人事薪酬岗位等。还有住院医师规范化培训及专科医师培养属于职业培训教育，是否应该与研究生学位教育脱钩都是值得商榷的。

口腔医学是医学的一个重要分支，有医学的普遍规律同时又有口腔医学自身特点，随着我国社会经济的发展，口腔医学已成为发展迅速、人群需求量很大的学科。口腔医学的发展离不开一大批合格口腔临床医学人才的不断培养，口腔住院医师规范化培训也成为现在口腔医学教育的一项核心重点工作。口腔疾病常涉及患者的面容仪表，影响其身心健康，因此，口腔医师面临的往往不只是简单的口腔疾病，而是一个生理 - 心理 - 社会联动的复杂的问题。从事口腔临床医学的医师除了需要扎实的医学理论和技能外，还必须具备相当的人文及自然科学素养，并且有一定的研究和管理能力。因此，口腔住院医师培养不仅需要口腔医学理论及临床实践，还需要系统的胜任力培养，包括临床科研及管理。

孙卫斌和胡勤刚两位教授主编的《口腔住院医师规范化培训系列指导用书》，是目前我国第一部在口腔医学住院医师培训管理方面的系列丛书，是作者团队多年较系统的实践探讨的经验总结，付出的努力和心血都凝练在这部系列丛书中。丛书涵盖口腔住院医师规范化培训方案、口腔医学人文素养和全面的能力考核方案。相信该套丛书的出版，对口腔医学住院医师规培、“5+3”一体化长学制及临床医学硕士专业学位研究生有良好的参考价值，起到规范推动我国口腔医学住院医师规范化培训的作用。

中华口腔医学会副会长
首都医科大学副校长

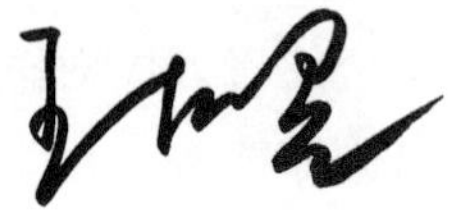

2018 年 6 月

前　言

2014年，教育部等六部门下发《关于医教协同深化临床医学人才培养改革的意见》(教研〔2014〕2号)，明确提出了全面提高临床医学人才培养质量的主要任务，以建立具有中国特色的临床医学人才培养体系为目标，建立专业学位研究生教育与住院医师规范化培训的紧密衔接的临床医学教育制度，全面提升包括医患沟通能力在内的全面岗位胜任能力。医患沟通已成为医学生的核心能力和专业素质指标。

口腔医学教育是临床医学人才培养的一部分，在医教协同深化临床医学人才培养的工作中具有与临床、中医等学科同等的工作任务。作为第一批国家级住院医师规范化培训基地，南京大学医学院附属口腔医院(南京市口腔医院)理应在探索口腔临床医学人才培养方面先行先试。口腔医学是具有特色的专业，尽管多年来，临床医学在医患关系和医患沟通教学和研究中已积累了丰富的经验和成果，但口腔医学的医患沟通教育如何做，如何更加体现口腔医学的特色，目前还没有成熟的先例。正是出于这个目的，我们组织编写了《口腔临床医患沟通》一书。

本书包括三个部分，即人际沟通的基本理论、口腔医务人员的职业素养与医患沟通，以及口腔临床医患沟通技术。医患沟通是人际沟通的一部分，具有人际沟通的一般要素和规律，符合人际沟通心理学的普遍规律，临床医务工作者必须掌握和了解这些心理学理论。而从临床实践中我们深深体会到，改善医患关系、加强医患沟通，关键是提高医务人员的职业素养。因此，我们提出了将“形象整洁、态度亲和、处事规范、行医谨慎”作为口腔医学职业素养的核心要素。作为医患沟通的实用技术，本书介绍了语言沟通、非语言沟通、知情同意与文本沟通、焦虑控制、健康教育、患者信任和纠纷谈判等7个有口腔临床特色的、可操作的技术。

编写本书时，我们着力把握三个原则，即理论联系实际、体现中国发展现状和具有口腔医学特色。之所以提出理论联系实际是在于国内外临床医学对医患沟通已进行了大量而深入的研究，它早已从经验医学转为实证医学。尤其是医患沟通技术，是建立在成熟的科学理论基础上的。同时，本书也提供了大量的临床实例，这些案例均来自于我们自己的临床实践，也许它并不圆满，甚至还算不上很“典型”，但都是实例。读者似曾相识，也许早晚都会遇到这些经验教训。它同样反映了中国现阶段发展的临床实际，这也许不同于高影响因子文献所介绍的地区情况，但这些案例更加符合我们普遍的培养要求。当然，读者首先来自于口腔医学临床，针对口腔临床实际来谈医患沟通是必须的要求。

为了实现编写目标，编者团队主要由心理学教师、思政人员和口腔临床医师组成。心理学教师来自于南京师范大学心理学院，思政人员为我院专职行政干部，编者主体为我院中青年临床医师。医患沟通的心理学基础教育来自于专业心理学教师，保证了专业性和先进性；思政人员就职于口腔医学临床教学单位，了解口腔临床实际，专施行政，教育与提高医务人员职业素养也是他们的职责所在，他们的人文教育背景为“医患沟通”这门人文课程建立了不可或缺的支撑；而口腔临床医师编写本书也是自我学习的过程，在编写过程中自身经过了人文教育的过程。同时，编写过程提示我们医患沟通是交叉学科，应重视师资队伍建设，团队由心理学教师、思政人员和口腔临床医师组成。

这是一次新的尝试和探索，我们深知自身知识浅薄和能力不足。但愿前辈专家多多指点、同行同志不吝指正、后生同学批判质疑，我们愿意做铺路石，也愿意为口腔医学的发展作出不懈的努力。

孙卫斌　王　磊

2019年2月

目 录

第一部分 人际沟通的基本理论

第一章 总论 沟通理论的心理学基础…………1
一、沟通的心理学基础…………1
二、沟通的定义…………3
三、沟通的心理学理论…………4

第二章 沟通的原则和种类…………6
第一节 沟通的原则…………6
一、信息组织原则…………6
二、真诚礼貌原则…………6
三、连贯谈话原则…………6
四、对事不对人原则…………7
五、积极倾听原则…………7
第二节 沟通的种类…………7
一、自我沟通…………7
二、人际沟通…………7
三、小组沟通…………7
四、公共场合沟通…………8
五、跨文化沟通…………8

第三章 沟通的形式与技巧…………9
第一节 沟通的形式…………9
一、正式沟通与非正式沟通…………9
二、纵向沟通、横向沟通与斜向沟通…………11
三、语言沟通与非语言沟通…………11
四、单向沟通与双向沟通…………12
五、同文化沟通与跨文化沟通…………12
第二节 有效沟通的技巧…………13
一、有效沟通的两个条件和三个原则…………13
二、沟通需要做好的四个结合…………13

三、沟通需要注意的五种效应……13
四、沟通技巧的运用……13

第四章 沟通的内容与要素……15
第一节 沟通的基本内容……15
一、何因……15
二、何人……16
三、何事……16
四、何地……16
五、何时……17
六、如何……17
第二节 沟通的要素……18
一、沟通的七个要素……18
二、沟通过程的六个阶段……19

第五章 共情与沟通策略……21
一、美学中的共情概念……21
二、心理学中的共情概念……22
三、沟通的策略……23
四、共情在医患沟通中的作用……26

第六章 倾听……27
一、倾听的阶段和特征……27
二、主动倾听……28
三、妨碍有效倾听的心理反应模式……30
四、倾听的技巧……31

第二部分 口腔医务人员的职业素养与医患沟通

第七章 总论 提高医务人员职业素养是促进医患沟通的关键……33
第一节 医患关系概述……33
一、非技术与技术层面的医患关系……33
二、传统与新型的医患关系……33
第二节 医患纠纷现状及成因……34
一、医患纠纷的现状……34
二、医患纠纷的成因……34
第三节 医患沟通意义与途径……37
一、开展医患沟通的意义……37
二、开展医患沟通的途径……38

第八章　形象整洁——医患沟通的首因效应……41
第一节　形象整洁与病人信任……41
第二节　着装规范与临床常见的不整洁表现……42
一、着装是精神面貌的体现……42
二、医务人员着装是重要的职业标志……43
三、不规范不整洁的着装……44
第三节　医务人员仪容规范……44
一、仪容……44
二、医务人员工作走姿规范……45
三、医务人员工作坐姿规范……45
四、医务人员手姿规范……45
第四节　医务人员手卫生规范……46
第五节　口腔科医生仪容仪表特别需要注意的问题……47

第九章　态度亲和——医患沟通要以爱心为基础……48
第一节　亲和关爱体现医务人员的人文关怀……48
第二节　医学是充满人文精神、治病救人的“仁术”……49
第三节　口腔临床实际工作中的亲和力表现……50
一、展现亲和力的基本方法……50
二、口腔诊疗过程中展现亲和力需要注意的问题……51

第十章　处事规范——医患沟通的信任基础……56
第一节　医疗行为的概念、分类与口腔医疗行为的特点……56
一、医疗行为的概念……56
二、医疗行为的分类……56
三、口腔医疗行为的特点……58
第二节　规范医疗行为是医务人员的基本要求……59
一、规范的含义及发挥形式……59
二、不规范的医疗行为……60
三、规范的医疗行为……61
第三节　规范口腔医疗行为，促进医患互信……63
一、尊重病人的自主性……64
二、严守病人的秘密……64
三、秉持社会诚信……65
四、不伤害病人……65
五、让病人受益……65
六、公平对待病人……65
七、实事求是地开展医疗行为……66
八、忠诚于病人……66

九、家长式的关爱……66
十、最大效用平衡医疗行为……67

第十一章 行医谨慎——医务人员的职业品质……68
第一节 疏忽随意与医疗差错……68
一、医疗差错的概念和分类……68
二、医疗差错的发生偶然性与必然性……68
三、医生个体因素与医疗差错……69
第二节 由于疏忽随意导致的临床典型的医疗不良案例……69
第三节 生命的复杂性是谨慎行医的理论基础……70
第四节 谨慎行医的基本原则与要求……71
一、及时原则……71
二、准确原则……72
三、有效原则……72
四、择优原则……73
五、自主原则……73
第五节 口腔医生医疗实践中易发生的疏忽问题……74
一、口腔外科拔错牙以及严重误伤好牙……74
二、口腔诊疗中的误咽/误吸……75
三、误断下颌骨……76
四、死亡事故的原因与教训……76

第三部分 口腔临床医患沟通技术

第十二章 总论 基于实证的口腔临床医患沟通技术……79
第一节 医患沟通是医学教育的普遍需求……80
第二节 医患沟通是可教学的临床技术……82
第三节 建立信任是医患沟通的关键技术……84

第十三章 口腔临床实践中的语言沟通……87
第一节 语言沟通的基本要素与过程……88
一、语言沟通的基本要素与形式……88
二、语言沟通的过程……89
三、口腔医疗中语言沟通面临的特殊性……89
第二节 语言沟通的临床案例分析……90
第三节 口腔临床实践中的语言沟通技巧……92
一、语言沟通技巧……92
二、口腔临床实践中的常用语和“忌语”……93
三、特殊病患人群的语言沟通……95

第十四章　口腔临床实践中的非语言沟通……96
第一节　非语言沟通的基本要素……97
一、表情……97
二、动作……97
三、界域……98
四、服饰……99
五、副语言……100
六、时间……101
七、场景……101
第二节　案例中非语言要素的分析与得失……102
一、充分了解病人的实际需要……102
二、口腔卫生指导在口腔诊疗沟通中的重要性……103
三、要注意事先沟通治疗方案与费用……103
四、充分注意病人认知能力的重要性……103
五、不与病人产生“纠纷”……104
第三节　医患沟通中应重视的非语言沟通技巧……104
一、举止端庄……104
二、面带微笑……104
三、目光注视……104
四、触摸……104

第十五章　口腔临床实践中的知情同意……106
第一节　知情同意权……107
一、知情同意权的基本内涵……107
二、知情同意权与病人认知能力……108
三、保护性医疗中的病人知情权……108
四、侵犯知情同意权给病人带来的损害……109
第二节　书面告知……110
一、书面告知的必要性……110
二、书面告知的分类……110
三、书面告知的实施步骤……111
四、书面告知中特殊情况处理……111
第三节　知情同意书……112
一、知情同意书是书面告知的主要方式……112
二、知情同意书的属性……112
三、知情同意书的法律效力……113
四、知情同意书的内容……114
五、知情同意书签署的注意事项……115
第四节　书面沟通案例评析……117

第十六章 口腔临床实践中焦虑的控制…… 119
第一节 口腔科焦虑的原因和测评方法…… 121
一、口腔科焦虑的原因…… 121
二、口腔科焦虑或口腔科恐惧的诊断与测评…… 122
三、口腔科恐惧的诊断分类…… 122
第二节 对案例焦虑与控制得失的分析…… 123
第三节 控制口腔科焦虑症的方法…… 126
一、增强信任感…… 126
二、提高亲和力…… 127
三、充分沟通…… 127
四、信息…… 127
五、有效控制…… 127
六、其他心理学方法…… 129

第十七章 口腔临床实践中的健康教育…… 133
第一节 健康教育的基本要求…… 134
一、健康教育的定义…… 134
二、健康教育包含卫生宣教,但不等同于卫生宣教 …… 134
三、健康教育是实证为基础的科学方法…… 135
四、健康教育与健康促进…… 136
五、健康教育诊断…… 136
六、健康教育干预…… 136
七、口腔健康教育…… 137
第二节 对案例健康沟通的要素分析与得失…… 138
第三节 序列口腔卫生宣教的基本方法…… 139

第十八章 口腔临床实践中的信任问题…… 142
第一节 医患信任与医患关系…… 143
一、医患信任是医患关系的核心要素…… 143
二、医患信任和临床诊治…… 144
第二节 提升医患信任程度的方法…… 145
一、医患之间的信任建立…… 145
二、医患之间的信任维持…… 147

第十九章 口腔临床实践中的纠纷谈判…… 149
第一节 纠纷解决的合理程序与谈判原则…… 150
一、医疗纠纷的定义及发生原因…… 150
二、医疗纠纷预防的方法…… 150
三、医疗纠纷的解决方式…… 151

第二节　纠纷谈判的基本策略…… 151
一、主动策略…… 151
二、被动策略…… 152
三、平等策略…… 152
第三节　口腔常见医疗纠纷的谈判要点…… 153
一、学会倾听…… 153
二、设法取信于患方…… 154
三、学会换位思考…… 154
四、把握好让步时机…… 154
五、选择合适的时间和地点…… 155
第四节　谈判过程中注意应当避免的情况…… 155
一、不要轻视病人、急于反驳…… 155
二、避免陷入争论…… 155
三、不要急于判断…… 155

参考文献…… 157
附录一　《医务人员手卫生规范》…… 161
附录二　医务人员洗手方法…… 165
附录三　手卫生效果的监测方法…… 166
附录四　牙周病认知水平问卷调查表…… 167
附录五　序列口腔卫生指导卡片…… 169

第一部分　人际沟通的基本理论

王佳莹　讲师，应用心理学硕士
周红　副教授，应用心理学博士

第一章

总论
沟通理论的心理学基础

美国著名职业指导家卡耐基说过，一个成功的人士，85% 依靠良好的人际关系。而美国著名学府普林斯顿大学对一万份人才（堪比成功人士）档案进行分析，结果发现："智慧""专业技术"和"经验"只占成功因素的 25%，其余 75% 决定于良好的人际沟通。而希腊有句谚语则说，你要想走得快，请一个人上路，你要想走得远，请结伴而行。良好的沟通是建立人际合作，人际资源的重要前提。因此，只有良好的沟通，才能为他人所理解；只有良好的沟通，才能得到必要的信息；只有良好的沟通，才能获得他人的鼎力相助，正所谓"能此者大道坦然，不能此者孤帆片舟"。经常会有人说"跟那个谁谁谁说话，简直让人想撞墙"，学会沟通，别再用脑袋瓜撞墙了，去找找那块松动的砖头吧！

"沟通"一词，汉语的原意是指两水通过挖沟开渠使其相互流通畅达的意思。有名词和动词之分，作为名词的沟通是指一种状态．作为动词的沟通是指一种行为。沟通一词后来用于比喻两种思想的交流与分享等。在西方，它与交流、交往、交际、传播、传达、传染、通讯等概念相联系，英文是 communiuniction，国内一般有三种译法，即交流、沟通、传播。桑德拉•黑贝尔斯和里查德•威沃尔在《有效沟通》一书中认为："沟通是人们分享信息、思想和情感的任何过程。"（桑德拉•黑贝尔斯和理查特•威妖尔著，李业昆译《有效沟通》，华夏出版社，2001 年版，第 5 页）克里斯•科尔则说："每天，我们以许多方式进行沟通。我们交流思想，情感以及我们的期待。"（克里斯•科尔著，刘永俊、李军译《沟通技巧》，中央编译出版社，1998 年版，第 5 页）在人类的沟通活动中，最重要最普遍的内容是人际沟通，因为，社会是人的社会，人与人之间要相互认识，相互作用，只能通过交流沟通来完成。人还要通过沟通来影响别人和调节自己的行为，求得社会的承认、他人的承认。人际沟通就是通过分享信息、传达思想、交流意见，说明态度、显示情感、表达愿望来达成目的，来显示人生的价值。

一、沟通的心理学基础

沟通是典型的人类行为，连接了人的内在的主体性与外向的主体间性，其中必然涉及人的各种心理机制。其中，人际知觉与自我是最重要的两个方面。

（一）沟通与人际知觉

人际知觉是指个体对人与人之间关系的知觉，包括对人的外部特征、个性特点的了解，对人的行为的判断和理解。人际知觉会影响人际沟通，它影响沟通的一个方面是投射效应，另一个方面是通过情感因素参与到知觉过程中，影响我们对人际关系的判断，从而影响人际沟通。

人际知觉有其特定的认知过程——图式及图式加工。个体对客体和事件的记忆不是原始知觉的简单复制品，而是对原始知觉简化地、有组织地重建。这种记忆结构即为图式。在记忆中搜索、输入与感觉信息最符合的图式的过程称为图式加工。图式主要分为两种：原型和剧本。原型是某个范畴的最典型的代表。剧本则是指在典型情况下进行典型活动的程序。图式加工可以促进和优化人类的认知过程，但同时也易于造成扭曲和偏向，因为图式是现实的简化，与现实刺激并不是一一对应的。潜在个性理论具体地解释了这一点：每个个体的图式与自己的经历有关，受个体的知识和经验的制约，个体都是在自己过去的经验中形成潜在的、关于事物各种特质之间相互关系的构想，这种构想并非一直是完全正确的。

从具体层面上来看，有一些特定的、典型的心理现象会影响到个体的人际知觉。这些心理现象分别有以下方面：

1. 首因效应　个体在人际交往过程中对某个对象形成的第一印象，即对他人初次知觉时形成的印象，它在以后的人际知觉或人际交往时会不断地在头脑中出现，影响并制约着新的印象的形成。

2. 近因效应　是指当人们识记一系列的事物时，对末尾部分项目的记忆效果优于中间部分项目的现象，也就是说，在多种刺激依次出现的时候，印象的形成主要取决于最后呈现的刺激。

3. 晕轮效应　也称为光环效应、月晕效应，是指人们对他人认知判断主要是根据对象的某个优点或者个人的好恶得出的，然后再从这个判断推论出认知对象的其他品质。

4. 知觉定式　也称为刻板印象。在人际关系中，我们习惯根据知觉对象的非常容易辨认的典型特征将其归属为某一类型，随后将这一类型成员所共有的典型特征附加到对象身上，并以此来知觉和判断对象。知觉定式既有积极的一面，也有消极的一面。积极的一面表现为可以简化认知过程，提高认知效率；消极的一面表现为知觉定式往往有偏差，容易产生先入为主的错误。

5. 自我中心　是瑞士著名发展心理学家皮亚杰提出的一个术语，指儿童不能区分自己的观点和他人的观点的现象。自我中心既有积极的一面也有消极的一面。

6. 情绪效应　是指认知主体的情绪状态或特定心境会使个体在知觉他人和事件时具有偏见，就像戴上一副有色眼镜，看出来的人和事都染上了自我的情绪色彩。良好的情绪管理和情绪理解与表达是非常重要的。

这些典型的心理现象或心理效应对人际关系有非常深远的影响，应努力规避这些效应的不利方面，积极利用其有利的一面，提高与人交流的能力。

在人际知觉中，有一个核心的知觉任务——培养同理心。同理心意指正确了解他人的感受和情绪，进而做到相互理解、关怀和情感上的融洽。通俗地讲，同理心就是将心比心，同样的时间、地点、事件，而当事人换成自己，设身处地去感受、体谅他人。同理心不是天生的，而是可以后天培养的。培养同理心最重要的是要学会站在对方的角度、专心听对方说话，让对方觉得被尊重。能正确辨识对方情绪，能正确解读对方谈话的意义。具体的方法有枕头法等具体操作手段。枕头法因问题由四个边和一个中心组成像枕头而得名。四个边分别是：立场一，我对你错；立场二，你对我错；立场三，双方都对，但双方也都有错；立场四，这个问题不重要，四个立场都有道理。

（二）沟通与自我

沟通与自我有着本质性的关联。人首先进行的是自我内部的沟通，不论这种沟通的程度和结果如何，它都直接呈现出个人存在于世的状态。自尊自信与自我暴露是和沟通活动连接在一起的自我的内容。

自尊和自信是重要的自我概念。自尊通过影响人们在社会交往中的控制力需求、参与度需求和情感需求来影响沟通。社会比较、自我觉知、归因风格和家庭因素、性别因素也能影响我们的自尊。自信的沟通者能在沟通时以一种直接、坚定、积极甚至在必要时以坚持的态度进行真诚的表达，并且在这种表达中重视促进人际关系平等、维护自己的利益和行使自己的权利，同时不践踏他人的权利。使用“破唱片”技术和“空椅子”技术能帮助我们提高在沟通中的自信。

自我表露是在沟通中展示开放的自我的一种交际行为，最佳的自我表露能增加自我认识与自我认同、维持和加强亲密关系、促进交流并使个体的情绪得到宣泄。

二、沟通的定义

心理学家从心理学角度把沟通定义为一种交流过程，在这个过程中，信息发送者凭借一定的符号载体，在个体和群体间向接受者进行传递并被理解的过程。在交流的过程中，参与者经过交换信息、思想、情感和愿望的交流而建立社会关系的过程，会受到外在的、生理的、心理的因素的干扰。不同学者有不同的定义，一般有以下几种类型：

1. 共享说 持这种观点的研究者强调沟通是发送者与接受者对信息的分享，即将原本属于个人或少数人的信息转换为两人或更多人的信息。设法建立共同性，使参与者共同拥有一条消息、一种态度、一个思想是共享说的核心，这正如美国著名传播学家施拉姆所言：“我们在沟通的时候，努力想同谁确立共同的东西，即我们努力想共享信息、思想或者态度”。这种观点与沟通词典中的解释具有一致性，中国百科词典中“沟”的本意为疏通水道；“通”的本意为由此端到彼端，中无阻隔，有“共享”之意。沟通，泛指使两方能经过疏通达到通连（共享）。

2. 交流说 强调沟通是有来有往的，双向的活动。比如，美国学者霍本认为“沟通即用言语交流思想”。在交流说看来，交流的过程是社会互动的过程，它是交流双方共同参与的结果，是相互影响、相互作用的过程，而不是单向的行为。沟通不是一个简单的信息流动，而是多角度、多层面、复杂的信息交流过程。伴随着交流的持续进行，信息也会出现增长和积累。

3. 影响说 认为沟通是发送者对接受者施加影响的行为，这一学说强调沟通的目的性和行为变化性。如美国学者露西和彼得森认为“沟通这一概念，包含人与人之间相互影响的全部过程”。沟通的发生是为了实现对他人既有行为和思想的重塑，改变成为了沟通的基本特征。

4. 符号说 认为沟通是符号或者信息的流动。这个学说的关注点落在了信息的载体上，符号是信息的承担者，没有听觉符号、视觉符号或者视听觉符号的存在，信息是无法进行传播和交流的。对此，美国学者雷贝森认为“所谓沟通，即通过大众传播和人际沟通的主要媒介所进行的符号的传送。”

结合以上各种探讨，我们可以发现各个沟通学说的关注点存在着差异，将这些差异组织起来，就构成了一个较为完整的“沟通”形象。首先，沟通需要主体，沟通的主体就是人。在沟通中，人可以分为信息的发出者和信息的接受者。其次，沟通的中心是信息，所有的沟通都是以信息的传播、互换、改造为圆心展开的。信息的外在形式是各种符号，视觉符号、听觉符号和视听符号。再者，沟通的目的是为了改变沟通者的既有的观念或行为，也就是说沟通是为了影响作用的实现。从沟通涉及的要素和目的出发，研究者认为沟通是指沟通双方围绕着彼此关心的问题而展开的信息流动过程，这一过程的最终目的是要达成彼此观点上的相似或者一致，态度上的理解与认同。

三、沟通的心理学理论

心理学家们从不同的角度对沟通进行了各自不同的解释和理论建构，此处选择几种其中被广泛认可的、有代表性的理论进行阐述和分析。

1. 贝克尔的“沟通七要素关系论”　贝克尔指出沟通过程由信息源、信息、通道、信息接受者、反馈、障碍、背景等7个要素构成。信息源是沟通者试图传达给他人的观念和情感。这些观念和情感转换为各种不同的声音信号、形象符号和心理状态的信号等，使双方产生情绪的互相感染。通道是沟通过程的信息载体，在人际沟通中视听是沟通的主要通道。信息接受者是沟通的另一方，他会根据自己已有的经验把接受的信息转译为沟通者试图发送的信息或态度、情感。在沟通中，双方都不断把信息送给对方，并形成反馈。因为有反馈的存在，所以才使得沟通顺利进行。当然，在沟通中由于信息源的信息不充分或不明确，或沟通双方的主观因素影响，也会有沟通障碍。背景是沟通时的情境，它影响沟通的每一要素。贝克尔还进一步指出，任何一种人际沟通都是借助恰当的沟通技巧实现的，而任何一种人际沟通的失败也必定有其方式的不适合。

2. 舒茨的“人际关系三维论”　舒茨提出，人际关系是人与人在沟通交往中建立起来的直接的心理上的联系，它具有个体性、直接性、情感性。良好的人际沟通是在遵循相互性、交换性、自我价值保护、平等等原则基础上，随着自我暴露的不断增加，及信任度和接纳度的不断提高而逐渐加深的。他着重强调，在人际沟通中，人有三种最基本的需要，即包容需要、支配需要和情感需要。舒茨用三维理论解释群体形成与群体的解体。他提出，群体形成过程的开始是包容，而后是控制，最后是情感，这种循环不断发生。群体解体的过程顺序相反，先是情感不和，既而失去控制，最后难于包容，导致群体解体。

3. 哈贝马斯的“沟通有效性理论”　哈贝马斯认为任何处于交往活动中的人，在施行任何言语行为时，必须满足若干普遍的有效性要求并假定它们可以被验证。就他试图参与一个以理解为目标的过程而言，他不可避免要承担起满足下列——确切地讲，正好是这些——有效性要求的义务。这些要求包括：说出某种可理解的东西，提供（给听者）某种东西去理解，由此使他自己成为可理解的，以及，达到与另一个人的默契。将上述四点展开就是：言说者必须选择一个可领会的表达以便说者和听者能够相互理解；言说者必须有提供一个真实陈述的意向，以便听者能分享说者的知识；言说者必须真诚地表达他的意向以便听者能相信说者的话语；最后，言说者必须选择一种本身是正确的话语，以便听者能够接受之，从而使言说者和听者能在以公认的规范为背景的话语中达到认同。不但如此，一个交往行为要达到不受干扰地继续，只有在参与者全都假定他们相互提出的有效性要求已得到验证的情形下，才是可能的。

第二章

沟通的原则和种类

第一节　沟通的原则

任何沟通都是有目的的，沟通双方都希望通过沟通来满足自己某方面的需要。如果沟通双方在沟通中能够清楚地了解对方的沟通目的，在沟通中站在对方的角度，在不损害自身利益的前提下提供对方期待得到的东西，那么沟通就会实现双赢。

一、信息组织原则

所谓信息组织原则就是沟通双方在沟通之前应该尽可能地掌握相关的信息，在向对方传递这些信息时应尽可能地简明、清晰、具体。

1. 全面对称　是指在沟通过程中提供了全部的必要信息；回答完整全部问题；在需要时提供了额外的信息；根据沟通环境和对象，采用相应的语言表达方式、正确的数据资料。例如，一位年轻的人口普查员问一位农村老大娘："您的配偶呢？"大娘不知所云。普查员赶紧补充说："就是您的老伴啊！"大娘笑着说："你说老伴不就成了？"这个案例中普查员第一次的沟通就是因为没有选择准确相应的表达方式，才导致沟通的失败。

2. 简明清晰　要用尽量少的语言传达尽量丰富的内容，清晰思考、清晰表达。因此，在沟通时要尽量避免乏味冗长的语言表达，避免不必要的重复，使所组织、传递的信息中只包含相关的信息；选用熟悉、具体、精确的词语，避免晦涩、深奥的语言，构筑有效的语句和段落，一般1个句子以大于10个字、小于40个字为佳。

3. 具体生动　幽默从来都是良好沟通的润滑剂，因此在沟通中应尽量采用幽默风趣、具体活泼的语言。例如，有人这么形容爱情："看了《神雕侠侣》知道年龄不是问题，看了《断背山》知道性别不是问题，看了《金刚》发现原来物种也不是问题，看了《人鬼情未了》才知道连死活都不是问题！"

二、真诚礼貌原则

"沟通从心开始"，因此沟通中要做到真诚、礼貌，发自内心地使用礼貌用语，用尊重人的语气，选用非歧视性的表达方式。

三、连贯谈话原则

在沟通过程中，为使沟通能达到较好的效果，还必须遵从连贯谈话原则：交谈的双方应轮流讲话以保持谈话的连贯性；应学会多提问以避免长时间停顿；同时要注意对主题和时间的把握，不能出现“一言堂”现象。

四、对事不对人原则

沟通的目的是解决问题，因此，沟通中要把注意力集中在事情上、结果上，而不是对某个人人品、智力的评价上。例如，小王几天上班迟到，你说“小王，你真懒！”这样的话就是对人格的侮辱，很可能造成对方的反感，甚至是对立。而像“小王，你这几天上班都迟了，是不是家里有事情，需要帮忙吗？”这样的表达既能说明你对他这几天迟到的关注，也表达了对他的关心，其效果是不言而喻的。

五、积极倾听原则

沟通的过程也就是倾听的过程。研究表明，在沟通中倾听比表达更重要。

第二节 沟通的种类

一、自我沟通

自我沟通（intrapersonal communication）是发生在我们自身内部的沟通，它包括思想、情感和我们看待自己的方式。也就是自身内沟通。由于自身内沟通是以自我为中心的，所以，你是唯一的发送者和接收者。信息是由思想和情感构成的，大脑是渠道，它对你的所想所感进行加工。这样，在你对自己说话时也会有反馈，你抛弃某些想法并用其他的取而代之。虽然在自身内沟通中，你不用直接与他人接触，但你的经验决定你如何与自己“交谈”。例如，如果某天你过得很好，你可能会以一种肯定的方式来看待自己。如果老师对你的学习表示失望，或者你与同学打了一架，你可能会把注意力集中在失败或气恼的感觉上。你看待自己的方式必定要受与他人关系的影响。

二、人际沟通

人际沟通（interpersonal communication）是在一对一的基础上进行的沟通，通常是在非正式、不规则的环境中。这种沟通绝大多数发生在两个人之间，虽然或许包括两个以上的人。人际沟通利用了沟通过程的所有要素。例如，在朋友之间交谈时，每个人都把自己的背景和经验融入谈话中。在交谈时，每个人都表现为发送 - 接收者，他们的信息由语言和非语言符号组成，使用最多的渠道是视觉和声音。因为人际沟通是在两个人（或几个人）之间，所以反馈的机会最多。内部噪音可能是最少的，因为每个人都能发现对方是否困惑不解，交谈者有很多机会来检验信息是否被正确的理解。人际沟通通常发生在非正式的、舒适的环境中。

三、小组沟通

小组沟通（small-group communication）发生在少数人员聚到一起解决某个问题时。小组必须足够小，以便小组成员都有机会与其他成员相互影响。小组是由一些发送 - 接收者组成的，所以沟通过程比人际沟通更为复杂。由如此多的人发送信息，造成迷惑的机会更多。由于小组是为了某一特定目的聚到一起的，所以信息的结构性更强。然而，小组利用了与人际沟通相同的渠道，并且也有大量的反馈机会。为保持小组解决问题的本质，与人际沟通的参与者相比，他们通常聚在一个更正规的环境中。

四、公共场合沟通

公共场合沟通（public communication）是指发送 - 接收者（演说者）向听众发送某种信息（发表演说）。演说者通常传送一种高度结构他的信息，所利用的渠道与人际沟通和小组沟通相同。然而，在公共场合沟通中，渠道比在人际沟通中扩大了。因为听众人数增多，所以声音要更高，手势幅度要更大，演说者也可以利用附加的视觉渠道，如幻灯片、抛物线图等。总的来说，在公共场合沟通中，语言反馈的机会受到限制。在演说结束时，听众可能有机会提问，但在演说期间通常是不能随便发问的；然而，他们可以作出非语言的反馈。如果他们喜欢听讲，可以通过鼓掌打断演说；如果不喜欢，则可能变得非常烦躁或干脆转移注意力。在大多数公共场合沟通中，环境是正式的。

五、跨文化沟通

许多年前，一位名叫马歇尔•麦克鲁汉的沟通领域的作家说，某一天，世界将变成一个地球村。那时将是这样的：很少有人生活在邻居、学生、同事都与我们一样的地方。例如，在大学校园的某一个班级，我们可以发现来自许多国家的学生和来自美国各亚文化群体的学生。当我们谈论文化（culture）时，我们是指共有一套规范、价值观和象征的人群。泰国人和德国人这两个文化群体就是一个例子。亚文化（subculture）是指那些不仅是一个较大的文化群体的一部分，而且也属于一个拥有不同价值观、态度和信念的较小群体的人们。例如，美国文化可以被冠以“美国人”。然而，许多人也属于在美国的某种亚文化，如生活在迈阿密的美籍古巴人或生活在芝加哥的美籍波兰人。尽管世界各地的人有许多共同的特点，但他们也有许多区别。这样，如两个或更多的文化或亚文化群体要进行沟通，他们必须明白，他们可能有不同的准则、价值观和行为方式。如果一个群体没有意识到这一点，沟通或许会以误解而告终。例如，在西非，说“你体重增加了”是一种极大的赞美，它意味着健康和富裕。然而，同样这句话如果对美国人说，则会被视为是一种侮辱。为了帮助人们更好地相互了解，研究沟通的学者、老师和作家开发了跨文化沟通（intercultural communication）这个领域，即两个或两个以上来自不同文化的人在任何时候相互作用而产生的沟通。这个领域研究人们之间的差异怎样影响他们对世界的认知，也就是他们的沟通。当然，不可能弄清楚所有的文化和亚文化，然而，某些特点是反复出现的，跨文化沟通理论就建立在这些特点基础上。

自从有沟通以来，人们就明白他们有不同的态度和价值观，跨文化沟通在渠道和反馈上按与人际沟通相同的方式进行。然而，非语言沟通在发送 - 接收者之间是有区别的。

第三章

沟通的形式与技巧

按照不同的标准，沟通可以分为不同的形式：按沟通的组织系统可分为正式沟通，非正式沟通；按沟通信息的流动方向可分为纵向沟通、横向沟通、斜向沟通；按沟通的方法可分为语言和非语言沟通；按沟通方向的可逆性可分为单向沟通、双向沟通；按照沟通主体的文化背景是否相同可分为同文化沟通和跨文化沟通。综合运用不同沟通形式灵活掌握沟通技巧与沟通效果密切相关。

第一节　沟通的形式

一、正式沟通与非正式沟通

（一）正式沟通

正式沟通是通过正式的组织程序，依照组织结构进行的信息沟通。这种沟通的媒介物和线路都是事先安排，因而被认为是正式且合法的。

在正式群体中，个体之间的信息交流与传递的结构称正式沟通网络。美国学者第维特把这种网络分为五种形式，即链式、环式、Y式、轮式、全通道式。

1. 链式沟通　是一个平行网络，其中居于两端的人只能与内侧的一个成员联系，居中的人则可分别与两人沟通信息。在一个组织系统中，它相当于一个纵向沟通网络，代表一个五级层次，信息可自上而下或自下而上逐渐进行传递。在这个网络中，信息经层层传递、筛选，容易失真，各个信息传递者所接收的信息差异很大，平均满意程度有较大差距。

此外，这种网络还可表示组织中主管人员和下级部属之间中间管理者的组织系统，属于控制型结构。在管理中，如果某一组织系统过于庞大，需要实行分权授权管理，那么，链式沟通网络是一种行之有效的方法。

2. 环式沟通　其形态可以看成链式形态的一个封闭式控制结构，表示五个人之间依次联络和沟通。其中，每个人都可同时与两侧的人沟通信息。在这个网络中，组织的集中化程度和领导者的预测程度都较低，畅通渠道不多，组织中成员具有比较一致的满意度，组织士气高昂。如果在组织中需要创造出一种高昂的士气来实现组织目标，环式沟通是一种行之有效的措施。

3. Y式沟通　是一个纵向沟通网络，其中只有一个成员位于沟通的中心，成为沟通的媒介。在组织中，这一网络大体相当于组织领导、秘书班子和下级主管人员或一般成员之间的纵向关系。这种网络集中化程度高，解决问题速度快，组织中领导人员预测程度较高，除中心人员外，组织成员的平均满意程度较低。此网络适用于主管人员的工作任务十分繁重，需要有人选择信息、提供决策依据，既要节省时间，又要对组织实行有效的控制的情况。但此网络易导致信息曲解或失真，影响组织中成员的士气，阻碍组织提高工作效率。

4. 轮式沟通　属于控制型网络，其中只有一个成员是各种信息的汇集点与传递中心。在组织中，这一网络大体相当于一个主管领导直接管理几个部门的权威控制系统。此网络集中化程度高，解决问题的速度快，主管人的预测程度很高，而沟通的渠道很少，组织成员的满意程度低，士气低落。轮式网络是加强组织控制、争时间、抢速度的一个有效方法。组织如果接受紧急攻关任务，要求进行严密控制，则可采取这种网络。

5. 全通道式沟通　是一个开放式的网络系统，其中每个成员之间都有一定的联系，彼此了解。在此网络中，组织的集中化程度及主管人的预测程度均很低，由于沟通渠道很多，组织成员的平均满意程度高且差异小，所以士气高昂、合作气氛浓厚。这对于解决复杂问题、提升组织合作精神、提高士气均有很大作用。但是，这种网络沟通由于渠道太多，易造成混乱，且费时，影响工作效率。

（二）非正式沟通

所谓非正式沟通，就是不按照正式的组织程序进行的沟通，其信息传递的媒介和路线均未经过事先安排，具有很强的随意性、自发性。在非正式组织中，其成员间的社会交往就主要采用非正式的沟通渠道，具体表现也往往是各种传闻或小道消息。

非正式沟通的明显特点是，信息传递速度快，但失真比较严重。对非正式沟通可以采取“管理”的态度，以便更好地扬长避短。其具体的特点有以下方面：

1. 消息越新鲜，人们谈论得越多；
2. 对人们工作有影响的人或事，最容易引起人们的谈论；
3. 最为人们所熟悉的，为人们谈论最多；
4. 在工作中有关系的人，往往容易被牵扯到同一传闻中去；
5. 在工作上接触多的人，最可能被牵扯到同一传闻中去。

正式沟通主要分成四种沟通网络：单串式、流言式、集束式和偶然式。在现实中主要以集束式沟通方式为主。

区分正式沟通与非正式沟通的标准有很多：可以按照职位身份和个人身份来划分正式沟通和非正式沟通，如某位官员以自己的公职身份与媒体沟通属于正式沟通，以自己的私人身份与某位记者交流属于非正式沟通；可以按照一方或双方的重视程度来划分，例如一位经理与一位员工在就餐时随意的闲谈则属于非正式沟通；按照沟通内容的效力进行区分，如果沟通双方只是对内容的准确性十分确认，并准备受其约束，则为正式沟通，如果双方只是对内容进行简略的探讨则为非正式沟通；按照沟通方式、仪式；重要性的不同也可以划分为正式沟通和非正式沟通，例如国家元首正式出访和非正式出访其他国家，在接待仪式上就有严格的差别。

一般来说，正式沟通由于双方都比较重视，沟通内容的约束性比较强，因而较为正规，沟通各方在沟通过程中也都较为谨慎，一般适合简单、初步的沟通和总结性的沟通；而非正式沟通则比较适合深入沟通信息、探讨各种可能性的沟通阶段。

二、纵向沟通、横向沟通与斜向沟通

（一）纵向沟通

纵向沟通指沿着组织的指挥链在上下级之间进行的信息沟通。它可以区分为自上而下和自下而上的两种形式。自上而下的沟通亦称下行沟通，指组织内部同一系统内的较高层次人员对较低层次人员进行的沟通，如命令的传达、计划的布置和程序规则的颁布等。自下而上的沟通亦称上行沟通，指组织内部同一系统内的较低层次人员向较高层次人员进行的沟通，如请示、汇报、要求和意见申诉等。

（二）横向沟通

横向沟通指组织内部同一层次人员之间的沟通，亦称平行沟通。这种沟通主要是为了促成不同系统（部门、单位）之间的协调配合和相互了解。例如，高层管理者之间、中层管理者之间、支线人员与参谋人员之间、生产工人与设备修理工之间，以及任务小组和专项小组内部所发生的沟通，都属于这类沟通。

（三）斜向沟通

斜向沟通指发生在组织内部，既不同系统又不同层次的人员之间的沟通。斜向沟通对组织中的其他正式沟通渠道会起到一定的补充作用。例如，公司开发部，倘若以设计师与试制车间主管之间的直接沟通取代传统的经由生产经理传递信息的办法，则沟通的线路和传递的时间会明显缩短。但是斜向沟通容易在部门之间尤其在直线职权与参谋权之间造成矛盾。

以上的横向沟通和斜向沟通是脱离组织的指挥链而跨系统发生的。在一严格、正规的机械式组织中，它们并不被认为是正式的、法定的沟通形式，而常常被作为非正式的沟通渠道来看待。

三、语言沟通与非语言沟通

（一）语言沟通

语言是人类交流沟通的基本工具。很难想象没有语言，人们的生活会变得怎样。语言包括词汇和语法两个部分。词汇是语言的基本构成要素，每个词汇都代表着某一类特定的事物、动作、情感、特征或者关系。从沟通的角度看，语言实际上是人们表达思想的种代码或编码形式。只有沟通双方赋予词汇相同的含义，沟通才能得到顺畅进行。由于词汇具有有限性，并且很多词汇都存在多种含义，因此在每一个具体的语句中首先必须搞清楚每个词汇的含义，否则就会出现误解。

语言、词汇不仅存在多义性，而且也会随着时间的推移发生变化。例如汉语中的“汤”字在古代汉语中是热水的含义，而在现代汉语中则一般指汁液状态的一种食品。此外，不同国家、地区甚至个人对同一词汇的理解也不尽相同。很多国家都说英语，但同一词汇的用法和含义可能有很大差别，即使在同一个国家也是如此。例如英文中的 dap 这个词汇，在英国的不同地区可能分别指 plimsoil（橡皮底帆布鞋）、tennis shoe（网球鞋）或者 pump（浅口无带皮鞋）。又如，对于社会上很流行的“酷”这个词，有人理解为“新潮、前卫”，是中性偏褒义的词汇，有人则理解为“怪异”，是中性偏贬义的词汇。因此，在沟通时，必须首先弄清楚沟通对象的语言习惯，否则不是词不达意就是误会不断。

语言沟通的形式可以分为两大类，即口头语言和书面语言。前者是面对面的口头交流，如会谈、讨论、会议、演说、电话联系等；后者是文字形式的沟通，如布告、通知、报刊等。

（二）非语言沟通

非语言沟通，就是指用语言以外的，即非语言符号系统进行的信息交流。这种形式一般表现为视觉 - 动作符号系统（手势、表情动作、体态语言等非语言交往手段）、目光接触系统（眼神、眼色）、辅助语言（说话的语气、音调、音质、音量、语速、沉默以及书写格式等）、空间运用（身体距离）以及标志符号等。

四、单向沟通与双向沟通

沟通按沟通方向的可逆性分单向沟通、双向沟通。这是以信息源及接收入的位置来区分的，两者位置不变的是单向沟通，而不断变化位置的是双向沟通。

单向沟通与双向沟通具有如下不同：

1. 从沟通的速度角度来说，单向沟通比双向沟通快。

2. 从内容的正确性来说，双向沟通比单向沟通好。

3. 从工作秩序来说，单向沟通显得安静规矩，双向沟通则较吵闹而无秩序。

4. 从发信入角度来说，双向沟通易于知道正确与错误，对自己的行为较有把握。

5. 从接收者角度来说，在双向沟通时感到较大的心理压力，因为随时受到发信人的质问和批评。

其具体比较，如表 3-1 所示。

表 3-1 单向沟通与双向沟通的比较

因素	结果
时间	双向沟通比单向沟通需要更多的时间
信息和理解的准确程度	在双向沟通中，接收者理解信息和发送信息者意图的准确程度明显提高
接收者和发送者的置信程度	在双向沟通中，接收者和发送者都比较相信自己对信息的理解
满意	在双向沟通中，接收者和发送者都比较满意单向沟通
噪声	由于与问题无关的信息较易进入沟通过程，双向沟通的噪声比单向沟通要大得多

一般情况下双向沟通大多都是指父母与子女的双向沟通。对于父母来说，双向沟通有些困难，很多家长都是单向沟通，对于子女的意见很少听取。但是对于青少年来说双向沟通是很重要的，这样可以使家长走进孩子的内心，去了解孩子。

双向沟通还用于工作中，大家熟悉的例行公事、低层的命令传达，可用单向沟通；如果要求工作的正确性高、重视成员的人际关系，则宜采用双向沟通；处理陌生的新问题、上层组织的决策会议，双向沟通的效果较佳。从领导者个人角度来讲，如果经验不足，无法当机立断，或者不愿下属指责自己无能，想保全权威，那么单向沟通对他有利。

五、同文化沟通与跨文化沟通

按照沟通主体的文化背景是否相同，沟通可以分为同文化沟通和跨文化沟通。不同文化背景的人在历史传统、思维方式、思想观念、生活环境、生活习惯、禁忌喜好、宗教信仰、工作理念、商业伦理、经济状况、受教育水平等方面存在明显的差异。随着经济全球化的发展，不同文化之间的沟通更为密切和频繁。同时，文化上的差异表现得更为明显。这种文化背景的差异使得人们在沟通过程中对同一现象或表达方式在解读上会产生明显的差异。为了更好地进行跨文化沟通，人们必须以一种更加开放的心态努力了解不同文化背景的人群。

第二节　有效沟通的技巧

一、有效沟通的两个条件和三个原则

1. 有效沟通的两个条件　需要具备的两个条件包括说服者必须具有威信，威信包括权威性和可信性；说服者还必须具备魅力，也就是其令人喜爱的程度。

2. 有效沟通的三个原则　需要遵循的三个原则是自信尊人、实事求是和不谋私利。

二、沟通需要做好的四个结合

1. 先入为主与后发制人结合。

2. 单面论证与双面论证结合　单面论证就是只讲正面，仅仅呈现单方面论点，也就是自己的一面之词；双面论证就是两方面都讲到，不但论证正面观点，还包括反面观点的驳斥。

3. 隐喻暗示与直言明示结合　所谓暗示指的是不自觉地、下意识地受了自己、别人或环境的影响。明示就是直话直说，不绕弯子，不搞隐喻，不含糊其辞，不含沙射影，将观点和意见明确地告诉对方。

4. 理性宣传与感性宣传结合。

三、沟通需要注意的五种效应

1. 留面子效应　指人们拒绝了一个较高的要求后对较低的要求更容易接收的现象；

2. 公开化效应　社会心理学研究表明，对于一个人已经暴露的观点或态度，也就是已经公开化的东西，再要去改变它会很难，相反，对于没有暴露或者公开化的观点改变起来则比较容易；

3. 对比效应　一个物体看起来比自身更好还是更坏，取决于参照物的状况；

4. 免疫效应　如果一个人先接触了一个简短的宣传，再允许他反驳这个宣传，那么他往往对后来得以充分发展的同样内容的宣传有较强的抵抗力；

5. 禁止效应　“把东西藏在一个匣子里，越是不让人看，人们想看的心情就越加迫切”，吃不到葡萄是酸的，禁止的苹果是甜的，在沟通过程中越是想保密的内容越会引起对方的兴趣。

四、沟通技巧的运用

1. 语言沟通的技巧　西方医学之父希波克拉斯特曾经说过，治病有三样法宝：药物、语言、手术刀。语言的魅力需要好好把握才能发挥其应有的作用。从对方或听众感兴趣的话题谈起；对自己所谈的内容要充满自信；突出重点，简明扼要，有针对性；发音清楚，用词准确，语气、语调、节奏富于变化；重要内容可以有变化地重复；注意观察对方的反应，随时对讲话做出调整；必要时可以询问对方是否听懂或理解。语言沟通技巧主要有以下七点：①倾听，这是要具备的最基本的技巧之一；②对焦，就是抓住最重要的疾病信息，并以此为中心展开谈话，便于疾病的治疗；③肯定，即对对方的感受予以肯定和理解，不能表现出不耐烦和拒绝；④澄清，即对信息进行梳理，以了解整个事情发展的实际情况，剔除一些个人因素；⑤提问，少用封闭式提问；⑥重构，用自己的话来阐述对方的意思和目的；⑦代述，对对方难以启齿的话，医生可以自己说出来。

2. 非语言沟通技巧 非语言，顾名思义，语言外的其他方式。非语言不仅是语言的补充，有时候这些方式可能比语言更加形象生动。它包括以下五点：①用语音、语速、语调等来辅助意思表达；②用目光接触表达尊重，但时间不宜过长；③用面部表情传达友好，多用微笑；④用肢体语言增强效果；⑤把握好人际距离，医务人员与病人的距离在75cm为宜。除了上面说的五点，第一印象在非语言沟通中的作用非常重要，所以医务人员要有好的仪表，同时医务人员还要举止端庄。除此之外，身体接触也能产生较好的沟通效果。

3. 倾听的技巧 用心看着对方，避免分心的情况出现，在适当的时候给予合适的反馈，随时提问，对倾听内容给予适当的复述，避免用粗暴的方式打断对方的叙述和思路，尝试回答对方在沟通过程中出现的问题，听听对方言语表达背后的潜台词，灵活转换。

4. 提问的技巧 选择关键问题，把握提问时机，运用合适方式提出问题，相互之间进行平等的讨论，通过有限选择的问题诱导对方思考，层层剥笋的方式深入发问，采用满贯脱敏的方法解决困扰。

5. 表扬的技巧 表扬要态度真诚，内容真实，无条件正面关注，表扬要越具体越好，不要过于空泛，要在沟通过程中及时提出表扬不要滞后，表扬夸奖的内容要重在后天因素，要循序渐进因人而异。

6. 批评的技巧 批评首先要出于公心不泄私愤，在批评之前先肯定积极方面，把错误看成是暂时的。批评要就事论事，不从一件事否定整个人，同时也要注意批评的时间地点场合，批评的时候也尽量设身处地的为他人着想；尝试把批评转换为问题，在批评的同时提出希望或建议，不简单否定对方；批评中包含自己做的不到位不对的地方，允许被批评者申诉。

7. 拒绝的技巧 即使一开始就想拒绝，也要先耐心倾听，感谢对方的信任，表示自己真诚的歉意，然后明确说不，解释拒绝的原因，为对方提出其他建议。

第四章

沟通的内容与要素

第一节　沟通的基本内容

有效的沟通，不仅要遵循若干原则，还要明了沟通的基本内容，并进行细致的分析和准备。概括起来，沟通的基本内容可以归结为六个方面的问题，包括何因（why）、何人（Who）、何事（What）、何地（Where）、何时（When）、如何（How），即 5W1H。

一、何因

“何因”就是沟通的目标、目的。沟通的目标是沟通的灵魂，是所有沟通计划、准备和实施过程都必须围绕的主题。如果目标不明，整个沟通过程就会南辕北辙。

确定沟通目标是一件非常重要，却也比较困难的事情。经常讲到的成语“与虎谋皮”就是一个确定不恰当沟通目标的典型例子。确定沟通目标首先要确定沟通各方的底线，包括沟通双方的沟通理解能力、态度转变、行动能力和意愿的空间，在谈判中也被称为可谈判空间。确定这一点是十分重要的，因为，如果将沟通目标确定在了底线之外，就相当于去做不可能实现的事情。

例如，一个幼儿园的老师对一个两三岁的孩子讲要学好文化、造福社会，这就超出了这个年龄的孩子的理解范围，恐怕是不会有什么结果的；但是如果这个幼儿园的老师以一种这个年龄的孩子喜欢的食物或玩具作为奖赏去要求这个孩子去背一首唐诗或一个英文单词，则是可能的。在大部分的商务活动中，沟通各方的底线不是很容易摸清的，需要收集大量的信息并做好调研工作。有时这个底线是在沟通过程中逐步了解和确定的，需要采取试探的方法。这就要求沟通双方具有根据实际情况不断调整沟通目标的能力和技巧。

在沟通过程中，要注意区分主动沟通方、被沟通方和对等沟通方。主动沟通方指在沟通过程中事先经过计划、具有明确沟通目标的一方。被沟通方是指事先没有计划，也没有明确的沟通目标，只是被动卷入沟通过程的一方。

一般来说，主动沟通方在沟通中处于有利地位，但有时也会遭到被动沟通方的拒绝。对于主动沟通方而言只要他能够避免被另一方完全终止沟通，就可以通过不断调整具体的沟通目标和范围获得利益。对等沟通则是指在沟通之前各方都具有一定计划和目的的沟通过程。谈判就是一种典型的对等沟通。在对等沟通中出于双方都具有一定的目标，就会产生双方目标的冲突和协调问题。

二、何人

“何人”指的就是沟通的对象。使用同样的沟通信息、方法和过程对不同沟通对象产生的沟通效果是不一样的。在沟通过程中，很多人把注意力仅仅集中在自身的沟通目标和沟通信息的清晰、简明、准确和完整上，而忽略了沟通的另一方的感受，这样的沟通必然是失败的。实际上，评价沟通效果的最终标准是接收信息一方的理解和接受程度，而不是信息传递一方表达的清晰程度，有时一个十分准确的表达方式所带来的结果却是信息受众的一片茫然甚至误解。

汉朝的牟融在《牟子理论》中讲道：“公明仪为牛弹清角之操，伏食如故，非牛不闻，不合其耳矣。”意思是古代有个很有名的音乐家公明仪，能弹得一手好琴，但轻易不给人弹。他在城里住着嫌太过嘈杂，便搬到农村幽静处，饮酒弹琴，好不痛快。一天，他见牧童骑牛放牧，吹着竹笛，悠闲自在，便突发奇想，人们都说我弹琴到深处，听者都想翩翩起舞，我何不弹奏一首欢快的曲子，让牛给我跳舞呢？于是公明仪就认真地弹奏起来，弹得满头大汗，但牛只是低头吃草无动于衷。公明仪很是沮丧，手按在琴上，无意间发出“哞哞”之声，那牛立即竖起耳朵，抬头望来。公明仪自觉可笑：“牛把我的琴所发出的声音当成小牛叫了。”这就是“对牛弹琴”这个成语的由来，用来讽刺说话的人不看对象、白费口舌。

比如，同样是对于一个科学原理的介绍，提供给专业人士使用的科学著作和提供给一般大众的科普书籍在写法上就存在很大的差异。前者的基本准则是尽量使用专业术语，力求逻辑和论证严谨；后者的基本原则是尽量减少专业术语，更讲究通俗易懂。如果说“鼻黏膜受到某种刺激而引起的防御性反射动作”，大家可能不太明白这种专业的说法，假如果说“打喷嚏”，就无人不晓了。

在沟通之前，有必要搞清楚以下问题：

1. 沟通的对象是谁？
2. 沟通对象属于哪一类人群？
3. 沟通对象的性别、年龄、种族、民族、受教育程度、地位、身份、经历如何？
4. 沟通对象对沟通信息了解多少？
5. 沟通对象对沟通本身和沟通信息的内容持什么态度？是欢迎还是排斥？会如何反应？

三、何事

“何事”指的是沟通的主题。主题是指沟通活动紧密围绕的问题或话题。在沟通活动中，主题的作用主要体现在它是串起所有相关信息的线索。在沟通过程中，主题作为基本的背景和对象，是帮助沟通者理解和记忆沟通内容并做出反馈的主要依据。在时间比较长的沟通中，特别是作演讲和报告时，听众很难长时间全神贯注地倾听，会出现走神或中途退场的现象，如何才能继续下去呢？这时如果主题很清晰，听众就比较容易把新接收的信息与前面的信息联系起来，否则就会不知所云。另外，有时由于交流过程中的不确定性和随意性，沟通过程随时可能转入细节或一个不相关的话题，确定明确的主题并保持主题意识，是实现高效沟通的重要途径。

四、何地

“何地”是指沟通活动发生的空间范围，包括地理区域、特定场所和室内布置等。大的地理区域往往暗示着某种文化背景和区域特征。例如，法国常使人联想到浪漫、考究、富裕、艺术，非洲则容易使人联想到落后、干旱、豪放、自然。尽管实际情况不一定如此或者不一定当地的每个人都是这样，但是这还是有一定的代表性。在购买商品的过程中，人们也往往会根据产品的产地来判断产品的质量、价值。特定场所往往暗示着一定的身份和地位。例如，同样一场商务洽谈，如果安排在一家五星级饭店，则暗示着主办方对此事非常重视；如果是在公司的普通会客室进行，则可能被理解为接待方不很重视。很多擅长沟通的人往往选择某些特定的场合作为见面或谈话的地点，以显示自己的特殊背景或关系。例如，一些商业掮客往往选择政府机构内部附设的营业场所或附近的地点作为与委托人见面的地点，以暗示自己与政府机构的关系密切。

室内场所的布局和陈设对沟通双方的心理也有影响。如果一个企业的老板坐在硕大的老板桌后面的老板椅上，桌前放了一张很小的椅子给员工坐或者干脆让员工站着，那么，员工在与老板沟通的过程中一定会感觉到紧张和压力；反之，如果在办公室内呈垂直角度摆放两张完全相同的沙发或椅子，分别供老板和员工使用，则员工在与老板的交流中就会感受到较小的地位差距和压力，沟通起来会更加充分。

沟通的地点常常被称为场合。场合在沟通中的重要性主要在于场合决定着人们对信息的解读方式。人们通常会根据经验形成一些思维定式或习惯，这些定式或习惯是人快速解读信息的线索。大多数人都知道，同样的信息或词汇在不同场合的含义是不同的，因此，场合决定着人们如何理解信息的含义。在沟通过程中，必须注意沟通的场合，错误的场合比起含混不清、不合时宜的表达来，后果更加严重，因为它会被严重地误解。

五、何时

时间对沟通效果的影响非常复杂，是多方面的。

1. 不同的人在作息规律上存在很大差异　同一时间，不同沟通对象在情绪、体力、注意力等方面差异很大，时间如果选择不当就会影响沟通效果。

2. 不同的人具有不同的时间观念　在很多的沟通场合，当事各方并不一定能够准时在同一时间到达约定地点，有时还会出现迟到问题。在通常情况下，迟到会给另一方造成对方不尊重、不重视自己和心情烦躁的感觉，影响沟通的顺利进行。但是，迟到可能有多种原因，如遗忘、临时变故、交通堵塞、时间安排不当等，并不一定都是出于轻视。即使是迟到相同时间，由于不同的人具有不同的时间观念和生活、工作节奏，对此问题的理解和看法也会有不同。

3. 时间的长度对沟通效率也有很大的影响　一般来说，交谈、谈判的时间越长，人们的注意力越差，头脑反应越慢。有时候，也有人利用拖延时间的战术来麻痹对方，在谈判中达到自己的目标。欧美国家的人士就经常抱怨与日本人进行谈判时对方总不停地重复类似的内容，令人产生厌倦、不堪重负而做出让步。

4. 不同的时间段会影响人们对信息的理解　例如，同事之间在工作时间所讲的内容往往被理解为正式的沟通，讲话者需要为此承担责任，而在休息时间或下班以后所讲的话常常被理解为非正式的私人沟通。讲话者不需要为此承担责任。

六、如何

“如何”是指实现沟通目标的手段，也是最复杂、最困难的要素。

有效地组织和实施沟通，需要考虑以下主要因素：

1. 选择的信息表现形式　如文字、图片、多媒体、身体语言、符号标志、模型等。

2. 采用的沟通媒介　分为口头和书面两大类形式。口头形式包括面对面交谈、不见面的语音交谈、远程多媒体视频交谈等；书面形式包括信件、备忘录、通知等。

3. 信息的组织形式　可分为归纳法和演绎法。归纳法是从一个个具体的事例出发，经过分析、解释，得出主要观点或一般性结论；演绎法则从一个一般的结论或主要观点出发，对具体的事例进行解释、分析和说明。

4. 采取的语气和表达风格　如庄重、轻松、戏谑。

5. 布置和安排沟通场所的方式。

6. 在沟通的时间选择上要注意的事情　在对沟通过程进行计划时，要特别注意，并不存在放之四海而皆准的最佳表达方式，应该根据不同的情况选择最合适的表达方式，特别是要根据沟通的需要营造出恰当的沟通气氛。

第二节　沟通的要素

一、沟通的七个要素

在沟通行为和沟通活动中，信息互动关涉七个要素：即信息发送者（发话人）、信息接收者（受话人）、信息、信道、障碍、反馈和背景。

1. 信息发送者　又称发话者，是指拥有信息并试图沟通的人，常处于沟通主体的地位，是沟通行为过程中的主要要素之一。他们启动沟通活动，选择沟通对象，并决定沟通的目的。成为信息发送者，有时是有意识的，有时是无意识的，但沟通立足于有意识信息传递。信息发送者的主要任务是信息的收集、加工、传递和对反馈信息的再沟通。在进行沟通的过程中，人们的目的也有所不同，有时是希望通过自己的信息传递来影响对方的态度和行为，有时是一种倾诉，希望对方了解自己的心理状态和情绪感受。

2. 信息接收者　是发送者的信息传递对象，即沟通对象。由于沟通常常是一种分享的过程，它不是单向的，所以，在大多数情境中，发送者与接收者会在同一时间既发送又接受，在人际沟通行为中，人们面对面地进行交流，接收者常在交流时，及时地把自己的恩怨和情感反馈给发送者一方。

3. 信息　是发送者所发送的内容，是由发送者与接收者所要分享的思想和情感组合而成的。所有的沟通信息都是由语言和非语言两种符号组成的，人们的思想情感只有在表现为符号时，沟通行为才得以进行，这一转换过程就是编码的过程。

4. 信道　这是信息经过的路线，是发送者把信息发出和接收者接收与反馈的手段。在面对面的沟通中，渠道主要是声音和视觉，我们可以相互倾听和观看，因此影响力最大。另外，我们生活中的大众媒介有收音机、电视机、电子网络、报纸、杂志等渠道也是沟通的手段和方式。还有其他渠道如利用非语言符号握手（接触）、着装（视觉）、尊重的语气（声音）等。信道的主要任务是保证沟通双方信息传递所经过的线路畅通。

5. 反馈　这是接收者对信息的反应，它反映出接收者对信息的理解程度和接受情况，显现沟通的效果。沟通者可以根据反馈的信息进行再次沟通。要注意的是，反馈是双向的，沟通的任何一方都在不断地将信息回送给另一方，因而双方都可能是信息发送者和接受者。

6. 障碍　是沟通行为中的干扰因素，是阻止理解和准确解释信息的噪音。障碍发生在发送者和接收者之间，可分成三种形式：外部干扰、内部干扰和语义干扰。

外部干扰来自于环境，如沟通的时间、地点和场合不当的影响。内部干扰发生在发送者与接收者的头脑中，沟通任何一方的思想和情绪处于不利于沟通的状态下，影响了沟通的正常进行。内部干扰有时也来源于信念和偏见，这也影响沟通行为。语义干扰来源于语言符号，可能因语言、情感不同和理解的不同而构成沟通障碍。

7. 背景　又称情境。它包括：物理背景，即沟通进行的时间、地点和距离等；社会背景，即沟通者的身份、关系、其他在场的人等；心理背景，即沟通者当时的情绪状态和感情；文化背景，即沟通者受教育的程度、信仰、价值观等；历史背景，即以往的人和事与此次沟通的关系。沟通总要在一定的背景下进行，沟通背景对沟通的效果产生影响。

二、沟通过程的六个阶段

沟通过程中，常常是沟通主体传递出一个信息，沟通客体听到、看到或感受到之后，凭借当时的语境，自身的思想素质、逻辑习惯和思维方式对信息进行过滤解释，这一传递、接收和解释的开始与结束，也就是沟通行为的展开过程。

沟通行为过程大致可以由以下六个阶段组成：

1. 信息编码阶段　人类的沟通行为主体上还是语言沟通行为。人类的语言沟通由客观现实在人的大脑中所引起的思想感情反应而产生。如果主体由于客观现实在头脑中形成反应，产生了某种思想感情，有了进行语言交际的动机和意图，主体就会把这种思想感情通过一定的信息符号以编码形式（即一定的语言结构形式）表述出来。语言编码是一种整理思路的活动，它属于内部语言范畴，其间主体产生思想感情的心理活动和进行语言编码的思维意识活动起激活和引导作用。非语言的信息常是一种本能的表达，是一种自然的行为，但也可以训练. 达到表演的程度，比如演员的喜、怒、衰、乐的展现。

2. 信息发送阶段　语言编码活动结束后，就需要通过一定的途径把它发送给一定的客体接收者；或者通过网络编码发送；或者通过各种发音器官把话语发送出去；或者通过大脑的书写中枢以书面语的形式发送；在这个阶段语言的编码最终得到完善，对语言的发送起主要作用的是主体发话人积极进行语言发送的生理活动和以此为基础的思维活动。语言的发送阶段的成功与否，直接反映为语言活动与思维活动能否在思想感情的撞击下协调配合。非语言的发送则直接通过身体和表情等来进行。

3. 信息的传递阶段　由于语言交际在语言发送阶段可能采用两种不同的活动方式——说和写，所以当主体沟通者把经过编码的话语表达出来时，它要么是一连串的音波，以空气为媒介向受话客体传递；要么就是文字，凭借书写工具为媒介向受话客体传递。但这两种传递方式都需要在一定程度上依靠传递信息所必需的物理活动和生理活动以及思维活动来维持，因此它们就可能会遇到各种主客观因素的影响，使发话主体发送出的语音形式或文字形式有所耗减而无法保持信息不变。

4. 信息接受阶段　沟通主体通过两种语言表达方式把信息传递给客体，客体相应的也要采取两种接受方式来获取信息。客体受话人既可以借助网络和人的视觉器官来接收信息，也可以直接通过听觉器官的生理活动，并根据传递道路的畅通情况和听觉语言中枢的灵敏度，来接收其信息内容。沟通者首先要善于倾听，这关系到信息接受的“度”，关系到沟通的效果。

5. 信息解码阶段　沟通客体或对象在听到、读到或看到发话人的信息承载形式后，就通过大脑的中枢系统，运用语境、逻辑、语义知识、理解习惯进行分解合成，最后把它“还原”为主体沟通者所说的话语。语言解码阶段的完成依赖于客体受话人长期以来受到的各种主客观文化心理行为模式的影响，它们通常以各种心理因素的方式积淀在大脑的显意识和潜意识之中。解码阶段是沟通中的重要阶段，它关系到沟通是否有效。如果不能准确解码，就不能准确理解发话人的话语意义。所以注意倾听，努力理解发话主体的话语意义有着特别重要的意义。沟通的主客体双方处于相同或相近的社会背景，有相同或相近的文化素养和思维习惯是解码的基础。

6. 信息反馈阶段　反馈是沟通对象在接受信息以后，通过解码、消化吸收，传递给主体的信息反应。例如，我给你讲一个故事，你产生的言谈和表情就是反馈。反馈是沟通中重要的一环，正因为有反馈才能让沟通主体知道自己的思想和感情是否按他的计划方式来分享。如果在没有干扰的环境中，面对面的沟通就有机会让我们知道别人是否理解和领会了自己所传达的信息，是否对自己所传达的话语进行了准确地解码。一个教师上课，往往根据学生的面部表情和眼神来判断学生是否理解了，如果学生坐立不安、注意力分散，可以认为是听得有些厌烦了。

沟通行为过程是以上这六个阶段的反复进行。在现实的沟通活动中，沟通行为不是某一发送系统接收的单向信息传递，而是沟通双方两个系统之间的双向信息交流，沟通双方互为主客体。并且，沟通双方是互相影响的。比如，当你参加一些重要的学术会议以后，你的学术思想会有某种程度的提高，甚至会改变原来的观点。因此，沟通的目的不是为了获取信息，更重要的是沟通的主客体双方在思想和行为方面得到某种程度的改变和提高。沟通的过程启示我们，一个优秀的沟通者，必须随时根据反馈的信息及时调整自己的沟通方法、沟通技巧，改变沟通的角度，驶向沟通的目标。

第五章

共情与沟通策略

沟通中，越来越被人们普遍关注，不断认同的沟通特质，就是共情。

共情（empathy），又称为移情、同感、共感、神入、感情移入等。国内的文献大都译为移情，为了与精神分析理论中的术语（transference）相区别，在本书中采用共情的说法。共情概念从诞生至今，已有近百年的发展历史，在这一过程中，共情概念经历了种种演变。就目前而言，学术界并没有对共情概念形成统一的认识，这一概念依然是共情领域所关注的主要问题之一。

在心理咨询辅导中，共情是一种辅导技术，一种策略。但是在任何沟通关系中，很难简单、呆板的使用一种技术，而是要根据现场关系、发展状况、情境需要，很好地将共情思想与理念转化为具体的行动策略，从而促进沟通向更好的方向发展。因此研究者提出，将共情理念外化为行之有效的沟通策略，让共情在沟通中发挥更好的效果。沟通中，沟通双方从共情的理念出发，积极采取有效策略，更好地去了解、理解、接纳彼此，从而促进沟通向着更加良好的方向发展。

一、美学中的共情概念

共情一词最早出现在美学领域。1873 年，德国美术史家罗伯特•费舍尔在《视觉形式感》中首次使用 Einfühlung 一词表示共情。Einfühlung 由 Ein 和 fühlung 这两个词根组成，有感觉、感情进入的意思。费舍尔在研究人们如何从看到的自然景物中获得美的快感时发现，人眼睛感知周围世界的时候，存在一种自发的外射作用。当个体看到外部事物并形成知觉时，自己的情感就会不由自主地外射到知觉的事物之中，从而达到物我同一。费舍尔认为伴随外射的视知觉活动可以分为三个阶段。第一个阶段只是知觉到事物的光线和颜色，但没有认出事物的外形，称为“Zufühlung”，前向感觉。这个阶段主要是知觉神经在起作用。第二个阶段是关注于事物的形式和外在的轮廓，而忽略了事物的颜色，这时只是眼睛的肌肉在追随事物的轮廓，称为“Nachf-ühlung”，后向感觉。这个阶段是由运动神经起主要作用。第三个阶段才是既知觉到事物的颜色，又知觉到事物的形式。此时知觉才达到完备，并且同时发生了所谓的“审美的象征作用”，将人格融入所看到的事物之中，这个阶段是知觉神经和运动神经同时起作用。对于此阶段，费舍尔称为 Einfühlung。

美学视野中的共情描述的是人们在欣赏艺术作品时，将自我的内心情感投射到观赏对象身上，将原来没有生命的东西赋予了活力，对观赏对象做人格化的观照的过程。显然，美学的共情（Einfühlung）发生在观察者自身和艺术对象之间，而非描述人际关系的特征。

二、心理学中的共情概念

从19世纪末期共情开始受到心理学界的关注，到20世纪40年代末期又开始了对共情的实验研究，不同的学者从自身的理论视角出发，对共情的概念和结构给予了不同的界定。有些心理学家认为共情是一种情感-认知状态，一些心理学家将共情表述为一种能力，另外一些心理学家愿意把共情看成是一个多阶段的体验过程。

（一）心理学共情概念的起源

1897年，德国心理学-哲学家Theodore Lipps将Einfühlung这个词从美学引入心理学。Lipps认为共情之所以发生，是因为外在客体自身所具有的丰富表现力。外在客体将其客观特征强加给了主体，迫使（impute）主体被动地、直觉地进行模仿，在模仿中获得心理体验。当主体获得外在客体的内在活动时，会与外在客体产生联合，发生共鸣。这一过程被Lipps称为最圆满的共情。在Lipps看来，共情过程是一个被动的、消极的过程，主体对事物特征的被动反应。

1909年心理学家爱德华•布拉德福德•铁钦纳（Titchener）创造了英文术语empathy取代了“Einfühlung”，Empathy来源于希腊词语empatheia—欣赏另一个人的情感。自此，共情才出现在心理学大辞典中。Titchener认为共情是“通过想象的感觉（ideal sensation）想象自己处于他人境遇的体验”是“一个把客体人性化的过程，感觉我们自己进入别的东西内部的过程”。

与Lipps的共情观点不同，Titchener倾向于认为共情是个体主动、努力进入另一个人内在世界的过程。Titchener的观点与后来重视共情认知成分的学者的认识较一致。

（二）情绪界定说

持这种观点的研究者把共情看成一种情感反应，他们关注共情中的情绪特征，认为共情中虽然有认知的参与，但情绪的反应特征是更为重要的。他们将共情定义为对一个刺激或一个作为刺激的个体做出的“替代性反应”，其核心是个体与他人情感状态的相似性，Batson认为典型的共情是他人指向的怜悯、柔情、同情、关心之类的情感。Eisenberg则认为共情是源于对他人情感状态的理解、并与他人当时体验到的或预期会有的感受相似的个体情感反应。

（三）认知界定说

有些研究者认为共情就是一种认知结构，在这些研究者看来共情就是建立在他人体验基础上的一种觉察，比如，一个孩子看到另一个孩子因手被割破而哭泣时，会说：“疼吧，吹吹就不疼了”。Wipe对共情的定义是能够区分自我和他人的个体无评判地理解他人积极或消极情感经验的努力。Ickes认为共情应该被界定为推断他人特定想法和感受的能力。Hogan则指出共情就是设身处地地理解他人的想法，在智力上理解他人的情感状态。

（四）多维界定说

持综合界定说观点的研究者认为在共情产生的过程中，认知成分和情绪成分不是割裂的，而是相互作用、密不可分，两者互为基础、互为条件。认知水平和情绪唤醒对共情的性质、强度、方式和内容共同发挥作用。一个人对他人的情绪反映往往是以对他人情绪状态进行辨别和预测为基础的，而设身处地的认同他人的情绪为观察者提供了理解和推测他人情绪意义的内在线索。Hoffman将共情定义为“知觉到他人情绪体验后产生的一种设身处地的情绪反应，或认为共情是从他人的立场出发对他人内在状态的认知而产生的一种情绪体验”Grutchfield 和 Loril 认为共情是“对他人情感的感受和由情感所引发的经历和行为的认知” Gladstein 认为共情应该包括 3 方面的内容，包括情感、认知和行为。情感共情是对他人情绪的无意识的接受；认知共情是指角色采择能力，主要指对他人思想的理解能力；而行为共情则是一种言语的或非言语的共情体验沟通的能力。Davis 的共情定义极为宽泛，个体对他人经验反应相关的一系列结构都可以称为共情。这些结构包括个人和情境两方面的前提因素、发生在观察者身上的过程，以及基于这些过程的情感性结果和非情感性结果。

综上所述，共情的界定表现出一种动态整合的趋向，它既可能是认知因素和情绪因素的混合体，又可能存在一个多层次多维度的结构。虽然共情的定义存在着差异，但是我们还是能够发现一些共同之处：共情是一种他向反应，是设身处地地站在别人的立场上去体会和理解他们的感情、需要和意图。

三、沟通的策略

现实生活中，人们经常由于不善于和别人沟通而导致沟通障碍，给自己的身心带来巨大的压力。为了尽量减少沟通障碍产生，使沟通更加有效，我们应做好以下几方面：

1. 提高沟通信息清晰度、明确问题和所传递的信息。
2. 增加沟通双方的信任度。
3. 及时获得和注意沟通的反馈信息。
4. 提高沟通的感受，一方面可维持沟通进行；另一方面可使沟通向正确方向发展。
5. 克服不良的沟通习惯。
6. 创造良好的沟通气氛。
7. 重视使用双向沟通。
8. 学会有效倾听。
9. 沟通语言要通俗易懂，同时应善于使用非正式沟通。

为了提高沟通的效率和结果，我们可以采取以下沟通策略：

1. 自己人策略 是在沟通中，医生始终能够记得与病人都是“为了病人更好”而进行的交流，目标相同，利益一致，凸显自己人的角色，这样更容易走近病人。

从认知层面来说，医生能够认识到当病人来到医院就诊的那一刻起，医生与病人就成为一个整体，病人为了治病，医生为了把病人的病治好，这是一个具有共同目标的自然的共同体，在这样的共同体中，彼此信任、尊重、平等、理解、包容、合作、依赖，共同为治病救人的共同目标努力，是真正意义上的自己人。

从情感层面来说，当医生认同与病人是自己人的时候，在沟通中，内在的情感就更加愿意倾听病人，接纳病人，也更容易与病人在真诚互动中充分交流。

从行动层面上来说，在沟通过程中，医生以自己人的角色与病人在一起，接纳病人的情感，理解病人的行为，支持病人的行动。并常这样表达“看到这个情况，当时我也非常着急”，“这段时间你的病情有了好转，我和你一样感到非常高兴”，“我们一起商量看看怎么做可以找到折中的方案，既能降低风险，又能尽快地让你痊愈”，“你的病能好，就是我最大的开心”“您爱人这么想我能够理解，想必当时他也非常着急，但还是要保持好心态”。

2. 发现好转策略 是对沟通对方的言语和行为的积极面予以关注，从而使沟通对方拥有更客观的自我形象、正向的价值观和积极的人生态度。

从认知层面来说，发现优点的观点涉及对人的一种基本认识、基本情感和信念，即人是可以改变的。此外，每个人总会有这样那样的长处、优点，每个人的身上都有潜力存在，如果通过自己的努力、外界的帮助，每个人都可以比现在更好。这一观点对于一个沟通双方来说是非常重要的。比如，对一个因为不配合医疗方案而让医生伤脑筋的病人来说，在沟通中医生这样的表达会带来更好的效果，“你的确不听医生话，不配合治疗方案，但是你每天健康均衡饮食，禁忌食物一口都不碰，还能坚持运动，很有毅力和自制力！我知道你肯定也很想让你的病尽快好起来。”

从情感层面来说，在沟通中，当愿意与沟通对象建立一种积极的沟通关系的时候，医生就会在良好的认知基础上产生愿意接纳，容易发现病人及其家属的优点，并因此也产生良好的个人情感与情绪体验。

从行动层面来说，在认知与情感的基础上，通过恰当的语言、行为与沟通对象进行共情，表达理解、接纳或者支持，并针对问题共同找寻解决方案。比如，面对一个病人家属前来咨询如何帮助病人度过难关的时候，病人家属会叙说他们已经尝试过的好多努力，可是收效甚微。这时医生可以说：“看得出来，家属和他本人为了帮助他病情好转做了很多的努力，而且有些方法很管用，只是暂时还没有表现出来，或许我们还可以做其他的努力，只要坚持，我们相信会越来越好的。”其中，“很多努力”、“有些方法很管用”、“或许我还可以做其他的努力”、“只要坚持，我们相信会越来越好的”就是发现优点策略，对病人充满信心。发现病人付出的努力，发现他们的优点，为良好医患沟通提供前提，也是对未来发展最好的期待。

3. 内容反馈策略 是指医生用自己的话，或选择与病人谈话中某些重要的语句或某些带有敏感性的词汇，提纲挈领、简明扼要的将病人所表达的内容反馈给病人，以确定医生对病人的了解，是否就是病人想要表达的内容。内容反馈策略，有助于医生检查自己是否准确理解病人所说的话；有助于病人进一步了解自己；有助于增强病人沟通的动机；有助于将谈话转移到重要的方向上去。

从认知层面来说，若是要合理使用内容反馈策略，则需要在积极关注的基础上获得沟通内容，接纳沟通内容。内容反馈策略可以使用在沟通的任何阶段。使用内容反馈策略时需要注意的是，医生所反馈的内容不要超出病人叙述的内涵，避免加入个人主观看法，也不要遗漏病人重要的想法与感觉，并尽量从希望获得更加准确的信息角度去反馈医生所获得的内容。

从情感层面来讲，沟通中，医生在进行内容反馈时，情感更多聚焦在病人的情绪情感上，这样在进行内容反映的时候才不会过多将个人的情感带入，尤其是不带入一些负性的情感。

从行动层面来讲，医生可以及时通过内容反馈策略来明晰病人所要表达的意思，聚焦沟通的核心，从而促进沟通更好地进行，并有利于沟通问题的解决。比如，医患沟通中，病人家属就病人的病情及治疗情况询问医生，但是又会提及其他方面内容，以至于医生未必能够清楚病人家属想表达亦或想求助的关键内容。这时候，医生可以采取内容反馈策略进行询问。医生：“你刚才与我说的这些，主要意思是希望我们能够改变一种治疗方案，并换一种便宜一点的药。我这样理解，对吗？”

4. 情感理解策略 是指医生理解并能够表达病人语言和非语言行为中所透露出来的

明显的或隐含的感情与感受。从而不仅引导病人注意和探索自己的感受和情绪情感体验，并让病人感受到自己被医生理解与接纳。

从认知层面来讲，意识到情感理解策略对于沟通的重要意义，准确的情感理解有助于加强沟通关系；有助于病人了解自己。情感理解策略可以用在沟通过程的任何阶段。

从情感层面来讲，在使用情感理解策略时，应当更好的注意医生本人情感的融入，体现真诚与理解，支持与希望。同时要仔细观察病人的行为，说话的语气语调，特别要注意病人说话时的姿势和面部的表情。在进行情感理解时，要注意不要使用刻板的开头语句；比如说，我知道你很生气。

从行动层面来讲，在进行情感理解时，医生要选择与病人当下情绪或情感相近、相似的表达方式，即表达感受到病人痛苦的情感语气与反馈病人愉悦的情感语气当有很大不同。病人："我真受不了，天天躺着什么都干不了，隔壁病床的家人太能讲，每天睡也睡不好"医生："听得出来，你好像觉得不高兴不舒服了，卧床养病不能动的确挺痛苦的，环境嘈杂的情况我也睡不好。"

5. 及时询问策略　也称为问问题策略。是医生为了鼓励病人及其家属进一步的表达，在必要的情况下，配合病人的问题与沟通目标，提出相关问题询问病人。询问策略有助于病人开放自己、放松自己；开放性的问题可以让病人及其家属自由表达自己的想法和宣泄压抑已久的情绪，这样可以使得其身心得以松弛；有助于病人具体、明确和深入的表达；有助于医生了解病人的想法，也有助于病人的自我了解。询问策略可在沟通过程的任何阶段使用，但是要尽量少用，用多了会让病人觉得你对他的问题不够关注，或者倾听不够仔细。使用询问策略时，不可将话题转至不重要的主题上，所问的问题必须与病人的问题和沟通目标有关。

从认知层面来讲，医生能够意识到病人在求助问题中的困惑，同时通过询问策略进一步寻求解决问题的途径。

从情感层面来讲，医生通过恰当的语气与语调，询问沟通中想进一步获得的详细信息，而这样的询问又不会造成病人的不安体验。

从行动层面来讲，沟通中，医生把内在的认知与情感通过语言的外化形式体现出来，从而引发病人对于一些问题的进一步思考与表达，让沟通信息更加全面具体，沟通更加具有针对性。比如，面对一个病人在医生面前抱怨医院医生或护士时，或许不会提及具体情况。医生也无法知道哪些行为具有积极意义，哪些可能是消极意义。医生此时可以询问："你对就诊过程的哪一环节感到不满意呢？怎么样被对待你会觉得更好呢？"这样的询问避免直接给建议，让沟通更加贴近病人的心理需要，也减少给无效建议的可能。

6. 具体化策略　是指医生在倾听病人叙述时，如果发现其所陈述的内容有含糊不清的地方，医生以"何人、何事、何时、何地、有何感觉、有何想法、发生什么事、如何发生"等问题，协助病人更清楚、更具体地描述他的问题。具体化策略有助于病人进一步看清自己的问题，决定沟通的方向。具体化策略可用于沟通过程的任何阶段。使用具体化策略需要注意，因为具体化策略有决定沟通方向的作用，当病人的叙述中有多个含糊不清的地方时，如果判断不准确，有可能将沟通引致不正确或偏离沟通目标的方向上。

从认知层面来讲，沟通中医生能够理解并认识到具体化沟通信息对于影响沟通方向的意义，否则容易将沟通问题宽泛化，不利于找到解决问题的根本方向或者具体策略。

从情感层面来讲，面对在沟通中容易跑题或者不善于具体化表达的病人，医生需要有足够的耐心与包容，这样才可以将沟通引入更为细致、深入的交流话题。

从行动层面来讲，沟通中，当发现病人总是抽象的表达一些诉求，抑或表达比较凌乱时，医生能够及时使用具体化策略，医生在仔细倾听时，能够针对关键的、与沟通目标有关的地方发问，以免病人跑错方向。比如，面对一个提及自己不舒服的病人，医生则可以这样引导病人进行表达具体化，“你说你不舒服，请问你具体指哪方面的表现？是怎么样的不舒服？严重程度是？如果让你给这种不舒服打个分的话，从0到10是从轻到重，你会打几分？”

除了引导病人对问题具体化，有时候，医生在与病人沟通时也要具体化，这样增加沟通信息的可信度。尤其是与高学历病人沟通时，医生更需要有具体化的策略，这样更容易让病人信服。比如医生经常对病人说，“你这个肿瘤长得位置不好有点危险，但是也有解决方案的”，但是病人就不能理解医生这句抽象的表达。于是医生把病人的生理结构画出来或者用影响展示出来，并逐一讲解手术困难程度和不同治疗方案的优点和缺点，同时与其他的案例对比，这样病人就获得了具体而直观的认识，认同了医生的观点。

四、共情在医患沟通中的作用

1. 共情可以使病人感到自己被接纳、被理解和被尊重，从而产生一种轻松、满足的情绪体验，病人在没有心理戒备的状态下真实道出病情，有助于医生对病人病情的全面了解。我们在医疗过程中常常见到病人焦虑不安或是情绪低落，他们的内心充满了对疾病的猜疑、担心和恐惧，但是他们不敢在医学权威面前诉说，当然医生也不愿意听或是很快打断病人的“絮絮叨叨”。最终导致一些病人在医生面前小心谨慎，不敢敞开心扉。

2. 共情可以促进病人的自我表达、自我探索，从而更多地与医生相互沟通，反馈疗效，成为治疗的重要组成部分。由于个体间较大的生理差异和病情差异，同样的药物在不同的病人间可能产生完全不同的疗效。医生的共情可以促进病人去大胆探索，与医生交流治疗中的体验和感受，参与到治疗方案的制定与调整过程中，从而提高治疗的效果。另一个层面，病人与医生交流一些在患病前后的一些情绪变化，社会、家庭和文化因素，为我们全面认识疾病的发生、发展、预后会提供了更多的资料。

3. 共情可以增强病人对抗疾病的坚强意志品质，产生遵医行为。医生的共情使得医患间很容易建立信任合作的伙伴关系，在这个基础上病人更容易产生对医生的信任和对抗疾病的巨大动力，遵从医嘱，积极配合治疗。

4. 医生对病人的共情本身就具有治疗作用。世界卫生组织提出健康就是生理、心理和社会功能上的完好状态。共情是心理治疗的重要组成部分，从这个意义上讲共情具有治疗功效。

5. 共情可以使医生站在病人的角度认识问题和体验病人的内心真实感受，这样医生才可以更准确地察觉和理解病人的心理变化，有助于及时发现医疗服务中存在的问题。

第六章

倾　　听

倾听是人们在沟通中最常使用的，就与人建立关系本身而言，倾听与“说”具有相等重要地位。虽然我们花在听上的时间最多，是倾听是被教的最少的一种技能。人们对于关系品质的满足感，主要来自于被倾听和被了解。国际倾听协会这样对倾听定义：倾听（listening）是接收口头及非语言信息、确定其含义和对此做出反应的过程。倾听与听的根本区别在于，听只是一个生理过程，是听觉器官对声波的单纯感受，是一种无意识行为。而倾听是以听到为前提的，在听的基础上有所反馈。也就是说倾听不仅仅是生理意义上的听，更是一种积极的、有意识的听觉与心理活动。在倾听的过程中，必须思考、接收、理解说话者传递的信息，并作出必要的反馈。

一、倾听的阶段和特征

（一）倾听的五个阶段

倾听是一个复杂的心理过程，包括以下五个阶段：

1. 第一阶段　接收信息，就是由感觉器官接收外界的刺激，不仅包含接收对方传达的口语内容，还包含接收非语言讯息。

2. 第二阶段　理解讯息，也就是了解对方传达讯息的意义。除了必须注意对方所表达的意见和想法外，也必须了解对方言谈时的情绪状态。

3. 第三阶段　记忆讯息，即将我们所接收与理解的讯息，停留在脑海中一段时间。人们的记忆，并不是讯息的完全复制品，而是以自己的方式，重新建构所接收到的讯息。

4. 第四阶段　评估讯息，即判断说话者内心的意图。除了必须理解、记忆说者所传达讯息的表面意义外，还必须进一步推测这些讯息的潜藏意义。

5. 第五阶段　反馈，这是倾听过程中十分重要的一个阶段，说话者会根据倾听者的反馈来检查自己行为的结果，从而知道自己所说的是否被准确接收和正确理解，然后作出适当的调整，这样更有利于倾听过程的进行。

（二）倾听的特征

1. 受制性　倾听是在接收表达者的话语信息的基础上进行的，对方说表达什么，就接收什么，然后才能加以理解，这个行动本身就体现出受制性。具体地说，倾听的受制性主要表现在三个方面。第一，受制于表达者的说话特点。口语接受者面对的表达者是多种多样的，他们的身份、职业、经历、文化素养、性格爱好、思想感情和表达意图等自身或主观因素不同，便呈现出不同的言语表达特点。这不同的言语表达特点对信息的接收与理解起着一定的制约作用。第二，口语交际是一种说与听双方参与的言语活动，这种活动是在特定的语境中进行的。特定语境中的时间、地点和场合等主要因素，会对言语表达产生一定的影响。第三，受制于表达者与接受者的交际地位。在言语交往中双方的交际地位不同，所显示的人际关系也有区别，居于劣势的口语接受者往往比较紧张，常常用尽全力去捕捉每一个话语信息，以便正确地理解它；处于优势的一方可能会更随便和轻松。

2. 选择性　倾听是一种积极能动地认知和合作的活动，这主要表现为倾听者对话语信息的接收具有选择性。具体地说，倾听者的选择性主要表现在三方面。第一，选择性接受。选择接受那些自己需要和关心的信息，回避甚至抵制那些与自己固有观念相抵触或不感兴趣的信息。第二，选择性理解。对同一个信息，不同的人可能有不同的理解，这种理解为倾听者已有的观点、态度和信念所影响，常常出现“仁者见仁，智者见智”的结果。第三，选择性记忆，倾听者往往选择那些希望得到的或愿意记住的信息来强化记忆，弱化自己不关心的或不喜欢的记忆。

3. 补正性　在口语表达时，无论是交流思想、抒发感情，还是传递信息，都带有不尽其言的省略或者潜藏性质，即任何说都只是部分地阐述内容。因此，在交际过程中，接受者必须利用自己的理解、经验和知识来加以补正，填充这省略的“缺口”或发掘那潜藏的信息，领悟内容。较强的倾听能力建立在渊博的学识、敏捷的思维的基础之上。只有这样，接受者才能对表达者的疏漏、失误乃至谬误予以敏锐的觉察，并且在经过机敏的辨析之后，进行适当的反馈。在这个意义上，聆听还具有匡误正误的作用。

二、主动倾听

（一）主动倾听者

当你把注意力集中在他人所说内容的时候你已经成为一个倾听者。当你把重要的观点在头脑中进行勾画并考虑提出问题或对问题提出的观点进行质疑时，你就成为一个主动的倾听者。即使你可能什么也没有说，但你思想上与正在说话的人融合在一起了。

学生特别需要成为主动倾听者，因为这样的倾听者比一般被动倾听者在学习上做得更好，被动倾听者只是记忆并本评估所听到的内容。绝大多数讲课的老师喜欢学生做笔记，被动倾听者，虽然把老师讲的内容做了笔记，但在考试时，不会做得特别好。主动倾听者在记笔记时，把有关概念穿插在一起，并把主要观点和次要观点区分开来。按这种方式记笔记并在考试之前复习笔记的学生，可能就比被动记录信息的学生得到好的成绩。主动倾听不仅限于课堂。在人际沟通中，主动请听包含某人对讲话者所说的话在文字和感情上的响应'也包含其身体向前倾、点头、笑和皱眉这样的非语言暗示，以及用“嗯、啊。哼、我明白了”等这样的声音来暗示自己的兴趣。在人际沟通中，通过提问或评论对方刚说过的内容，也有充分反馈的机会。主动倾听是一种投入的方式，一旦你投入了就可能产生兴趣。

（二）四种主动倾听方式

1. 获取信息式倾听　大学生在课堂中大部分时间都花在听上，而且这种倾听主要是为了获取信息。

（1）识别中心思想：获取信息式倾听的着眼点是识别于整个内容的基本思想，即中心思想。然后是其重要观点，也就是说加强中心思想的观点，最后是支持主要观点的支持性材料。所有的主要观点都与中心思想相关联。识别中心思想也帮助记忆，如果记住了中心思想，主要观点就容易记住。如果只记住了主要观点，你记住的可能是没理解的不相关联的观点。因为没有理解它们，也就容易把他们忘掉。

（2）寻找支持性材料：在听演说或听课时，识别出中心思想后，接着是寻找支持它的主要观点。主要观点目的是支持中心思想，支持性材料力主要观点提供依据，具体说明和生动的事例是为了使听者更了解主要观点。

（3）预言要说的内容：当我们为了获取信息而倾听时，透过语言接下来说的内容有助于我们集中注意力。一旦听到演讲的主要观点，如营养结构，你就能自然地预言到他要讲构成这个营养结构的食品。预言是比较困难，但你总是在做，久而久之就行了。

（4）联系自我经验：把观点与你的经验联系起来，对于加深理解所说的内容有非常重要的作用。

（5）寻找相似点和区别：从他人说话中寻找你自己已经知道内容的相似点或区别，通常有助于你对所说话题内容的理解。

（6）质疑：质疑是主动倾听的一种重要辅助物。在听时，你可能问自己一些问题。如果自己不能回答，向演说者提出这问题是重要的。即使是对问题有自己的回答，你可能还是要问，以便通过说话者的回答来检验自己的理解。

2. 批判式倾听 需要获取信息式倾听所有的构成要素。听者依然应该识别主题思想和寻找支持性观点，然而，在批判式倾听中。听者还应该对听到的内容进行估量和质疑。这些质疑可以在听者的头脑中进行，或者可以直接向说话者表达。

在理想的状态下，所有沟通中的倾听都应该是批判式的。然而，当你在接受新的信息时。因为你对这个题目，可能也对这个说话者所知甚少，所以很难去做批判式的估价。

（1）确定说话者的动机：在批判式倾听中，我们首先要做的是弄清对方的动机。对于广告，这是非常容易的，某人要卖一种产品。当朋友劝说我放下学习去打乒乓球时，我们必须问一些问题，即他的动机是什么？结果是怎么样的？当我们处于被劝说的情景之中时，质问劝说者的动机是一种正常的反应。在公共演讲中我们通过研究演讲者的背景去审视演讲者的动机，演讲者在演讲开始都要做较长时间的自我介绍，那就是为了建立自己的信任度。

（2）对观点进行质疑和提问：批判式倾听也包含对观点进行质疑和质问的合法性。演讲者在哪里得到的信息？它的来源可信吗？演讲者是在准确地引用信息还是根据对其理解而引用的呢？在劝说的情境中，演讲者有时忽略掉不支持自己理由的信息。如果你有与演讲者所说的内容相反的信息，记下来，以便可以在以后提问。

（3）把事实从观点中区分出来：对观点进行质疑和质问及合理性的部分，区分事实与观点的能力。事实是可以被验证的某种事情，做了同样试验的每一个人应该能得到相同的信息。当天的气温是一种事实，如果我们把气温表放在同一个地方，它们应该都是现实相同的温度。事实永远是真实的，而观点是人们的信念。在我们一天的课程中，所听到的是观点而不足事实。如何把事实和观点区分是很重要的。

（4）承认自己的偏见：有时存在着我们不愿听到的信息，因为这些信息与我们自己的态度和信念相矛盾。如果你不信教，教会的集会你肯定不会去参加的。在某种情况下，我们可能甚至不知道自己正在堵塞信息。例如，一项研究发现，虽然陪审员接受了关于证据规则的引导，但只有 40% 的人正确地按规则行事。按自己的眼光去理解信息的倾向将导致我们曲解所接受的信息。作为听者我们必须清楚自己的价值观和态度，特别是当我们接收到可能是相反或反映不同见解的信息时。

(5) 评价信息：我们必须学会在获得全部事实和论据时，在有机会去验证支持这些思想的事实时，以及在充分消化了每一件事时，再做出判断。

3. 感情移入式倾听　为了情感而倾听的最好方式是情感移入式倾听。你设法从他人的观点来理解他的感受，并将这些情感反馈回去。作为听者，你所要做的是把你自己的感情放到一边，投入到对方的情感中去。为了做到这一点，你需要识别情感，让说话者告诉你发生了什么，然后鼓励他去发现问题的解决办法。

(1) 识别情感：首先，你需要倾听这个人谈话内容的真正含义。例如，你的朋友找你，“我要把我的妻子打一顿！”他显然不是真的计划打他的妻子。当然你在情感移入地倾听时，你首先要识别说话者当前的感受是什么。

(2) 倾听叙述：情感移入式反应的第二部分是去倾听这个人必须要说的内容。在整个叙述进行时，没有必要做出任何特别具体的反应。这时只需要倾听对方，你可以通过集中注意力和同情的表情来表示对此事的兴趣。

当你的朋友给你倾诉完以后，不做任何评判，而是给予支持，问题的全部就可能被展现出来。用释义的方法，即用你自己的言语重新描述对方的思想和情感。如果你的朋友说：“我的妻子昨天晚上竟没有回家，也没有打电话告诉我。”一种恰当的释义式反应可以是：“你一定是又担心又生气了。”这种反应不仅帮助识别情感，也帮助发现你是否准确地听和表明你是否在注意对方。

(3) 让对方找到解决问题的办法：有时仅仅倾听他人的诉说并让他仍做出一些解释可以在很大程度上解决问题。人们通过讲自己的情感后心理就平衡多了，感觉也就痛快多了。

在人们倾听的过程中，倾听者要给对方一些帮助，但你不一定要解决他人的问题，否则会给自己加上一个沉重的包袱，要激励受到问题烦恼的人自己解决，这种态度也有助于他人增强处理问题的能力。若涉及强烈的情感时，人们常常只是需要一种回音。如在听说话者说话时，不对地说：啊、明白了(点头)等往往就足够了，更多的安慰往往就是通过被倾听而得到的。

4. 享乐式倾听　我们听音乐、听戏曲、听相声等，称为享乐式倾听。为了乐趣而倾听，当倾听的内容理解起来较为困难时，我们可以用获取信息式倾听、批判式倾听相同的方法来倾听。例如音乐涉及情感，所以要求我们听出曲子所表达的情绪：它是严肃音乐还是轻音乐？这种音乐会使听者产生怎样的感觉？相声内容和技巧是否既有意义又可产生笑料？听众听了是否开心？等等。

三、妨碍有效倾听的心理反应模式

妨碍有效倾听的12种心理反应模式，包括以下内容：

1. 和谈话者一较高下　总是在跟别人比谁更聪明谁更厉害谁更占上风，比较会让有效倾听变得困难。

2. 揣测对方的心思　不相信对方说话的内容，把注意力放在对方说话的语气语调以及一些微妙的暗示上来揣测对方的意图，对别人有先入为主的看法。

3. 提前准备下一句谈话　如果你总是在想接下来说什么，那肯定没有时间和心思对对方说话了。

4. 只听自己想听的 通过选择去过滤信息，只听感兴趣的或回避消极和令人不快的信息。

5. 带着偏见去倾听 如果你认为某个人很笨、没有能力，就不太会关注这个人说话的内容，真正的倾听要求我们只有在听完全部内容以后才能做出评价。

6. 注意力难放当下 听别人说话时三心二意，对方的一句话就勾起了你对于自己过去的一系列联想。

7. 总是把话题引到自己身上 别人跟你说的一切事情都能让你联想到自己的经历，关注点在自己身上，没办法倾听和了解别人。

8. 喜欢扮演专家的角色 急于给别人开处方提建议，并没能了解到别人的真实感受和痛苦，他人仍然会感觉到孤独和无助。

9. 轻易否定别人的观点 与他人争论是影响倾听的又一个障碍，贬低对方或者对争论视而不见都会容易引起冲突。

10. 固执己见 为了维护自己一贯正确的形象，不听批评、不接受建议、不能接受纠正、不愿意承认错误，这对有效倾听和沟通都非常不利。

11. 随意转换话题 这一倾听障碍指的是谈话时你经常突然改变话题，让对方感到尴尬和无所适从。

12. 无条件地附和。

四、倾听的技巧

想要有效倾听，在克服了阻碍倾听的障碍的基础上还需要积极地参与、换位思考、不带偏见地接纳和客观的评判。下面列出三种具体的倾听技巧：

（一）注意的技巧

在倾听别人说话时，必须保持放松而灵敏的身体姿态，并伴以适当的肢体动作，对对方的讲话作出积极的反应。比如身体适当前倾，与说话者交流目光，适当点头或做一些手势。一位良好的倾听者还必须尽量排除周围环境的干扰，这个环境包括客观环境和主观障碍。客观环境来自于噪音和嘈杂的环境，说话者使用方言或夹杂外语表达和说话者表达时的音调和态度，听话者身体状态不佳和对说话内容缺乏基本了解等等。主观障碍来自于听话者先入为主或固执己见和没有参与感。最重要的还是倾听者的内心注意，也就是听话者用心思考，感受对方传达的讯息，这更能显示倾听者的专注程度。

（二）追随的技巧

追随最主要的目的是让说话者以自己的方式，表达内心的想法感受，使得听者能够更加了解说话者如何看待自己所处的情境。

基本鼓励。在倾听过程中，使用深感兴趣的、真诚的、高昂的声调会使人自信十足；恰当的肢体语言，如用手托着下巴等，也会显示出倾听者的态度诚恳，这些都能让说话者感受到倾听者的支持和信任；用一些简单的反应，如恰当的微笑、赞许的表情、积极的目光或伴以“嗯”“对”等的词语，促使说话者说下去，向说话人表明你在认真倾听；也可以用皱眉、不惑等表情给讲话人提供准确的反馈信息，以利于说话者及时调整。

偶尔插嘴。除了基本鼓励外，倾听者以开放的方式询问所听到的事，成为谈话的主动参与者，就会增进彼此间的交流和理解。可以说，提问既可以是对说话者的鼓励，即表明你在认真倾听，又可以是控制和引导谈话论话题的重要途径。但需要注意的是，提问必须适时和适度，不要询问过多的问题，一次最好问一个，否则会造成对方思考的困扰或中断。而且问题必须是开放性的，如“有什么”“怎么样”，而不是“是什么”“是不是”。

适当沉默。沉默是倾听者必须学习的技巧。在倾听的过程中，忘掉自己的立场、见解，保持沉默，让对方把话说完，给双方思考和沉淀的空间。

（三）反应的技巧

复述指用自己的话来重新表达说话者所说的内容。有效倾听者常常使用这样的语言：“我听你说的是”、“你是不是这个意思”、“就像你刚才所说”。复述对方说过的话既表示对说话者的尊重，又能够用对方的观点说出自己的想法。这样，倾听者不仅能够赢得说话者的信任，而且能够找到沟通语言，从而拉近彼此之间的距离。

1. 简述语义　听者将自己听到的问题，对方说话的内容，以自己的方式，简洁地重复说话者主要的意思，以确定自己接收和理解的意义，正是对方所欲传达的意思。当我们复述他人的意思时，用字必须尽量精简，避免使用冗长的陈述，阻碍说话者的思路，不过必须注意简述语义时保持客观的描述，避免引导对方谈话的主题与方向。

2. 情感反应　反应对方已经传达或隐含的情绪状态。除了简要地重复对方的内容外，我们也必须表达对于说话者感情的理解。正如简述语义能够让我们检验说话者谈话内容的知觉一样，反映对方的情感，也可以检视我们对于他人情绪的知觉，以及提供说话者更深入观察他们自己内在的喜怒哀乐的各种情绪的机会。

3. 意义反应　当我们同时反应内容与情感时，就是在意义反应。意义反应一般是最有效的反应方式。初学时用“你觉得（感觉的字眼）”、“因为（与此感觉有关的事件或内容）”的句子；等到运用纯熟，就可以自由变化，只要意思一致即可。

第二部分 口腔医务人员的职业素养与医患沟通

第七章

总论
提高医务人员职业素养是促进医患沟通的关键

王磊 研究员

第一节 医患关系概述

所谓医患关系（doctor-patient relationships），就是在医学实践活动中产生的人际关系，是医务人员与病人在医疗过程中产生的特定医治关系，是医疗人际关系中的关键。著名医史学家西格里斯曾经说过："每一个医学行动始终涉及两类当事人：医生和病人，或者更广泛地说，医学团体和社会，医学无非是这两群人之间多方面的关系"。所以，我们在医学实践活动又进一步把这种关系分为狭义和广义两种。侠义的医患关系是指医生与病人之间的关系。广义的医患关系是指医务人员（包含医生、护士、医技人员、医疗行政和后勤人员等）与患方（包括病人及其亲属、监护人、单位组织等）之间的关系。

依据医患关系所包含的内容及其诊治实施有义务关系，可将医患关系分为非技术层面的医患关系和技术层面的医患关系两个方面。

一、非技术与技术层面的医患关系

非技术层面的医患关系是指与医生诊疗技术和方法无关的医生与病人"纯"人际关系，确切地说，就是医务人员的服务态度、医德医风等表现而引发的医患关系现象。这种关系实际上体现了社会人际关系最普遍、最基本的原则，就是人与人之间的平等、尊重、信任及诚实，没有这个基础，任何人际关系都不可能很好的维系。希波克拉底曾经说"一些病人虽然意识到其病况的险恶，却仅仅由于对医生德行的满足而恢复了健康"。所以，医患关系的非技术层面是当今医患关系的一个重要方面。

技术层面的医患关系是指医患双方在诊断、治疗、用药、手术、护理等医疗技术过程交往中的关系。如医生同病人对治疗方案诊治计划的讨论等。

二、传统与新型的医患关系

传统医患关系即生物医学模式（biomedical model）起源于 15 世纪，是几百年来形成的

传统的生物医学模式下所形成父权主义的医患关系，即体现父权主义(Paternalism)也称家长主义。其特征是权威式、家长式，医生以“病”为本，忽略人的社会性、心理因素对人的疾病和健康具有的决定性因素，医患关系中医生主动、病人被动，医生权威，病人服从。

新型医患关系，即“生物 - 心理 - 社会医学”模式是由美国精神病学家恩格尔(G.L.Engel)在综合健康医学模式的基础上于 1977 年提出的，它以系统论的原则构成了疾病、病人和环境(自然环境和社会环境)的一个系统框架。其特征是朋友式、协商式。医生在诊断和治疗过程中，充分体现以“人”为本的理念，理解病人的疾病行为和情绪反应，以人文关怀的态度给病人切实的医疗帮助。

第二节 医患纠纷现状及成因

医患纠纷是指医方(医疗机构)与患方(病人或者病人及亲属)之间产生的纠纷。医患纠纷包括基于医疗过错争议产生的医疗纠纷，也包括与医疗过错无关的其他医患纠纷(如欠付医疗费的纠纷、对疗效不满等等)。

一、医患纠纷的现状

根据中国医师协会调查统计截止到 2015 年 4 月，医生受到伤害事件和恶性伤医事案件逐年增高(图 7-1)。

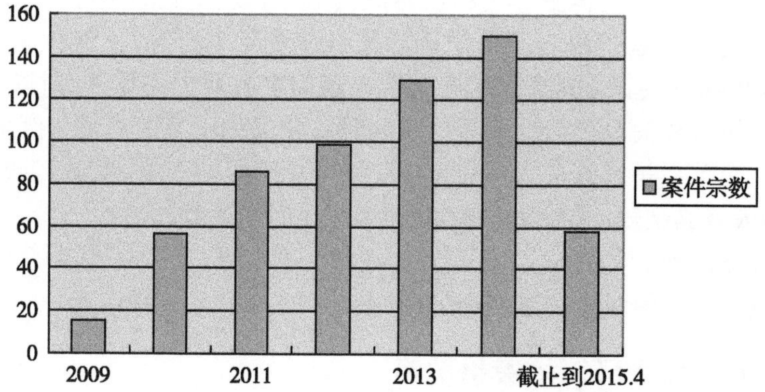

图 7-1 2009—2015 年 4 月医生受到伤医事件

根据 2009—2013 年相关文献的医疗纠纷案例统计分析来看，医疗纠纷呈上升趋势。位列前 5 位的依次为：医疗技术水平问题、告知说明不充分、手术操作不当、医务人员态度问题和诊疗操作不规范，合计占 73.82%。从非医疗事故率与医疗事故率比例来看分别为 50.30% 和 49.70%，说明不管是由非医疗事故还是由医疗事故导致的医疗纠纷都需要引起高度重视。同时，鉴于较多的医疗纠纷是由非医疗原因导致，医疗机构在日常运行中还需重点关注医患关系、医患沟通等一些非技术性因素。

二、医患纠纷的成因

(一) 医学模式的转变

造成医患关系紧张的一个重要因素是我们医务人员没有真正的、全方位的从生物医学模式转向现代医学模式。前面我们提到恩格尔的“生物 - 心理 - 社会”医学模式，逐渐取代了以前的生物医学模式。这种现代医学模式要求我们广大医务人员更加重视人的社会生存状态，要生物与社会结合的角度理解人的生命、健康和疾病，从更高层次上实现了对人的尊重，这也是一种医学道德进步的标志。

但从古至今，病人对医者常抱着“悬壶济世”“再生父母”“救命恩人”等诸多敬仰，这也容易使医者在医学实践中暴露出“家长主义”的弊端。当经济发展、社会进步、科学普及、教育提高、人的观念更新发生变化时，人们开始不愿像孩子一样被“摆布”，都希望自己或多或少地能够参与对疾病的诊治中。病人的自我意识、自主人权在觉醒，这与医学中的父权主义发生了碰撞，如果我们医务人员不真正懂得人的社会性、人的需要、人的价值及人的心理特征，一味以简单、生硬的家长作风行医，那么医生不仅当不了“家长”，而且还治不好病人，更容易造成沟通环节的不畅，医患矛盾和纠纷的加剧。

（二）市场供需的矛盾

医疗卫生体制改革滞后于社会发展。近年来，我国医疗卫生机构的总数在稳步增长，2016 年全国医师协会调查数据显示，医疗卫生床位数、住院量和门诊量分别增长 10.9%、16% 和 10%，而全国医生数量年均增长只有 4.4%，远远不及门诊和住院数量的增长。以儿科医生为例，目前我国每千人儿科医生比率为 0.43，美国是 1.46。照此比例，我国儿科医生缺口至少 20 万。《2014 中国卫生统计年鉴》显示：2013 年，综合医院儿科门诊人次接近 2 亿，占总人次 9.75%，而我国现有 93 405 名儿科职业医师（含助理医师），仅占总数 3.9%。儿童医院病床使用率 103%，每床出院人数 47.8，病床周转次数达 49.3，在所有卫生机构中最高。

医药卫生经费投入不足也制约着我国医院的建设与发展。国外政府对卫生事业的投资比例非常高，美国占 GDP 的 14%、加拿大 10%；金砖国家中：巴西 8.8%、南非 9.2%、俄罗斯 5.6%、印度 4.2%，而我国仅 4%，不仅远低于发达国家，而且低于大多数发展中国家。

（三）医患双方的压力

任何事物都是相对的，也是矛盾的。我国医患纠纷客观来说，医患双方都承载的不同的压力。

从医方而言，根据中国医师协会 2014 年《中国医师执业状况白皮书》调查结果综合分析，医生的工作压力较大主要来源于前五位是：工作量大、医疗纠纷、病人期望值高、伤医事件频发、行业竞争激烈，分别占 76.50%、71.76%、72.71%、69.60%、29.11%；医生工作时间调研统计结果显示：52.72% 的医生平均每周工作时间在 40～60 小时，32.69% 的医生在 60 小时以上，14.43% 的医生工作时间在 40 小以内。2016 年 1 月，北京协和医学院公共卫生学院对全国 136 家样本医院 84 230 人开展独立第三方评估问卷调查（医生 17 945 人、护士 18 872 人、门诊病人 27 475 人、住院病人 19 938 人），调查显示：50.8% 的医护人员感到工作负荷过重，其中医生群体为 64.5%。超过 40% 的医生日工作时间超过 10 小时，仅有 33.6% 的医护人员感到自己的睡眠充足。从中不难看出工作压力大、工作时间长是我国目前医务人员工作的真实写照。纵观当前医务人员现状，因长期超负荷的工作而心力交瘁，在面对病人时也容易产生焦虑和紧张情绪，医疗质量和服务态度势必会有一定程度的影响。

从病人角度来看，全国三甲医院普遍人满为患，“看病难、看病贵”是个不争的事实。据统计我国现在每年门诊的就诊人次将近 80 亿，即便不满意率只有 1%，也是 8000 万人口。病人普遍觉得排队等待时间长，诊治时间短，已经失去了看病最基本的尊严，加上疾病的困扰、医学知识的匮乏、理解的缺位等因素，极易产生情绪烦躁，容易导致医患矛盾的加剧和纠纷的发生。

（四）社会舆论的影响

客观地说，在计划经济时代，我国对医疗卫生的宣传基本上都是以正面为主的，白衣战士、白衣天使等“高大上”形象一直是主旋律。但任何事物都具有两面性，“高大上”的卫生形象在把医务人员推向神坛的同时，也潜移默化地使社会及大众对医疗的心理期望值产生了过高奢望并形成一种观念：只接受医疗奇迹与成功，不接受死亡与失败。一旦出现失败案例，就势必会点燃一场“医患纠纷”的战火。

近年来，涉及医院的负面报道大量存在，不乏对事实断章取义、妄下结论。而这部分报道恰好具有强大的吸睛作用，被广泛传播、不断发酵，极易引起公众对医务人员的不信任，甚至暴力相向。这种不良的“示范效应”又经过媒体报道不断强化，结果造成恶性循环，暴力伤医事件不断发生。在这样一种背景下，社会舆论的主要渠道—媒体，如何扮演一个公正的角色，成为公众关注的焦点。媒体在医患关系中所起的作用一直是广大医务人员热议的话题。2014 年调研中，对医疗场所内针对医务人员暴力行为的原因进行了调查，有 84.31% 的医生选择了媒体负面报道，75.51% 的医生选择了社会对医生的偏见。

（五）人文教育的滞后

长期以来，我国的各级各类教育都忽视人文素质培养，把教育仅仅作为培养专业人才的工具，没有把教育放到提高国民整体素质的重要位置上。回顾一下我们整个教育体系可以发现存在着先天不足，在最急需、最需要人文素养的医学人才培养体系中，也因医学教育的同一病根表现出相同的“人文缺乏症”。钟南山院士在 2011 年“做人文医师，促医患和谐”论坛上，疾呼医患关系已经到了剑拔弩张的阶段，已到了“医学人文沦落”的境地，提高医生的人文修养格外重要。

在美国、德国的医学院校人文社会科学科目学时分配上，这些课程占总学时比例的 20%～25%，英国、日本约为 10%～15%，而我国医学院校仅占 8% 左右。在课程设置方面，美国医学院把医学与人文科学相交叉的课程定为核心课程，注重医学和文学、艺术、社科等人文社会学科融合，普遍开设“了解病人”“临终关怀”“行为科学”“医患沟通的艺术”等交叉课程。英国许多医学院校也开设了“医患沟通”“医生与病人相处的能力”“如何告诉病人坏消息”“情商教育”的课程。反观我们的医学教育，人文医学无论是课程设置还是课时安排，都因为医学的进步、疾病谱的变化以及医学课程逐渐增多，被不断的调整、压缩和挤占。课程的开设也呈现随意性、散在性，许多医学人文课程教学集中安排在低年级，致使医学人文教育没有形成完整的体系。

（六）法制建设的缺憾

目前，我国没有一部专门的卫生法。第一部用来调整医患关系、解决医患纠纷的专门法规是 20 世纪 80 年代初计划经济体制下制定的《医疗事故处理办法》。受当时社会经济、政治、法制及思想文化等方面的局限，该法规存在许多的问题，特别是没有很好地体现出法规的公平、公正、公开的原则，所以就难以维护医患双方的权利，难以规范医患双方的义务，难以调节医患矛盾。虽然 2002 年颁布了《医疗事故处理条例》，2010 年实施了《中华人民共和国侵权责任法》，在一定程度上弥补了原《办法》的缺陷，尽管社会各界对它仍有争议，但事实上它反映了当今时代的特征，对调整医患关系，妥善处理医患矛盾开始发挥真正意义上的法律功能。但相对于其他行业法律而言，如 1993 年出台的农业法、1994 年实施的审计法、1994 年广告法、1995 年教育法……只有以公共卫生与医政管理为主的单个法律法规构成的一个卫生法体系，显得很单薄、无力……

第三节　医患沟通意义与途径

只要医患关系存在，医患矛盾、医患纠纷就在所难免。所以医患沟通就必然成为处理医患关系、增进医患了解，消除、缓解医患纠纷的最佳途径。

医患沟通就是医患双方为了治疗病人的疾病，满足病人的健康需求，在诊治疾病过程中进行的一种交流。医患沟通不同于一般的人际沟通。病人就诊时，特别渴望医护人员的关爱、温馨和体贴，因而对医护人员的语言、表情、动作姿态、行为方式更为关注、更加敏感。这就要求，医务人员必须以心换心，以情换情，站在病患的立场上思考和处理问题。所以，良好的医患关系是保证医疗服务高质量的基础，而医患沟通是建立和谐医患关系的前提。

一、开展医患沟通的意义

从宏观层面上看，为了缓解医患矛盾，国家卫生计生主管部门一直不懈努力地开展以“加强医患沟通、促进医患和谐“为主题的综合治理工作。一方面，为提高病人满意度，卫生部就促进良好医患关系于 2011 年提出了“三好一满意”的服务理念，即“服务好、质量好、医德好，群众满意”，要求医疗服务机构和医务人员树立良好的医德医风，视病人如亲人，不断地提高自身的服务水平和病人的满意度；2012 年，卫生部又与公安部联合发出《关于维护医疗机构秩序的通告》，对于社会上包括“医闹”等造成医患关系紧张的行为采取严格的处罚、追究刑责等措施；2013 年，国家 11 部委联合印发《关于维护医疗秩序打击涉医违法犯罪专项行动方案》，维护诊疗秩序，依法严厉打击侵害医务人员和扰乱医疗机构秩序的违法犯罪活动；2015 年国家卫生计生委又颁布《进一步改善医疗服务行动计划》，希望通过计划的实施，达到医疗服务水平明显提升、群众看病就医感受明显改善、社会满意度明显提高的效果，构建更加和谐的医患关系。

从各级各类医疗机构和医务人员自身角度来说，在医疗市场竞争日趋激烈的社会背景下，加强医患沟通，充分尊重病人的知情权、选择权，不仅可以增加医务人员与病人之间的相互理解，也可以促进病人对医务人员及院方的信任，增强病人战胜疾病的信心，取得病人最大限度的密切配合，使很多医疗纠纷得以化解或使医疗纠纷消灭在萌芽状态。

（一）医患沟通是医疗诊断的需要

疾病诊断的前提是对病人疾病起因、发展过程的了解，病史采集和体格检查就是与病人沟通和交流的过程，这一过程的质量，决定了病史采集的可靠程度和体格检查的可信度，在一定意义上也就决定了疾病诊断正确与否。医患沟通是临床治疗的需要，医疗活动必须由医患双方共同参与完成。

（二）医患沟通是医学发展的需要

随着现代医学科技高速发展，临床医生对仪器的依赖性越来越大。社会 - 心理 - 生理医学模式的建立和发展，是医学人文精神的回归，医学的新模式使医患沟通比以往任何时候更显得重要。

（三）医患沟通是减少纠纷的需要

医患缺乏有效沟通是造成医患纠纷的主要因素之一。据有关资料显示，近些年来，医患纠纷增长迅猛，但真正构成医疗事故的仅在3%左右，绝大多数纠纷源于医患沟通不畅或医疗服务过程中的不足。由于医患相互交流不足和沟通不够，致使病人对医疗服务内容和方式的理解与医务人员不一致，医患双方就极易产生对立的情绪，进而信任感下降导致纠纷发生。

二、开展医患沟通的途径

（一）从"病本位"迈向"人本位"

众所周知，传统的生物医学模式弊端主要表现在：重技术、轻感受；重客观、轻主观；重循证、轻叙事；重医疗、轻照护。结果，医生做得越多，医疗纠纷越多；医生承诺越多，病人抱怨越多。这就是为什么时下，医疗技术越来越先进，医患关系却越来越紧张；为什么低技术时代拥有高满意度，高技术时代反而遭遇低满意度的诠释和答案之一。因此，医学绝不能沿着技术至上的轨道狂飙，而应更多地关注人的感受，从"病本位"迈向"人本位"。

中国工程院院士、上海交通大学口腔医学院原院长张志愿说过："医生眼中不但要有病人的病灶，更要理解病人的需求"。从病本位医学的角度来看，一个人只要生理指标正常，就是健康的。但是，人毕竟不是机器，而是有血有肉有感情的高级生命。从人本位医学的角度看，病人的感受是第一位的，所以医生必须高度关注病人，尊重病人的感受，而不能只关注疾病本身。

（二）病人利益至上

"病人利益至上"理念最早可以追溯到2600年前希波克拉底对医患关系的一段描述：医患关系就是师生关系，病人用疼痛鲜血乃至生命培养出医生，增长你的见识，提高你的技能，养活你的一家老小，所以你必须把病人的利益放在第一位。从这段话中我们不难看出，医学的对象是人，它的端口连接着人的生命，这就规定了医学的本质是一门人学，它关注的是在病痛中挣扎的、最需要关怀和帮助的人。医生应当对每个病人都怀有感恩之心和尊重之心，在做临床决策时，都应当将"病人利益至上"作为评判决策对错的"金标准"。

"病人利益至上"实际上就是一个观念转变的问题。我们许多医务人员一直被"求医问药"的传统观念束缚着、主导着，一个"求"字，凸显了医者的高高在上。一位访问学者在台湾省长庚纪念医院，看到那里的医生和护士给病人换完药、查完房，和病人告别的时候，往往会说，"谢谢，谢谢你在这么多医生中选择了我，我不会辜负你。谢谢你又给了我一个机会，熟练了我的操作，让我的支架放的越来越顺畅。"但在国内医院，门诊上我们很少能听到有医生主动向病人介绍自己；病区里，我们很少能看到医生在遇到自己的病人时主动打招呼，我们更很少能看到医生会在查完体之后向病人说声"谢谢"。所以，坚持"病人利益至上"，给予病人充分尊重，是构成医学人文精神必不可少的要素。把"病人利益至上"的理念找回来，我们会发现医学变得不仅有了"温度"，并且更有了"宽度"。

（三）建立医患利益共同体

从哲学角度看医患关系，医、患双方恰恰是一对矛盾统一体，既对立又统一。对立是因为双方处于供需矛盾的不同方面，所处的角度和立场不同；统一就是双方目标具有一致性，即"看好病"是医患双方的共同目标。作为一名医务人员要学会在诊疗过程中，积极引导病人树立战胜疾病的信心和勇气，因为医患之间不仅有着“战胜病魔、早日康复”的共同愿望，而且战胜病魔既要靠医生精湛的医术，又要靠病人的积极配合。要让病人清楚地认识到，医患关系的实质是“利益共同体”，对抗疾病是医患双方的共同责任，只有医患双方共同配合，积极治疗，才能求得更好的治疗效果。医患双方在抵御和治疗疾病的过程中都处于关键位置，病人康复的愿望要通过医方去实现，医方也在诊疗疾病的过程中加深对医学科学的理解和认识，提升诊疗技能。在疾病面前，医患双方是同盟军和统一战线，医患双方要相互鼓励，共同战胜疾病。

（四）学会换位思考

著名心血管病专家、医学教育家胡大一给他的学生讲过这样一个故事：一位病人做完支架后，医生说做得很好，通过检查没有发现症状，但病人回去后每天晚上都睡不着，说支架在心脏里响，医生不相信。后来，这名医生自己也得了心肌梗死，放了支架后，才知道晚上一个人的时候，支架真的在心脏里响。他在总结这个案例后告诫学生：教科书是死的，而人是活的。在疾病的感受上，病人永远是最权威、最有发言权的“专家”；读懂病更要读懂，医患之间，最难的是换位思考。

所以，学会换位去思考是一名从医者的必修课。去体会病人在患病就诊过程中那种情绪的失落、精神的不稳和判断力的下降，去体验病人渴望医生救治，期盼早日康复的迫切心情。一名医者要以脱下白大褂，换上病号服的心态去体会病人；要真正能把自己从查房时“站在床旁”的角色换位到“躺在床上”病人的位置上去思考、去体验、去感受。

（五）加强医学人文教育

上海交通大学口腔医学院对400名上海交通大学附属第九人民医院的实习生与住院医师进行了“医学生医患沟通能力评价”的调研，调研结果显示，在医患沟通行为量表六个维度中，“沟通意识”和“病情外关注”得分最低。临床追踪显示，接受过培训的学生与未接受过培训的学生在沟通能力上有较大差异，接受过培训的学生医患沟通能力会更强，在进入临床后，他们会更耐心地关注病人的眼神、倾听病人的讲述。

所以加强医学人文教育刻不容缓。作为医学院校，在教学形式上，要将人文课程群从入校开始，一直延续到临床结束，贯穿学生学习全过程，保证人文教育与医学科学的有机结合。在教学内容上，要以医学中的社会问题为中心，注重人文课程与自然、医学、社会课程交叉融合渗透，注重医学知识和人文知识对现实问题综合分析和探讨；优化课程结构，加强临床沟通技巧的学习和培训运用。同时作为一名医学生，要注重对医学人文的学习与关注，针对社会、伦理、道德、价值观等发展变化，将医学人文教育与社会发展紧密结合，将所学理论与临床实践相结合。医学教育绝不能因医学占领了技术的高地，而失去了人文的高峰。

（六）注重叙事医学培养

2001年美国哥伦比亚大学医学院丽塔•卡伦教授提出了叙事医学的观点。她倡导将文学与医学相结合，注重文学叙事能力对医学的积极意义。对其定义为从“叙事能力”出发，注重从“吸收、解释、回应故事和其他人类困境的能力”入手，以此提高医生在医疗实践中对病人的共情能力、职业精神、可信赖程度和自我反思等方面能力的认识。在临床上，强调医生对病人叙事的倾听，帮助或替病人建立一个关于自己疾病的叙事，使之成为一个邀请病人参与治疗的过程。在过程中，医生可以得到对诊断有益的线索，病人可以理解疾病对自身的意义，使医生能够在循证医学的大背景下考虑到每个病人的独特性，契合了以病人为中心的医学实践的需求。

目前临床上“没有人情味、碎片化、冷漠、唯医学利益至上、缺乏社会责任感”等导致医患矛盾和纠纷频频发生，加强叙事医学的研究和学习，注重医务人员、医学生叙事医学能力和技巧的培养和训练，是解决日趋紧张医患矛盾、缓和医患关系的有效途径之一。叙事医学有一个鲜明的观点：疾病是一个故事，病人有泪要流、有故事要讲、有情绪要宣泄，更有心理负担要解脱，这个过程就是治疗。许多病患去看医生，都有倾诉的愿望和沟通的渴求，他们更多的是期盼医生的理解，见证他们的苦难，抚慰他们的心灵。这种心理现象恰恰对应了特鲁多的铭言“有时，去治愈；常常，去帮助；总是，去安慰。”所以，在现代医学不能解决所有问题的今天，医生更多是应给予病人安慰和安抚，只有真正进入病人的世界，才能产生信任和爱，才能真正建立起医患的情感共同体，才能真正推动医学人文走向临床。

医患关系 - 医患矛盾 - 医患纠纷 - 医患沟通是一个永恒的话题，是一个没有终点的话题。只要人类存在，我们广大医务工作者作为生命的守护神，就责无旁贷的承担起与病人一起去与病魔抗争的重任。所以，医务人员必须高度重视医患沟通，提高自身素质，不断实践，积累经验，以高度的责任心、良好的职业道德、严谨的工作态度，在不断提高业务水平的同时，严格要求自己，加强医患沟通，提高服务品质，不断学习掌握医患沟通技巧。要相信一张亲切的笑脸、一个鼓励的眼神、一句温暖的问候、一个细心的搀扶都会成为一味对症良药。通过为病人提供温馨、细心、爱心、耐心的服务，赢得人民群众对我们的尊重和认同。

著名神经外科大师王忠诚院士说过这样一句话：我今天的技术和成就是病人用生命换来的，我最要感谢的是病人。作为医生，应该感恩病人，感谢在治疗实践中磨炼了自身。我愿意与病人成为命运共同体，这种力量来自病人对生命的渴望、对医学的期盼和对医生的信任。坚守 20 年，我无悔为医，我对病人保有的那份感恩医生、阳光、坦诚、信任和爱，也会一直在路上。

医患关系如“人”字结构，医患之间只有携起手来，相互支撑、达成共识并建立信任合作关系，才能真正实现维护人类健康、促进医学发展和社会进步的目的。

第八章

形象整洁——医患沟通的首因效应

汤旭娜　副主任医师，医学博士

第一节　形象整洁与病人信任

首因效应（primacy effect）也称为第一印象作用、或先入为主效应，是指个体在社会认知过程中，通过“第一印象”最先输入的信息对客体以后的认知产生的影响作用。第一印象作用最强，持续时间也长，比以后得到的信息对于事物整个印象产生的作用更强。这是由美国心理学家洛钦斯首先提出的。首因效应反映了人际交往中主体信息出现的次序对印象形成所产生的影响。医患沟通是医生与病人交流互动中社会活动，医务人员对病人的第一印象，会对病人的心理有重要影响，这个来源的首要因素就是医务人员的形象。

医务人员的形象，不仅是指个人的外表形象、衣着打扮，还包括诊室治疗牙椅和工作台面上物品的摆放。例如从办公桌上物品的摆置，就可以看出一个人的办事效率及工作态度。物品任意堆置，杂乱无章的桌面，就很容易让人觉得这个人的工作效率不高，工作态度随便；相反，收拾得井井有条，干净清爽的诊疗台面，则会给人态度严谨、做事讲效率的第一印象。这种印象，往往是在医患沟通还没开始的时候，病人就会有的、对医生的基本认识，从而可能影响接下来的沟通。

我国自古便享有“衣冠上国”的美誉，更将服饰纳入礼治的范畴，这也表明服饰自古就是身份、礼仪的象征，更是人类精神文明的体现，可见服装在人类生活中有着至关重要的作用。作为知识型人才、具有较高教育背景且承担着救死扶伤之责的医务人员，我们的职业着装影响着医务人员的整体形象，对病人的依从性、焦虑缓解及信任度增加均产生一定的影响，所以现代医务人员职业着装的规范性、重要性和影响力值得我们重视。

医务人员着装对医务人员自身和病人皆可产生直接的心理效应，从而进一步影响医患关系。医护服装提示了着装者所扮演的角色，着装者更可能与所标示的角色相一致。心理学有关“去个性化”的研究发现，穿护士服的去个性化在被要求对其他人实施电击的时候，所实际给予的电压比着便装时的更低。医护人员着装与病人的信任感之间存在一定的影响，医生着装整洁会使病人感觉良好，有更高的信任度。有调查发现医务人员穿着传统服装让人感觉更加卫生、专业和权威，同时人们对穿着白色服装的医护人员有很好的信心，这也显示了病人对职业装扮的医护人员有着更高的信任。虽然也有研究发现，医护人员着装对病人满意度无明确影响，但是不同病人对医护人员着装也确有着不同的喜好。Mistr 和 Tahmassebi 对儿童及家长对口腔科医生着装看法进行了评价，结果显示父母偏向于传统工作服，因为受试者认为传统工作服那样显得专业。AlSarheed 表示，孩子们更喜欢口腔科医生穿白大褂，因为他们认为这是一个治愈的象征。McCarthy 等也发现儿童并不害怕穿白大褂的医生，但研究结果显示 76.5% 的儿童更喜欢他们的口腔科医生穿彩色的工作服。一项针对口腔科医生服装的研究发现，孩子们更喜欢礼服，而且焦虑的孩子显著比非焦虑的孩子更喜欢礼服。医生穿着白色服装时，病人能更好地与医生沟通，白色外套对加强沟通、促进医患关系有积极作用。但是也有研究发现，白大褂会让病人感到更加紧张。而孩子们最喜欢的是五颜六色的护士服，在护士服由白色改为多彩色后，儿童描述护士的积极词汇明显增加。

医护服装一直受到很大程度的关注，而关于医生应当如何着装还存有一些争议。归结起来，医护人员着装应当相对正式，不能过于休闲也不能过于正式。穿着中需要特别注意医护服装的颜色，一般来说，在面对成人病人时，医护人员着白色服装是适宜的，在面对老年病人时，应当首选白色服装；而在儿科等特殊科室中，医护人员着装可以适当调整。医护人员的着装不仅关系到医疗机构和医护人员的形象问题，还对增加病人的信任感、加强医患沟通等方面有着重要的影响，而这种影响应当受到有关管理机构的充分重视。迄今为止，关于医务人员着装的研究中还缺乏对医护人员着装的动机和行为等方面的深入研究。这对于全面了解医护人员着装的心理涵义是一种遗憾。与国外研究相比，我国研究者对医护服装的研究重视程度不够，多针对医护服装的满意度有关问题而开展，视野较窄；另一方面，我国医护服装的研究并没有针对不同的医学类别进行研究，无法为不同种类的医护人员提供有效的着装指导，因此对不同种类医护人员的着装问题进行研究，应成为医患沟通的研究课题之一。以往的研究表明，最适宜的医护人员着装，以及不同的医护着装所带来的心理效应也会存在地域差异。我们需要注意鉴别，不能盲目采用国外的研究结论。另外，医务人员着装作为行业或组织的象征，设计时还要能充分注意到医护服装对病人身心健康的作用。关于医护人员的着装心理与行为，有关研究显示，医生比病人更加重视医生职业着装，医护人员较病人更加认识到医护服装对病人及医患关系所产生的影响。在我国，极大比例的医务人员和病人及陪护都认为护士的着装、仪表对病人的康复和病情有重要影响，而且医务人员对此的认识要高于病人自身。护士也认为护士职业服能显现护士的职业修养和职业情感，有助于护患之间的有效沟通，但奇怪的是在临床工作中，依然有不少医护人员对自身的着装不能给予足够的重视。

第二节 着装规范与临床常见的不整洁表现

一、着装是精神面貌的体现

古语有云：“佛要金装，人要衣装”。衣着是一个人个性特点、学识修养、社会地位、身份、气质的显现，服饰也就成了精神文化的显现。在现代医院，医生的职业要求救死扶伤的医务人员能够注重仪表，衣着的大方整洁、雅致端庄，这不仅是医生个人的生活问题，更是整个医疗行业积极的精神面貌的体现，无形中反映了现代医院医务人员的综合素养和团队士气。

郭沫若说过：“从人们对服装的选择，就可以窥测到他的文化水平和道德修养的底蕴”。可见，服饰在很大程度上影响着人对于人的初步感官，即我们平时所说的第一印象。如何给他人带来良好的第一印象呢？这就需要医务人员从职业着装、服饰礼仪等多个方面来考虑着装问题。严谨、适合的职业着装在一定程度上能够体现出医务人员独特的行业风格和鲜明的职业特征。一般来说，医务人员的服装应简洁、得体，符合医生职业规范，符合环境特点。但现在大学生的文化素质、审美意识都在不断提高，更要求高校教师的职业着装不能过于沉闷、单调，而是能够在一定程度上展现时代发展的新气象和个人魅力。现代社会人际交往过程中，服饰就像一种无声的语言每时每刻传递着自身的各种信息，处于教育行业的高校教师，其服饰的选择主要与时间、场合及主体本身相关。在英国，伯明翰都市学院就规定了该校教师的职业着装要求，若教师的衣着不符合规范，不但会被要求换装，甚至可能面临纪律处罚。该校就有明文规定：教师必须穿西装、夹克、套装或是套裙；正式男、女衬衫、上衣以及长裤或裙子等职业装，不允许穿着奇装异服及不合理的色彩搭配的服饰。伯明翰都市学院甚至是对老师们的发型作出了规定，需“干净、整洁、梳理得体”。国外高校如此规定，表明高校教师在一定程度上已成为文明礼仪的倡导者、传承者与实践者，个人的一举一动对即将踏入社会的学生来说都产生潜移默化的影响，从这个意义上来说，着装得体自然是每个高校教师为人师表的应有之义。男教师夏天不应穿西装短裤，拖鞋上课，假使教师带着粗大的项链，难以使学生产生亲切感。女教师过于装饰性的服装，不但不能发挥点缀的作用，还会适得其反。另外，高校教师还应注意衣服是否破损、是否有污渍、商标是否摘除等等，穿着的衣服要熨烫平整、纽扣要扣好、袖子裤管不要挽起卷起，以免带给他人粗俗之感。最容易被忽视且最易出的问题是内衣的穿着，使用与外衣同色系的内衣会避免很多尴尬的状况。

服装是人类文明的产物，它具有一定的社会价值，它以一种无声的语言叙述着人类生活方式、文化素养及价值观念。因而，师者，更应有良好的仪表风范和精神状态，为学生提供外在的形象楷模，服饰也就在塑造高校教师的职业形象上起了一定程度的作用。在以和谐统一为美的现代社会中，在提倡素质教育的大环境下，高校教师的职业着装也不仅仅是个人行为，而是整个群体的职业素养的展示，更是学生生活中美育的典范，专业素养的升华。因此，应当积极倡导医学院校教师更加注重服饰仪表，为未来的白衣天使树立良好的形象楷模。

二、医务人员着装是重要的职业标志

适宜的医护人员服装即传统的医护服装——白大褂，源自科学实验室，这种服装发展到医院环境，具有特殊的文化重要性，至今仍是最常用的医院服装符号，一直延续至今。但随着医护环境的改变、社会文化的发展等原因，传统的医护服装的适宜性开始受到质疑，医生的白大褂也就成为了一项被持续关注的焦点。有研究显示，绝大部分护士在护理中依然宁愿选择白色制服。传统的护士服装也会让人感觉更卫生、更专业、更权威，白色制服对医患沟通、促进医患关系仍然发挥着重要的作用，赋予人们更多的信心。对待医护服装的态度，医生和病人显然比公众更加慎重，而且随着年龄的增加，人们越喜欢传统的医护服装。但对传统医护服装的质疑也不容忽视，如病人比医生更加倾向于不给传统服饰极佳评价，也不太容易因医护人员草率的装扮而产生负面影响；传统医护服装可能会给病人带来紧张等负面的情绪，在儿科等特殊科室传统医护服装还可能受到负面的评价。值得注意的是，由于病人缺乏对医护服装的充分认知，病人似乎更喜欢“漂亮的”医护服装或者是传统的白大褂，而不是具有更好防护性能的医护服装。

综合目前的研究来看，适宜的医护人员服装是传统医护服装仍然适宜。研究认为，医生工作时应穿着白色服装，佩戴铭牌。无论是医护人员自身，还是病人，都对传统医护服装予以认可，一些被调查者并没有表现出对医生着装的特殊偏好，比如传统服装在色彩上有适当改良的医护服装。调查显示，有些病人（尤其是女性病人）会关注医生的着装，且最主要的关注点是色彩。由于我国病人对医护人员着装色彩的偏好已呈现出越来越明显的多元化的倾向，淡蓝色和粉红色等色彩得到大幅提升。而护士分色管理的实践也得到了护患双方的充分认可。在某些特定专科中，不宜穿着白大褂。如病人期望精神科的男医生穿着正式的长裤、长袖衬衫和领带，外穿白大褂，而女性则是上衣和裙子的组合。医护人员不宜佩戴首饰，女护士可化淡妆。值得注意的是，医护人员最适宜的着装也存在明显的地域差异。如美国医生偏爱于白色外套，新西兰人则是半正式的着装，爱尔兰人喜欢医生正式或半正式的着装，而美国夏威夷最普遍接受的医务着装却是休闲服饰。医护人员适宜的着装方式上，首要注意的应当是整洁，但值得注意的是双方在“整洁性”上存在不同的认识。医护人员的着装应当正式，但不宜过分正式。一般认为休闲服饰是不适宜的，但在儿科和夏威夷地区中却是适宜的。医护人员着装应当统一、穿戴整齐，并佩戴铭牌，但这并不是绝对的，大部分病人认为一旦习惯以后，他们会比较喜欢着一般服装的护士。

三、不规范不整洁的着装

医务人员个人形象对于病人的信任度、依从性都会有重要的影响，以下几种常见的形象不整洁的形象方面需要医学生及医生们注意：

1. 个人卫生不佳　蓬头垢面，上班前不洗脸，面部有污垢，身上有异味。

2. 口腔卫生不佳　口腔科医生牙齿有结石、色素斑，牙齿排列不齐，牙龈红肿，明显的口臭。

3. 吸烟　医护人员吸烟对病人的消极影响更为严重，因本身医务人员应该作为一种示范人物，需要病人模仿其良好的生活及卫生习惯，所以一旦病人发现医务人员的不良习惯存在，可能会更加放任和放纵自身的不良习惯。

4. 穿戴不洁　工作服有污垢，尤其是口腔科医生袖口及工作帽污迹、油渍，工作服有皱褶；工作服内衬衫领口可见处有明显污垢。另一个较常见的不洁之处是医务人员的工作鞋、破损、脏等，均对医务人员的整体形象产生影响。

5. 诊疗环境不洁　诊疗台面，工作台面东西乱放，给人感觉凌乱，没有条理，容易使病人对医生的信任度下降。

第三节　医务人员仪容规范

一、仪容

仪容，即人的容貌，医务人员必须注重个人的仪表仪容，这是由其工作性质决定的。仪表，即人的外表，一般说来包括人的容貌、服饰、个人卫生和姿态，是一个人精神面貌的外观体现。医务职业仪容、仪表的基本原则是美观、整洁、得体。医务人员应仪表端庄，着装整齐清洁，具体要求如下：医生戴白色圆帽，护士戴燕帽（除手术室、产房），且发不过肩，操作时戴口罩；戴有照片的胸卡。女护士上班时不浓妆艳抹，不涂有色指甲油，不戴戒指、大耳环、手镯等装饰品；长裙不超过工作服，不穿高跟硬底鞋；不吸烟。

1. 头发　整洁、利落，男医生不留长发，若蓄须应以整洁清爽为宜，不宜胡子邋遢，女医生头发不可披散，佩戴工作帽，工作帽干净整洁，并包住头发。头发要勤于梳洗，保持头发的清洁卫生。头发颜色应根据自己的身份、年龄特点处理，头发染色不可过于特殊、突兀，应与自身条件符合，接近天然发色，给人感觉优雅大方且得体舒适。

2. 面容及妆容　首先是面部清洁，保证面部干净清爽，无汗渍、无泪痕、无油污灰尘等不洁物。不要让异物堵塞鼻孔，不要随处吸鼻子、擤鼻涕，或当众挖鼻孔；注意口腔卫生，吃过东西后，注意不能在牙齿或牙缝中留下异物；耳前耳后不要留下污垢。女医护人员宜淡妆，可涂接近唇色口红，切忌浓妆艳抹，色彩过于艳丽。眼部化妆不要过浓，眼角处的分泌物要及时清除。

3. 手卫生、配饰　指甲要经常检查，不可留长指甲，不要在指甲缝中留下污垢，工作环境下不涂有色指甲油。不佩戴戒指、耳环、手镯等饰物。因工作需要或眼病外，不戴有色眼镜。不可在身体正常外露处文身。体味较重的人，要注意使用体香剂，医务人员工作时尽量少用或不用香水，以免影响对病人病情的诊断。

4. 工作服　不得有缺如、残损，工作装洗后需烫平整。着工作服时应按规定佩戴胸卡，且在工作服左胸明显位置，不得涂改和遮挡。若为非分体的工作装，如白大褂，则要求男性医务人员穿白大褂必须穿长裤，女性医务人员内着短裙（裤）其长度不得超过白大褂。上班时扣好工作服衣扣，不得披衣、敞怀、挽袖、卷裤腿，内衣下摆不得露在工作服外。医务人员上班期间不得穿与岗位无关的拖鞋（特殊环境穿拖鞋除外），不得赤脚穿凉鞋，护士穿工作鞋时要穿着白色或肉色袜。穿工作服时不准戴便帽、系围巾，内衣领子不得翻在工作服外。

5. 医务仪态　仪态指的是人的姿势、举止和动作。医务人员基本站姿为：脚跟并拢，脚尖分开（女士 30cm 左右，男士 45cm 左右），收腹挺胸，提臀立腰，双臂下垂（自然贴于身体两侧），虎口向前，宽肩下沉，头正颈直，下颌微收，目光平视。要避免身躯歪斜、弯腰驼背、趴伏倚靠、双腿大叉、半坐半立、浑身乱动、不停抖腿等不良的站姿。

二、医务人员工作走姿规范

走路时步态平稳、轻快、有节奏，除紧急抢救等情况下，切忌跑步前行，步度适中，速度适中，不要过快或过慢，要给病人稳重，潇洒，自然的印象。走路时保持身体挺直，挺胸，收腹，腰部用力。走路时双脚交替迈出，应该走成两条等宽的直线，而女性可以走成一条直线。

三、医务人员工作坐姿规范

双腿并拢，上体挺直，坐正，两脚略向前伸，两手分别放在双膝上（男士双腿略分开）；女士坐姿为坐正，上身挺直，双腿并拢，两脚交叉，双手叠放，置于左腿或右腿上。

四、医务人员手姿规范

规范挥手为友好地打招呼的表示。如就诊病人距离稍远，不可远距离大声呼喊，可挥手示意病人过来就诊，此时可高抬手臂，手心向下，轻挥手腕。要避免不雅手势，如在病人面前搔头皮、掏耳朵、抠鼻孔、剔牙齿等；要避免不稳重手势，如在病人面前，双手乱动、乱摸、乱举、乱放或是咬指头、拆衣角等；还要避免不文明手势，如勾动示指或除拇指之外的其他四指招呼别人。当需要与病人握手相互致意时，要注意：握手时要神态专注，要有目光的交流，向对方微笑致意。一般来讲，普通场合握手的时间以 3 秒钟左右为宜；与人握手时，一般应起身站立迎向对方，在相距 1 米的地方，伸出右手，握住对方的手掌，少许上下晃动两下即可松开，握手时双方的手掌应垂直地面，握手的力度要适中。用力过轻有怠慢之嫌；用力过重有冒犯或挑战之疑。握手顺序有讲究，在工作场合，平级、平辈、同性之间，双方可同时握手。面对长者、尊者、女士时，应遵循“长者、尊者、女士居先”的原则，要待对方伸手有握手的表示时，才伸手回握。宾主间握手，客人到达时，应由主人先伸手，以表示欢迎；客人告辞时，应由客人先伸手，以示请主人留步、道别之意。医务人员采用蹲姿时，通常可以采用高低式蹲姿。具体要求是：下蹲之时，左脚在前，右脚稍后。左脚应完全着地，小腿基本上垂直于地面；右脚则应脚掌着地，脚跟提起。此刻右膝须低于左膝，右膝内侧可靠于小腿的内侧，形成左膝高右膝低之态。女性应靠紧两腿，男性则可适度地将其分开。臀部向下，基本上以右腿支撑身体。

第四节　医务人员手卫生规范

《医务人员手卫生规范》于 2009 年 4 月颁布，并于 2009 年 12 月 1 日正式实施，只是这是关系到医疗质量、病人安全和医务人员自身安全的重要事件。众所周知，2003 年 SARS 在我国暴发流行，我国 SARS 病例数占全球病例的 92%，一些医院成为 SARS 的重要传染源，导致医院感染的暴发，给病人、医院和社会造成了巨大的经济损失，同时医务人员在救治 SARS 病人的过程中发生了大量的感染，感染比例高，最高的地区其医务人员感染占 SARS 临床确诊病例的 38%，全国平均为 18%，全球为 21%。在 SARS 病人的救治和医务人员防护工作中暴露出医疗机构手卫生的问题突出，如手卫生意识淡漠，知识欠缺，设施不足及洗手与手消毒方法不规范等，使广大的医院管理者和医务人员认识到了手卫生工作的重要性。

医院感染的病原菌从感染源排出后，需要经过连续的 5 步才能到其新的宿主体内定植或感染。其第一步是病原菌存在于病人的皮肤或病人周围的环境中；第二步是病原菌传播到医护人员的手；接着，病原菌必须在医护人员的手上生存至少几分钟，如果这双由于带菌的手的手卫生执行情况不是做得很好，病原菌就从污染的手上传播给了医护人员所接触的病人。将戴手套作为洗手的替代方式，是手卫生的另一个误区。手套能避免操作者的手被可见的污染物污染，在一定程度上降低医护人员感染的风险，也可以防止病人的感染。在诊疗、护理操作过程中，医务人员应当戴手套，手套因其质量不一，可能出现破损，也可能在使用过程中被污染。近年来，国内外大量的研究表明，使用醇类速干手消毒剂既能达到用流动水洗手的效果，也对手部皮肤安全，刺激性极小，有一定的护肤作用，能真正提高医护人员洗手的依从性。节约洗手时间，降低医院感染率和多药耐药菌的流行，且实际支出的费用并未给医院增加很多。但许多医护人员虽认为洗手很有必要，但工作忙和洗手费时间、洗完手后没有干手设施减少了使用流动水洗手的次数；而对于免洗类快速手消毒剂缺乏了解，不放心其洗手效果，使手卫生的执行处于尴尬的境况。

第五节 口腔科医生仪容仪表特别需要注意的问题

1. 工作服内的衣着切忌臃肿，拖沓，尤其工作服内的便装不可为连帽衫，否则医生工作服背部会明显出现一个鼓包，影响医生工作中需要的严肃的形象，给人感觉比较邋遢，可能影响病人对医务人员的信任。

2. 口腔科医生的口腔卫生情况对病人信任度和依从性的影响。口腔卫生情况是医生，尤其是口腔科医生个人形象的重要表现，对于有效开展工作具有十分重要的意义。从医患双方接触和交流的第一刻起，医生的个人形象是影响病人是否充分信任医生及病人依从性的重要原因之一，其中口腔科医生的口腔卫生情况影响最大。国内外虽未见相关文章，但对南京大学医学院附属口腔医院进行的病人问卷调查发现，大部分病人更愿意选择口腔卫生状况良好、牙齿整洁的医生作为他们信任的口腔科医生，并且口腔科医生的口腔卫生情况会影响病人的依从性。

3. 医生口腔卫生情况对病人满意程度也有很大的影响。很多病人在与医生交谈过程中，会尤为注重口腔科医生的口腔问题，当一个医生的口腔卫生状况良好时，不仅会无形中获得病人的信任，另一方面也为病人树立了良好的榜样。若口腔科医生有明显可见的口腔健康问题时，不仅使病人对医生建议的口腔保健及治疗可能产生疑问，同时对医生的医术和口腔保健意识可能也会产生质疑。

4. 口腔科医生因较差的口腔卫生习惯导致的口臭，使病人在接受治疗的过程中容易产生抵触的情绪，极大地影响病人的治疗体验。结果往往是病人对医生的不信任，病人依从性差，增大医生的操作难度，影响治疗效果。医生的口腔卫生情况，也是医院精神文明建设的一个重要组成部分，它不仅影响着一个医生的个人形象，还影响着医院的整体形象。医生不良的口腔卫生情况，不良的个人形象，不仅会造成病人对医生个人信任度下降，同时对医院的形象也造成一定的负面影响。

5. 从口腔科医生的工作特点来讨论，其服务对象不仅是痛苦不堪的“病人”，也包括越来越多求新、求美、求异的大众；工作目标是涉及容貌审美的面下 1/3 主要区域；工作状态是与服务对象近距离接触；工作方式是主要由个人完成的临床操作。因此，口腔科医生都应培养良好的个人形象，从最直接的口腔卫生做起，以此提升病人的信任度，增加就诊客户，提高病人的自觉性和保护意识。

6. 吸烟及口气对病人的负面影响。有些病人对口臭和烟味存在抵触的情绪，当这些病人遇到有口臭及口腔有烟味的医生后负面情绪会增加，会降低病人对医生的信任以及依从性。在诊治过程中，由于病人的抵触，可能提供不准确甚至错误的信息，增加治疗难度。

第九章

态度亲和——医患沟通要以爱心为基础

刘超　副主任医师，医学博士

所谓亲和力是指是使人亲近、愿意接触的影响力。广义的说是指一个人或一个组织能够对所在群体施加的影响力。亲和力源于人对人的认同和尊重，亲和力所表达的不是人与人之间物理距离的远近，而是心灵上的通达与投合，是一种基于平等待人的相互利益转换的基础。医务人员面对病人的病痛，是以善良的情怀和博爱的心胸为依托，是一种发自内心的特殊人文关怀和悲悯之心。

亲和力在辞海中被解释为比喻一种使人亲近、愿意接触的力量。“力在则聚，力亡则散”有亲和力的双方就是表示有共同力量的双方，这种友好表示，使得双方能够在一起合作，并有一种合作的意识、趋向意识和共同作用的力量，有亲和力是促成合作、互利共赢的始动因素。亲和力能够方便与陌生人之间的沟通和交流，能够让人和陌生人之间建立一座信任的桥梁。信任的建立将会有效地消除交流的难度。由此引义，在医患关系中的亲和力就是一种使病人愿意亲近、相信医护人员的力量，能够使医护人员和病人之间达到良好的医患沟通，消除病人对医疗机构和医护人员的顾虑和成见。

第一节　亲和关爱体现医务人员的人文关怀

医患纠纷在目前临床实践中是一个突出问题。许多调查显示，医护人员态度不佳在医患纠纷中占首位，达28%，而被各方深恶痛绝的“医闹”只占全部纠纷的4%。这是一个值得我们注意的问题。

医务人员的亲和力首先源自于个人的品德、修养、气质、文化底蕴和知识积累等的综合能力，这种自然性、社会性的品质能力是打开人们心房之门的第一把钥匙，是一种需要通过沉淀、积累的人格魅力。缺乏了亲和力，人与人之间就难以沟通，也就不可能被他人所接受，从而获得他人的信任，更不可能得到他人的协作。从某种意义上说，亲和力与沟通能力一样，在自然先天具有的基础上，是可以经过培育、学习实践、甚至可以授予的技术能力。亲和力是可以改变的，作为一种能力，亲和力会因每个人的先天条件不同而相异，但这仅仅意味着个人亲和力的起点水平不同，如同人的运动能力和学习能力一样，通过后天的努力和培养，都是可以得到相应的改善和提高的。

在医学领域里，由医务人员体现出的亲和力是除学术威望之外，不同于医生的学历和职称的个人能力，是一种可以最终得到病人及其家属、同仁信任的个人魅力。医生对病人的亲和力是医患沟通的桥梁，是医生职业操守和品质修养的体现，是一个长期修炼和积累的过程，是医生的人生观、价值观、思维方式、社会责任感、意志、情感和健全人格的有机整合。亲和力是医患关系的起点，是医患和谐的基础和前提。

长期以来生物医学模式医学教学体系所形成的思维定式，使得口腔医学教育过于重视医学技能的培养和学习，忽略了口腔诊疗过程中的医生如何对病人展现亲和力，实现人文关怀的技巧的培养。这种对病人希望获得医者在诊疗中非治疗技术外的亲和关爱的漠视，也是近些年来愈演愈烈的医患矛盾冲突的重要原因。许多调查研究均指出，正是由于许多人由于曾经在口腔科治疗中体验过痛苦的经历和不良的感受，从而对到口腔科就诊产生了恐惧感和厌恶心理。如何消除口腔疾病病人的紧张焦虑情绪和畏惧心理，提高口腔疾病治疗的成功率，提升病人的满意度，不仅取决于医生技术水平的高低和医疗设备、器材的先进程度，还取决于口腔科医生对病人的人文关怀是否全面、无微不至和具有针对性。有研究发现，影响病人满意度的前 4 位影响因素是：技术水平占 30.1%，人文关怀占 26.8%，医疗费用占 18.4%，医院环境和后勤保障占 17.4%。对此分析表明，病人就医时最关注的是医疗技术和人文关怀，病人在生理上得到治疗的同时，对心理安慰和医疗服务品质的预期值也越来越高。因此，口腔医学的发展在重视先进医疗技术的提升同时，也要加强诊疗过程中医者对病人的亲和关爱，将临床医学逐步与人文学科相融合，同时还涉及医疗服务体制、医学人才培养教育、社会卫生保障体系和公共卫生政策措施等多个方面。

第二节　医学是充满人文精神、治病救人的“仁术”

西方医学开创者希波克拉底认为：“无论至于何处，遇男或女，贵人及奴婢，我之唯一目的，为病家谋幸福，并检点吾身，不做各种害人及恶劣行为”。我国唐代名医孙思邈也谈到：“凡大医治病，必当安神定志，无欲无求，先发大慈恻隐之心，誓愿普救含灵之苦。若有疾厄来求救者，不得问其贵贱贫富，长幼妍媸，怨亲善友，华夷愚智，普同一等，皆如至亲之想。”

这些一二千年前充满人道主义情怀的医德箴言，至今还影响和规范着医疗行为。这是由医学的本质或本性所决定的。先贤说得好，医乃生死所寄，责任重大，“非仁爱之士，不可托也”。医学要发现、诊断、治疗和预防疾病，关系到每一个人的生老病死，关系到人群（小至家庭，大至民族、国家、人类）的健康福祉，从而规定着它必须是人性的、人道的。

要成为一个好医生，首先要学会充分了解他的病人，通常只有在付出不计成本的代价后才有办法获得必需的知识。他必须毫不吝惜的投入时间、敬畏心、同情心和体谅之情，他和病人建立起来的关系 - 从事医学执业中最大的满足感来源，将是最好的回报。医生所需具备的最基本条件之一便是对人本身的兴趣，因为照顾病人的最终秘诀就是对病人的同情与关心。

对“人”的同情与关怀，体现出医务人员的人文素养。人文素养不是一朝养成的，它是你生活与行为的自然体现。对医学生来说，眼下“碎片化”的知识是外在于你自身的东西，可以视作材料、工具、可以量化的知道；必须让知识进入你的认知本体，渗透你的生活与行为，才能称为素养。人文素养是在涉猎了其他人文学科如文、史、哲学和艺术之后，更进一步认识到“生命的意愿是生存，在生命的中途，她愿意活着”，认识到这些人文知识“学”到最后都有一个终极的关怀，对生命的敬畏，对“人”的关怀。暂时脱离了对生命的敬畏，对“人”

的关怀，那你拥有的只能是人文知识，而不是人文素养。

生命应该被尊重，是因为今天我们每个人的身上记录了几百万年来所有人类生存、生活的总结。人是最伟大的艺术品。因为他是经过了一切艰苦辛劳的创造过程，而每次创造都是一种形式的改变。宇宙是一大生命，从古到今不断进化、繁衍，成就了生命丰富的大千世界。这是从生物进化史到人类文化史一直演变从没停止。所谓“仰观宇宙之大，俯察品类之盛，所以游目骋怀，足以极视听之娱，信可乐也”。到今天还能代表宇宙大生命，不断创造的是人类；人类的创造表现在其生活上、文化上的不断进步。文化不是自然的本来的，文化其实体现在一个人如何对待他人、对待自己、如何对待自己所处的自然环境。在一个文化厚实深沉的社会里，人懂得尊重自己——他不苟且，因为不苟且所以有品位；人懂得尊重别人——他不霸道，因为不霸道所以有道德；人懂得尊重自然——他不掠夺，因为不掠夺所以有长久持续的智慧。

对生命的敬畏对人的尊重体现在中华文化的“仁”的观念里。到底什么是“仁”，孔子说：“仁者，人也。”孔子说，“恭宽信敏惠”这五点如果都做到的话，基本上就做到了“仁”。即所谓没有放肆的心叫恭；心地不狭窄叫宽；没有欺诈的心叫信；没有怠惰的心叫敏；没有苛刻的心叫惠。医务人员真诚与身边的人相处，要“己所不欲，勿施于人”，就要明白生命的目的和意义。这才体现出医务人员的“仁心仁书”。

我们现在所有的医疗成果都是建立在对医学科学深刻的认识之上的。作为医学从业者，我们有机会学习并掌握解读生命奥秘或是修缮人体各系统疾患不调的知识与技能，这些专业上的差别优势便是医生救死扶伤的职业责任与道德义务。同样，出于对生命的畏惧，疾患痛苦的摆脱和健康心智的追求，普通人群对医生以及医生这门职业自然存有尊敬与亲近。也就是说，人们对医生的尊敬与亲近是除个人品行修为之外的，更有对于专业职业特殊性的重视因素。能否成功治愈病人的口腔疾病脱离疾病的困扰使全民的口腔保健水平得到提升，诊疗过程中热情服务态度和细节呵护固然重要，但起决定作用的还是口腔医学理论技术的发展和医生们过硬的诊疗技术水平。所以在医学诊疗过程中医者自身的技术提升与医者对病人的亲和关爱应该是相辅相成、互相依存的，脱离专业技能的水平和修为去思考如何对病人亲和是苍白无力的，也是不负责任的表现。

第三节 口腔临床实际工作中的亲和力表现

一、展现亲和力的基本方法

亲和力可以有效地帮助建立人与人之间的信任，消除隔阂。表现亲和力的技巧，主要有三点：拿捏恰当分寸；感受对方的感觉；微笑、真心地微笑。

（一）拿捏恰当分寸

在说话时保持低音和微弱的音量，就像你在安慰朋友时会使用的声音。你使用的音调应努力让人觉得坦诚，即你是在直抒胸臆，没有附加任何伪装和情绪渲染。这么做，人们将感受到你对他们能力的信任。

（二）感受对方的感觉

在决定是否接受你的信息前，人们会首先决定是否接受你这个人。如果你使员工相信你的世界观与他们基本相同，那么人们不但会觉得你有同理心，而且会产生共同的感触，他们会相信你在认真倾听。因此，如果你希望人们同意并认同你，那么首先要认同对方。

（三）微笑、真心地微笑

当我们真心微笑时，这种温暖的感觉带来良性循环：心情愉悦让我们露出微笑，微笑让我们心情愉悦。这种面部表情具有传染性。我们都有反射他人表情和情绪等非语言信息的倾向，因此当我们碰上一个笑容洋溢、性格阳光的人，我们也会不由自主地微笑。

二、口腔诊疗过程中展现亲和力需要注意的问题

（一）精研专业技能是培养口腔科医生亲和力的基本保证

裘法祖曾说："德不近佛者不可为医，才不近仙者不可为医。"品德像佛一样、才能似仙一样的人才可以当医生。裘法祖、张孝骞、黄家驷、吴阶平、林巧稚、吴英恺等如此前辈大家，都是医技高超、品行兼修，因而受人尊敬爱戴的好医生。唐朝孙思邈所著的《备急千金要方》第一卷《大医精诚》，论述了有关医德的另外两个问题：第一是"精"，即要求医者要有精湛的医术，认为医道是"至精至微之事"，习医之人必须"博极医源，精勤不倦"。第二是"诚"，即要求医者要有高尚的品德修养，以"见彼苦恼，若己有之"感同身受的心，恻发"大慈恻隐之心"，进而发愿立誓"普救含灵之苦"，且不得"自逞俊快，邀射名誉""恃己所长，经略财物"。因而，"精诚合一"是医者需要秉承职业准则。

从口腔医学特殊性层面看，口腔科医生更是要遵守"精诚合一"的职业准则。首先，口腔医疗的独立性非常强，它只需少数几人的医护人员甚至一名医生就可以完成医疗行为。而同时口腔科医生面对的病人群非常广，因此往往可能出现病人的一次医生选择就会出现是否为该领域里医术技能高超与庸俗之分。作为以人为对象，在头颈口腔中"医疗工程"，影响着口腔健康、容貌美观的口腔科医生，必须要具备非常强的业务能力，非常扎实的临床操作基本功。只有这样才是取信于病人最基本的条件，才能使病人将健康托付于医生。其次，口腔医疗行业的一个重要的特点就是精确性。各种医疗显微镜应用到口腔临床中，这也体现了口腔医疗的精确性。随着这些高精的口腔医疗技术与器械的应用，同时对口腔科医生的临床操作技能水平提出了更高的要求，医生的操作技巧和娴熟程度直接影响到了病人的就诊体验。而高水平的诊疗操作是顺利完成治疗的前提条件，更加使病人对医生甚至医院产生亲近信服的前提保障。轻柔、准确、快速地完成操作将会给病人带来更为轻松的诊疗。因此，优秀的诊疗水平是医生亲和力体现的前提和保障。"医学人文脱离了医学科学，则流为空谈，而医学科学如果失去了医学人文，则成了没有灵魂和精神支柱的医学。"

（二）医生亲和力是良好医患沟通的前提

在充分尊重病人的自主权与知情同意权的原则下，通过良好的医患交流，有助于医患间建立坦诚互信的关系。这不仅可以帮助深入了解病人病情，更是能使病人愿意积极主动地配合医生的诊疗工作，也能使医务工作者有良好的心态从事临床工作。这里的沟通不仅仅局限于语言，还包括有目光、神态、语气语调、肢体动作、甚至医生的气质、装束、就诊环境等，可以说当病人初入诊室时，医患之间的沟通就已经充分的展开。在招呼病人进入诊室之前，医生应牢记病人的姓名，并且要尽可能多地了解他们的背景，这将有助于解除医患见面时的紧张氛围。在查体和询问病情时语言应干练精准，并在发问完后耐心聆听病人的作答，而非只是滔滔不绝的讲解口腔医疗技术的问题。在谈话的过程中，医生应正面望着

病人，细心聆听，并就他们出于对疾病的恐惧心理所产生的问题给予合理恰当的解释与回答。在问诊中要让病人从医生的语气、神态和动作上充分感受到医生对于他们的病痛富有同情心并对他们的口腔健康状况有着充分的认识与关注。在与病人沟通的过程中，要灵活地运用沟通技巧。医生应换位思考来感受病人的生理、心理问题，设身处地为病人着想，理解并体谅病人，对他们的需要及时做出反应，并提供信息，尊重隐私，恰如其分的使用书面、语言、肢体动作等沟通方式。医患之间的交流应该在平等互信的前提下进行。在国内大多数口腔医院中，却是病人躺在口腔科治疗椅上，医生坐在旁边与病人介绍病情。应该让病人坐起来，面对面地与医生交流，体现了医生对病人的尊重，同时要注意保护病人的隐私权，因为许多人不希望自己的口腔状况被别人知道或看到。

在治疗前的沟通中，医生还应准确客观的告知病人预后效果和美观程度。切不可夸大治疗效果和成功率，应该对治疗的效果作出科学合理的预判。科学准确的疗效预判对于帮助病人树立战胜疾病的信息有着莫大的帮助。这样充满人性化且医患互动的交谈可以将传统医学模式所导致医患关系紧张的消极影响降至最低。在口腔治疗前进行良好的医患沟通，取得医患互信，既是口腔科医生的展现亲和能力前提与手段，也为后续医疗行为获得成功结果奠定基础。

（三）口腔诊疗中的个性化治疗

口腔、颅颌面部位的组织结构复杂，既有牙齿、颌骨、颅骨等硬组织，也有皮肤、黏膜、肌肉、腺体、神经、血管等软组织系统，这些组织结构相互交织，协同作用，又与全身其他系统如消化系统、新血管系统相关联。因此，口腔颌面领域所面临的疾病病因、治疗、转归是十分复杂的。此外，口腔疾病的受众群体涵盖了大范围的年龄跨度，儿童、青少年、成年人、老年人中均可发病，不同年龄段的病人因生理特征、心理特征差异，既会罹患特异性的口腔疾病，也可使同类口腔疾病的表现呈现特异性差别，因此针对不同口腔疾病病人群体个体的生理性差别，需要口腔科医生的治疗的实施过程不可能千篇一律或大同小异，而针对不同病人群体或个体的心理性差异，除采用个性化治疗手段之外，更要展现出不同特色的医疗亲和方法。

1. 老年病人口腔治疗的亲和体现　由于老年人除口腔组织产生各种增龄性的改变外，全身各器官也相应地产生衰老的改变，生理功能及适应性减退，同时心理状态也有不同程度的变化。更有在某些情况下由于自我暗示作用，病人的依赖心理极强，力所能及的一些小事也要靠别人来做，感情脆弱，甚至伴有幼稚行为，在加之老年病人适应和接受新事物的能力较差，对医院环境的不熟悉和对其所患疾病的不了解，老年病人很容易产生对疾病治疗的焦虑、恐惧和孤独的心理，具体可表现为以下方面：

（1）性情固执：在平日生活中老年病人往往自尊心较强，对认定的事情结论性很强，表现为固执。而在患病时，出于对疾病本身的害怕和对治疗行为的不了解，常会表现出顾虑重重，不易接受他人劝告，坚持己见。

（2）焦虑紧张：老年病人身体机能衰退，体质偏弱，机体和心理的耐受力较差，因此对口腔疾病的症状感知常出现偏差。同时，老年病人相对于青壮年病人群对口腔疾病知识了解更趋贫乏，对于常规的疾病症状或诊疗措施治疗过程中产生的疼痛和不适可能会有过度的敏感和惧怕，从而表现出不寻常的紧张和担心，若不能得到及时的沟通与关爱，容易导致过度焦虑、紧张情绪。

(3) 急躁心理：这里所指的并非日常生活中的性格急躁，而是在治疗过程中老年性病人所特有的急躁心理表现。口腔疾病多表现为慢性病或由于拖延不治而造成的复杂症状，因此其治疗涉及常会表现为涉及多学科联合治疗的综合方案或是需要多次复诊的复杂方案。此时，若是因为老年人行动不便而怕麻烦，或是不求根治只求凑合的心理，再或是受经济收入来源有限等因素影响，老年性病人往往不能坚持治疗方案的执行，不会积极地与口腔科医生配合，从而影响治疗效果。

因此，针对上述在口腔治疗过程中老年性病人的心理特征，口腔科医生在开展治疗工作时，不仅要把握治疗方案与技术的高效，还要注意运用亲和友善的态度与其加强沟通，增加理解，从心理层面获取病人对医生及治疗方案的信任。①对与较固执偏执的老年病人，要理解其多年来养成的思考问题的习惯与方式，耐心细致地做好解释工作。遇有争议不下的问题，不急于以专业知识优势压迫性的使其接受，言语表达的雄辩并不是治疗成功的保障，必要时采用心理学上以退为进，“有时去治疗，经常去安慰”，获取病人的心理平衡和信服，或许治疗已经获得一半的成功。②对于理解力较差，反应迟缓的老年病人，口腔科医生更需要足够的耐心，切莫急躁，温暖和缓的语气是此时最有效的语言沟通方式，多赋予肢体语言讲解治疗过程与特殊的口腔器械，使病人尽快熟悉医疗环境，帮助病人了解各种检查治疗的必要性、可靠性和安全性，可有效地减少或消除病人的紧张恐惧心理。③对于有急躁顾虑心理的病人，口腔医护人员可及时利用病人候诊的时间向病人介绍口腔科的医疗环境、技术及器械等基本情况，耐心地解释收费项目，使病人对诊疗过程的技术与费用心中有数，解除其心理顾虑。对于理解能力差或是难以理解治疗方案复杂性与长期性的病人，多采用与现实生活贴近的形象比喻，如把治疗过程形象地比作建房子，从地基构建与相关设施铺建的缺一不可，使病人理解放弃治疗就会前功尽弃，鼓励病人耐心地配合完成治疗。

2. 对儿童口腔疾病治疗的亲和关爱　根据巴甫洛夫的理论可将儿童心理特征分为四种类型，即兴奋型、活泼型、安静型及弱型，这四种类型的儿童在平时的生活中都能不同程度地控制和调节自己的行为。但在面对疾病的诊疗过程时，不同的年龄段儿童，对疾病的认知和对诊疗的理解力与接受力都不相同，尤其表现在自我控制力和耐受力的不同。按Frankly心理学分类法可分为：Ⅰ度：有很强的拒绝反应(—)，如哭闹、暴躁、恐惧、不张口及其他拒绝反应；Ⅱ度：有一般拒绝反应(−)，不接受治疗，不愿意治疗，不配合治疗，但抵抗度弱于Ⅰ度。常表现为不高兴，消极态度；Ⅲ度：配合反应(+)，接受治疗，但与家长提条件；Ⅳ度：积极配合(++)，信赖医生并遵从医生，表现出愉悦心情。口腔诊疗中的患儿心理表现同样符合上述规律，因此需要口腔科医生，尤其是儿童口腔疾病的医生，不仅要有精湛的医术，更要具有高度的人文情感，需要根据患儿的心理、行为特征采取恰当亲善的医疗行为，在口腔临床工作中关注儿童的身心健康。

3. 治疗儿童口腔疾病的亲和力体现　儿童心理学家指出，儿童在就诊时多表现为紧张和恐惧，使他们敏感性增强，而医务人员的仪态、表情、语言语调、肢体动作等都会影响儿童的情绪和心理变化。因此，口腔医护人员亲和力的培养就尤为重要。因此，首先我们口腔医护人员需要认识到，亲和力的培养是对儿童病人诊疗成功的保障：在诊疗实施时，要注意自身整体形象的塑造，要有爱心和耐心，甚至保持一颗童心；学习运用亲和友善的言语和态度拉近和患儿的距离，用鼓励为主、批评为辅的方法，使其配合治疗。其次，亲和力的建立要以良好的沟通为基础：口腔科医生需要加强以儿童角度出发的语言沟通能力。研究显示，直接与儿童病人谈话是一种有效减轻口腔科畏惧症的方法。因此，医生可用其熟悉的、易于理解的语言对其进行安抚和指导，松弛紧张情绪，让其对治疗程序有简单的了解，增加安全感。例如医生可以利用儿童的好奇心理，把治疗过程做一些拟人化的解释，如把钻牙的过程比喻为给病牙"洗澡"，把补牙的过程说成是"做蛋糕"等。医生还可以通过言语安抚之外的其他方式增加亲和感，比如握握手，抚摸头顶和脸蛋等肢体动作，让患儿感到自己被喜欢，被关怀，能在一定程度上减轻牙科畏惧症的程度，增强治疗时的主动性，利于治疗的顺利进行。再次，口腔科医生也要注意亲和力之外其他控制能力的培养：儿童口腔科的医患关系是由医护人员、患儿、家长三方组成，在我国因为科学的医学防治理念还没有被广泛接受，在诊疗过程中可能会出现不仅患儿不配合，甚至其家长的不恰当情绪和行为而造成诊疗状态混乱的现象。此时，口腔科医生要有对自身医疗行为、医患三方情绪及诊疗氛围的控制能力，如家长的表现不利于患儿的合作，应当拒绝其陪诊，由口腔医务人员积极主动调整患儿情绪，给予鼓励，帮助缓解患儿的心理压力，提高医疗效率和医疗质量。

4. 以亲和力缓解、消除口腔科畏惧症（dental fear，DF） 口腔科医生的亲和关爱缓解焦虑起到重要作用。心理学研究角度看，对于每个求治者，施治者可根据其问题和本人的有关情况，采用适当的行为治疗技术。在口腔疾病治疗过程中，医生可以由轻到重、由邻牙到患牙、由患牙非敏感部位到敏感部位逐步检查治疗；利用口腔内镜等先进手段，对治疗部位和方式进行讲解；配合药物治疗和无痛治疗等方法，使病人熟悉医生的检查和操作过程，无痛或轻微程度的疼痛感觉也使得病人容易对口腔科医生产生信任和亲近感，以此对病人进行进一步训练，使其能够发生条件反射性松弛反应，从而主动控制自己的焦虑与恐惧，完成口腔治疗。Corah 等研究表明，松弛亲和疗法结合暴露疗法，可以极大地降低口腔科畏惧症的程度。另外，针对 DF 病人，口腔科医生更需学会换位思考，"推己及人，将心比心"，学会分析病人心理感受，尽可能全面了解病人性格特征，设身处地为病人着想，把自己摆到病人位置，理解病人的观点与举动。当病人觉得你是在为他考虑时，才会很好的接受医生的建议，自然地产生亲近感，放心的配合治疗。

（四）口腔治疗后仍需亲和关爱

虽然大多数的口腔疾病非急危重症，但其疾病的转归可以跨度时间比较长，也可能是随机体增龄性变化和其他系统疾病的影响而出现反复。另外，受到口腔颌面部解剖结构复杂性和当前医疗技术水平的限制，口腔疾病治疗后常出现一些意外或并发症，如充填后疼痛、充填后材料脱落、拔牙后出血或修复后牙齿敏感不适等。因此，从某种意义上说，口腔疾病的治疗过程可能只是阶段性的结束。在这种情况下，口腔科医生不能忽略在治疗结束后的人文关怀。特别是在病人完成临床操作离开医院的恢复期间内。如果医生忽视了术后的医嘱或随访，难免会使病人产生"花钱遭罪"的不满心理。因此，在病人结束每次治疗后，医生都应该对其耐心细致的交代治疗后的注意事项和可能会出现的并发症，并认真书写病历，建立病人的个人临床档案，如需复诊还应填写复诊预约单并嘱咐复诊时间对易出现并发症的病人还应及时的电话回访。使病人感觉到来自医生的关心与重视进而让治疗得到良好的延续。口腔科医生还可以利用现今先进丰富的电子交流平台，与病人建立电子名片、微信、医患交流平台软件等沟通方式，若病人出现了突发疼痛或不良反应可以及时与医生取得联系，以确保能在第一时间取得医生的帮助。在临床操作后服务的细节上突出体现对病人人性需求的关怀，使病人感受到自己的口腔健康受到了医务人员的重视与关爱。这将使病人在减轻病痛所带来的痛苦的同时更为他们提供了心理上的安慰。使口腔医学的人文精神无时无刻都让病人感觉来自医生细心的关怀与无微不至的体贴。而治疗前、治疗中的人文关怀延伸到治疗后，使口腔治疗技术与医学人文关怀精神相互支撑、相互依存共同进步。

第十章

处事规范——医患沟通的信任基础

闫翔　副主任医师，医学硕士
杨旭东　副教授，主任医师，医学博士

第一节　医疗行为的概念、分类与口腔医疗行为的特点

一、医疗行为的概念

根据现代医学活动的实际情况，对医疗行为的界定如下：医疗行为是指医务人员以医学和相关学科知识为行为准则，以医学和相关学科技术为手段，直接作用于人体，影响人体的形态结构和（或）功能，致使发生一定的改变，以实现对疾病的预防、诊断、治疗、护理，或对身心进行影响矫正，以实现人体功能的一定程度到超常程度的发挥，或助孕、助产、堕胎、接生，或整形、美容等专业行为的总称。

由此可见，医疗行为必须具备相应的要求：①行为者的资格限定：并非人人都能实施行医行为，而只能是受过训练并取得相应资格的专业人员。②实施行为时，行为者采取行为的根据是相应可靠的、被广泛承认与接受的知识和技术体系。从知识角度看，行为是正确和准确的；从技术角度看，技术是可行与可靠的。③实施行为的目的是正当的，即符合医学目的。具体而言，行为是为了解除或减轻疾病痛苦，或者是为了促进人类的医学知识或技术的进步，或者是为了人类其他能够利用相关知识和技术满足的特定需要。但是，必须考虑在实施这类行为时所付出的代价应小于可能的收获。④实施行为的对象是人，包括身体和精神两个方面。实施的结果是导致人的身体和（或）精神发生一定程度的改变，以满足行为对象减轻疾病痛苦或其他值得追求的需要。

二、医疗行为的分类

根据以上定义，可以将现代医务人员行医行为分为广义行医行为与狭义行医行为。狭义的行医行为属于传统的行医行为，是指以疾病的诊断、治疗、矫正与预防人类疾病、损害、残缺的发生或健康促进为目的，医务人员所实施的诊断、治疗、矫正、护理、康复等行为的总称。狭义行医行为的核心是医务人员行为的目的，具体表现在实施人体疾病的诊断、治疗与康复。

广义的行医行为则是医学发展的结果，是医务人员扩张其对人体干预范围的结果。除了前述的狭义行医行为之外，现代行医行为还包括以下三种新的情形：①与疾病和健康研

究相关的行为，如新药的临床试验、针对特定疾病的试验性诊断与治疗康复手段。此时，虽然已知的知识提示可能促进医学知识和技术的进步，但接受试验的健康人或病人都面临着未知的风险。②医学活动范围的扩展导致新的医学目的，如以整形为目的的整形美容手术、以心理矫治为目的的变性手术、以计划生育或不适应于生育而怀孕者实施的堕胎手术。以上行医行为的对象不存在结构或功能的问题，但却实施了相应的、有一定危险的医学干预。③医学活动目的的根本转变。现代医学知识和技术完全可以控制和结束人类个体的生命，在特定的情况下，安乐死发生了。

从目前行医行为的实际情况看，当前医疗行为分为以下十个类别：

1. 病人自觉痛苦，前来寻求医务人员的服务，此时医务人员实施的诊断治疗活动。

2. 药师按照医生的处方，或者是病人及相关代理人的要求进行的配药和用药指导活动。

3. 以医务人员身份，采取医学技术手段进行的美容、减肥、整形等活动。此类活动又根据目的的差异分为两类：一类是为有身体残疾者或处于疾病状态者进行结构或功能调整以恢复全部或部分功能，包括脸、手移植，装义眼、装义乳、装义肢等，或为过度肥胖者实施的多种减肥治疗；二类是为正常人增加个体吸引力而设，包括隆胸、隆鼻、割双眼皮、文眉、文身或祛除文身、拉皮、下巴缩短或加长、吸脂减肥、断骨增高等。

4. 与生育相关的干预措施　如避孕工具的装置、避孕手术、接生、人工流产、人工授精、试管婴儿、胚胎与胎儿的性别检测、胚胎与胎儿的遗传性疾病的咨询与检测、胎儿疾病的诊断与治疗。从已经实施的医学生育技术看，可分为两类：①降低有生育能力者的怀孕与生育的机会，或减少有问题胎儿出生的概率；②帮助失去正常生育能力者，或有特殊生育需要者，生育出正常的后代。

5. 变性手术　有部分成年性别身份认同心理障碍的人，要求实施部分的性别转换手术。例如，女性切除乳腺并使用雄性激素，使外表显现出男性副性征；男性则切除睾丸与阴茎，或造人工阴道，运用雌性激素使外表显现出女性副性征。

6. 部分的视力验光（如使用药物散瞳）与配镜（如隐形眼镜配制与使用指导）活动。

7. 与医学有关的人体试验　人体试验包括两类：①利用尸体的试验：人类的尸体是认识人体生理结构和功能的最直接途径。例如，疾病死亡之后的尸体解剖，是认识死亡原因的最佳方式。尸体解剖与其他相应的实验，是现代医学活动的重要内容之一。②活体实验：又分为药物试验与新技术试验两大类。药物试验是将通过前期动物实验，被确认为可能有效的药物正式用于人体，以确定其效果和副作用。新技术试验则是检验某种可能有效果的新技术的临床实际效应。

8. 以医务人员身份实施的体格检查与干预　随着医学知识技术的进步，医生现在可以通过一系列方法，发现亚健康状态和疾病前期与早期异常，以避免严重危险的发生。例如，通过基因检测，已经可以发现女性是否携带乳癌基因。对于乳癌基因的携带者，可建议进行较密集的体检或自我检查，甚至可以提前切除乳腺，以避免乳癌的发生。

9. 为预防传染病实施的预防接种活动　自从天花疫苗被发明与广泛使用之后，人类已经制造了相当多的疫苗，在人体内事先制造出针对特定传染病的抗体，以抵抗传染病的威胁。疫苗的制造、使用，属于医学活动的范畴。

10. 以医务人员身份为他人提供的康体与康复活动，如按摩、推拿等。这类活动有三种不同情况：①对如瘫痪病人实施的康复治疗活动；②对如运动后疲劳实施的消除疲劳活动；

③对健康人群提供的保健活动。

从法律角度看，行医行为还存在作为与不作为两个方面。当医务人员面对专业性求助时，应当采取行动，帮助求助者，通过提供服务满足社会需求。但是，当医务人员存在作为行为时，应根据相应的标准行事。不按照标准，或者超越标准，都违背了基本的职业规范，将有可能受到追究。可是，当医务人员面对专业性求助时，如果为了规避风险或其他问题，不采取专业范围许可的行动，就属于不作为。按照社会分工理论和责任，也要承担相应的责任和后果。

三、口腔医疗行为的特点

1. 口腔医疗行为也是职业行为 所谓职业性行为是指只能在获得相应的职业资质后，才取得实施相应行为的资格。没有资格，或者行超越资格规定范围之外的行为，就属于非法行为。其对应的是自然行为，如为人父母，一般不需要专门的训练，随着孩子的出生，父母自然取得抚养的资格，并实施抚养行为。但医务人员的身份取得，一般需要经过专门的学习和训练才能够取得。

医务人员资格与身份不能自然取得的历史久远。在历史上，跟师学习是取得医生资格的途径之一。有志于医学活动的人，选择已经得到社会认可的医生，在双方协商的基础上，达成师徒协议，在师傅的指导下学习与实践医学。当师傅认可后，可独立行医。其中也必须学习相关的医学经典著作。第二种途径则是直接学习相关的医学知识，成为社会承认的有知识的人，然后成为医生。第三种途径是学习医学知识后通过政府的考试。口腔的医疗多为操作，同传统的中医及西医相比较，多了很多专科器械，但是，口腔医疗行为同大临床一样，都是职业行为。

2. 动手能力与临床思维能力高度统一的医疗行为 在历史的发展过程中，医务人员职业资格的取得主要通过逐步形成的医学教育制度来实施与完成。在现代医学教育体系中，准备取得医务人员资格，首先需要取得受训资格，如在我国，必须在高中毕业时通过高考，并达到相应医学教育院校的录取分数。在美国，进入医学院校学习医学专业，必须先取得其他专业学士学位。按照前已引用的元朝的法律规定，实际上参与医学资格考试也是有条件的。能够参与“府试”(即乡试)、“(中书)省试”的读书人，在此之前必须先取得秀才资格。

由此可见，学习医学有一定的智力要求。学习过程中，掌握相应的知识体系和相关技能的熟练操作，都需要较高的智力水平以及其他相关的心理素质和能力。

在具体的行医过程中，口腔医疗行为同大临床的其他学科相比较，更需要通过医生的临床操作解决病人病痛。口腔医生需要有较高的智力活动水平和良好的心理素质，才能确保诊断治疗的可靠性。口腔相对其他学科，更需要较强的动手能力和协调性。

3. 功能与美观并举的高风险医疗行为 大临床的治疗多在隐蔽处或体内进行，更多的考虑的是效果的彻底性，对术后的美观考虑较少。而口腔的治疗在病人的面部，在解除病人病痛的同时，需要更多考虑功能与美观的重建。当功能重建与美观效果产生冲突的时候，如何做好取舍，取得最大的治疗效果是对口腔医疗行为提出的挑战。人类对健康与疾病的认识，以及对健康状态的控制，虽然已经取得了长足的进步，但并未达到完善的地步。在以试验为基础的近现代医学发展起来之前，尤其是20世纪的一系列医学技术发明及其广泛推广使用之前，医学活动所能达到的目标非常有限。换言之，自古至今，医生的行医行为并不能确保实现病人和医生行医行为的目标百分之百实现。虽然今天的医学水平出现意外的概率已经明显降低，但以外科手术为例，在手术前有惯例，主管的医生会与病人或家属等代理人进行一次手术风险的谈话，并要求病人或代理人签字，以豁免医务人员和医院非人为的、不可克服的医疗意外的责任。在不发生意外的情况下，治疗或其他的行医活动对行医对象也存在着一定程度的风险。例如，外科手术，由于其必须通过侵入性活动，才能实现效果，所以出于治疗目的的对人体生理结构的破坏，或多或少带给病人以影响。这是一种手段性伤害，是两害相权取其轻。实际上，非外科治疗手段，如药物等，也存在一定的风险。

4. 与日常生活密切相关的非致命性医疗行为　口腔的常见相关疾病与人们的日常生活密切相关，比如说牙痛、牙龈炎、缺少牙齿，这些疾病不会影响病人的生命，但是会极大降低病人的生活质量。口腔的医疗行为常常立竿见影，医疗效果会非常迅速地得到体现。病人会很快对口腔的医疗行为做出评判。

关于行医行为风险不可能完全避免的原因，有主客观两个方面。从客观而言，生物的多样性决定了行医风险的不可完全避免。从主观而言，知识的限度、技术的限度以及人自身的限度也自然规律。行医行为必须由医务人员所实施。但是，医务人员作为人类个体，与其他人类成员一样，会犯错误，包括在行医过程中的疲惫、注意力可能不集中或被分散、可能过于自信或者疏忽大意、对知识掌握不准确或不知道、对技术操作不熟练等，都有可能导致行医的失败。

第二节　规范医疗行为是医务人员的基本要求

一、规范的含义及发挥形式

规范一词，《辞海》解释为：标准，法式。从词源看，规是指圆规，范是指陶范。简单而言，规范是指群体所确立的、成员应遵守的行为准则。在理解规范一词的含义时，应包括以下几个方面：

（一）规范产生的缘由

规范的产生与人们面临的问题相关。人作为生物，必须解决两个基本问题：①如何与自然打交道，获得自然资源，避免自然危险；②如何与其他人相处。人类的基本生活方式是群体生活方式，这由人类社会性特性所决定。从医学角度看，医务人员的行医行为，是拥有职业资格的个体或群体影响另一个体或群体的活动，所以需要相应的执业规范的约束。仅仅只是医务人员，并没有从事职业活动时，只是接受一般道德法律规范的约束，而不必要受职业规范的制约。

（二）规范的形成过程

规范的形成过程，可以由社会组织正式制定形成，也可以在社会运行过程中自然形成，还可以根据相关的知识形成。例如，现代社会的法律制度就是社会委托立法机构制定的正式规范。这样形成的规范是正式的明文规定。现代社会的各种卫生法律制度，是正式规范。不同民族的卫生风俗习惯是在共同的生活中自然形成与延续下来的，往往没有明确的条文。例如，中国端午节燃艾草，是一种有效预防疾病的风俗。现代医务人员采用的现代医学技术体系，则是在现代医学知识和其他科学知识的指导下形成的规范，有相对肯定的科学依据。

（三）规范的作用

群体之所以要制定并按照规范行事，在于规范能够达到以下目的：规范可以确保人类行动产生我们希望的、正确的、恰当的、正面的结果。如按照规范治疗，一般情况下可以有效地控制，甚至完全治愈疾病，或预防疾病的发生。按照规范行事，可以避免较严重的人际冲突。在群体内部，个体之间存在着竞争与合作的双重关系。规范的作用在于强化群体成员的合作关系，约束竞争关系在有序的范畴进行。如按照登记的先后，病情轻重等原则决定器官移植的先生顺序，能够避免因可供移植用器官有限而出现的不公正现象，甚至因此引发的恶性竞争现象。

（四）规范发挥作用的形式

规范形成之后，其具体的作用与约束形式有以下三种类型：

1. 每个个体的心理自我约束 一般称为良心、道德。在自我成长的历程中，社会教育总是首先给新成员灌输相应的行为准则，逐渐在每个人的内心塑造一个自我监督与约束的超我。当个体按照规范行事时，超我将进行自我表扬和肯定；当个体违反规范时，超我将进行自我批评和否定。当然，这种自我约束力量并不总是发挥正面效应。因为人存在着较强烈的自我辩解倾向，很多时候个体会为实际发生的违反规范的错误行为寻找其他理由，将本来错误的行为合理化。

2. 他人的软性监督与约束力量 一般称为舆论。由于我们总是与他人生活在一起，而且他人对我的印象与评价将影响他人其后对待我的态度与行为，所以我们每个人在处事时都在乎他人的看法。在现代社会，周围人的看法即所谓的舆论监督力量。因为个人行为影响今后获得他人合作的机会，所以在有多次博弈现实或可能时，软性监督将发挥较明显的作用。

3. 社会的硬性监督与约束力量 一般称为法律。随着人群规模的扩充，在小群体内发挥作用的道德良心、舆论评价等约束个体行为的规范机制，因双方反复博弈的机会明显减少，导致在陌生人之间失去了效果。社会于是发展出法律制度，硬性规定适合角色的行为规范，以确保每个社会成员的行为不违背规范，所作所为是有序的竞争。对于被发现的违背规范的行为，社会以强制的方式对违规成员给予处罚。

二、不规范的医疗行为

不规范的诊疗行为是指由医方向病人施行的与诊断和治愈疾病的目标不相符的诊治措施。其原因多受医务人员的诊疗技术水平和医疗设备所限，个别则因为责任心不强或受某些利益的驱动所致。不规范的诊疗可以直接伤害病人或影响疾病的治疗效果，也可间接导致一些不良后果，最终影响疗效，损害病人的身心健康，给病人和社会造成巨大的经济损失。具体表现在以下几个方面：

1. 诊疗技术不规范 诊疗技术所致的问题包括误诊和误治两个方面。诊断是治疗的先决条件，错误的诊断往往导致错误的治疗方案，轻者可贻误病人的治疗时机，使用一些几乎没有效果的、甚或对病人有害的药物，严重者可致病人死亡。给其家属带来极大的身心损害和经济负担，同时也给社会带来了沉重的包袱，甚至导致严重的医疗纠纷和法律事件，影响了医患关系和社会安定，损害了医务界和有关方面的形象。在医院管理或医疗活动中如果忽视了以人为本，不注重人的发展与医生人文精神的重塑，必然会出现问题。当前，我国各级医院的医德医风建设与以前相比，确实进步显著，但病人对医疗服务态度仍不甚满意。这与当前个别医务人员人文精神的缺失有着密切关联。技术不能代表一切，掌握高精尖技术的医务人员并不一定是病人心目中称职的或优秀的医生。古今中外的历史表明，大凡思想圣洁、德高望重之医家，无不具有丰厚的医学人文修养。医生的人文修养决定其正确价值观的确立。在社会主义市场经济的大潮中，医生的价值观甚至是职业道德时刻会受到正反两方面的影响和冲击。具有良好人文素养的人往往善于选择和坚持正确的价值观念，因而在真善美与假恶丑的比较方面更具鉴别力。医院中的某些不良行为，只有把它放到灿烂的人文背景下去比较，才会真正感受到它的污秽和卑劣，从而促成医务人员价值观念的矫正和自律意识的增强。

2. 诊疗管理不规范　医疗卫生管理制度的不严格也是不规范诊疗技术产生的原因。从目前病人状告医生的案例中不难看出，许多问题出现在临床诊断和治疗过程中。如个别临床医生在诊疗过程中不严格遵照诊疗的各项规章制度，书写病历不认真、病程记录不详细，责任心不强，服务质量不高等等。有些地方还没有严格执行《中华人民共和国执业医师法》《医疗事故处理条例》，部分医生缺乏必要的培训和应有的资历，不熟悉诊疗规程，结果导致医疗差错的出现。再者，不断增多的非公有制医疗机构其本身就是以营利为目的，趋利性医疗行为越来越多，这些都势必影响诊疗行为，损害病人的利益。管理就是规范人们的行为，提高劳动者的工作效率和服务质量，以达到使劳动者和服务对象都获益的目的。但是管理并不等于高压，人是有感情的，对医务人员的管理应该富有人性化。

3. 过度医疗　是指超过诊疗对象及医疗保健客观需要的医疗服务。在经济学上表现为医生对医疗需求的诱导，临床上如果病人缺乏医学专业知识，在得知自己的检查结果不正常时，常常表现为焦虑和担忧，可是事实上这部分人群的“所谓的疾病”对人体并无大碍或者在目前的医疗水平下根本没有有效的治疗方法，结果只是增加了病人的心理负担，而没有什么实际意义。再者，一旦因“过度诊断”发现问题之后，医生为了避免风险，往往对病人要么采取进一步的检查，要么进行试验性的治疗甚至一些有创检查和治疗，如手术、放疗、化疗，滥用抗生素等，而这些过多的临床干预和“过度治疗”可能会降低人体的免疫力，打破人体正常的平衡，出现一些医源性疾病或唤醒处于沉睡状态的疾病等。过度诊疗不仅给社会、家庭带来了巨大的经济浪费，而且给病人及家属造成了极大的心理负担。一旦病人了解事实真相，往往导致医患关系紧张，成为医疗纠纷的主要原因。更有甚者会出现病人将医院或医生告上法庭，影响了医院的正常工作秩序，阻碍了医院的发展，可能给医生也带来了反向思维，严重影响了医生的工作积极性，甚或严重影响了我国医药卫生事业发展。

三、规范的医疗行为

1. 遵循医学科学规律，不断更新医学理念和知识，保证医疗技术应用的科学性、合理性。

医学是以治疗、预防身心疾病和提高人体健康水平为目的的科学。医生在执业过程中，应敬畏规律，尊重科学，努力做到无一病不穷究其因，无一方不洞悉其理，无一药不精通其性，以精湛的医术，扎实的作风，全心全意为病人服务。现代医学科技与实践的快速发展，客观上要求医生培养终生学习的良好职业习惯，持续追踪现代医学进展，不断更新自身与团队的医学知识和理念，持续改进医疗质量。保证医学知识的科学性和医疗技术应用的合理性，反对伪科学，积极向社会传播正确的健康知识。

2. 规范行医，严格遵循临床诊疗和技术规范，使用适宜诊疗技术和药物，因病施治，合理医疗，不隐瞒、不误导或夸大病情，不过度医疗。

在行医过程中，医生要充分认识疾病发生发展的自身规律，以及疾病中人体各部分之间的相互联系及所导致的机体状态变化规律，遵循基于循证评价结果而制定的疾病标准诊疗规范和治疗指南，在病人知情同意的情况下，从病人切身利益和疾病治疗需要出发，采取个体化、人性化、科学、经济、合理的医疗技术手段诊疗疾病，因病施治，合理医疗，实现病人利益的最大化。规范行医，就是要求大力推进公立医院改革，切实缓解“看病贵”问题，努力减少和消除过度医疗、大检查、大处方，从根本上扭转部分公立医院存在的趋利倾向，使医生真正从病人的诊疗需求出发，为提高全民健康水平贡献力量。

3. 学习掌握人文医学知识，提高人文素质。

人文关怀贯穿在医生诊治病人的全过程中，具有极其重要的现实意义。医术不高是庸医，医德不高是巫医。真正的良医不仅要有高超的医疗技能，而且还要有悲天悯人之心，要学会与病人真诚沟通，善于改变医患关系中医生至上的本位思想。真正德才兼备的良医，能帮助、安慰病人，尽力倾听病人的讲述，然后再以平等的心态去治疗病人。医生应该做到平等仁爱，坚守医乃仁术的宗旨和济世救人的使命；关爱病人，无论病人民族、性别、贫富、宗教信仰和社会地位如何，一视同仁。

医患沟通是医患之间信息的传递与交流，不仅是交换意见和观点，而且更是传递感情的过程。医生应掌握医患沟通技能，对病人充分尊重、有效聆听，使用语言和肢体、目光和表情传递出尊重与仁爱、真诚与温情。

4. 认真执行医疗文书书写与管理制度，规范书写、妥善保存病历材料，不隐匿、伪造或违规涂改、销毁医学文书及有关资料，不违规签署医学证明文件。

医疗文书是医疗机构和医务人员在医疗机构活动中，依据有关法律法规和专业技术规范要求制作的反映医疗服务关系、病人健康状况和医疗措施过程及其结果等方面信息资料的规范性文件。医疗文书是医务人员对病人诊疗过程的书面记载，是临床活动的忠实记录，是探索医学科学规律、进行医学科学研究的基础资料。

随着病人维权意识的日益增强，医疗纠纷不断增多，而医疗文书作为医疗机构和医务人员对病人进行医疗活动全过程的原始情况记录，是医疗纠纷处理过程中重要的凭证。在发生医疗纠纷时，医疗文书是证明医疗行为是否正确的主要甚至唯一依据。规范医疗文书的书写、保管，确保医疗文书的客观、真实、准确、及时、完整，对保护医务人员的自身权益和防范、解决医患纠纷都具有重要的法律意义。

医疗机构要组织医生及其他相关人员认真学习并熟练掌握《病历书写规范》，客观、真实、准确、及时、完整、规范地书写病历，文字工整、字迹清晰、表述准确、语句通顺、标点正确，要规范使用医学术语。医疗机构要强化培养医生等人员的法律意识、证据意识和自我保护意识，充分认识到依法行医、认真书写病案是每位医务工作者的工作职责。制定适合本单位实际的临床病历评分标准，强化基本功训练，养成良好的病历书写习惯，对照《病历书写规范》认真书写病案。

5. 依法履行医疗质量安全事件、传染病疫情、药品不良反应、食源性疾病和涉嫌伤害事件或非正常死亡等法定报告职责。

法定报告职责是党和政府从公众利益出发，为切实保障医疗安全，有效预防、控制和消除事件危害，保障公众身体健康与生命安全，对于医疗质量安全事件、传染病疫情、药品不良事件等情况报告所做的强制性规定。作为医疗安全和社会健康公共利益的制度保障，医务人员需履行自身职责，当出现医疗安全质量事件等情况时，第一时间准确有效地予以报告。

依法履行报告职责，既是医务人员应尽的工作职责，更是医务工作者必须承担的法律义务和社会责任。医生要本着全心全意为人民服务的宗旨，及时、准确地报告有关信息，不仅为医疗安全实践等提供科学、有效的防治对策信息，也便于指导医疗机构及相关部门妥善处置相关事件，切实保障医疗安全，有效预防、控制和消除事件危害，保障公众身体健康和生命安全。

6. 严格遵守医疗技术临床应用管理规范和单位内部规定的医师执业等级权限，不违规临床应用新的医疗技术。

医疗技术是在长期实践中对医学科学进行探索，经过不断筛选、校验，总结出的各种行之有效的方法，是临床实践过程中医生使用最为普遍的手段。但是医疗技术也具有两面性，一方面科学合理使用能够提高质量、保障安全、造福人民；另一方面也具有一定的风险，不成熟的医疗技术应用于临床，或者是成熟技术的违规使用，都会对病人造成危害。对于医疗技术的使用应遵守临床应用管理规范，尤其不可违规使用未经验证的新型医疗技术。医生在工作中应坚持谨慎科学的态度，严格遵守医疗技术临床应用管理规范，不越权使用医疗技术，不违规应用新技术。

7. 严格遵守药物和医疗技术临床试验有关规定，进行实验性临床医疗，应充分保障病人本人或其家属的知情同意权。

实验性医疗行为是医学发展的必经途径之一，只有通过科学的实验性研究和实践环节检验，才能使优秀的医学科研成果真正应用于临床并推广开来。但是，医生参与的实验性临床医疗是医学创新技术在临床应用的最后一道关卡，实验性医疗在推动医学发展的同时，也存在一定的风险性，如果不加以规范和限制，也会极大侵害受试者的权益。

医生要坚持医、法结合的原则，有关试验活动既合乎医学规则与规律，又遵守有关法律规定，本着对病人不伤害、有利、尊重和数据公正评价的原则，坚守医学伦理，在病人充分知情并同意的情况下，按照已确定的临床试验方案进行临床试验，规避实验性医疗的风险，保障医学的健康发展和进步，确保医疗安全，实现医患和谐。

第三节　规范口腔医疗行为，促进医患互信

案例 1

病人××，2009 年 8 月在南京某院种植科就诊，希望行种植修复，完善相关常规检查，听从当事医生建议行 11、12、22 种植，并最终于 2010 年 5 月完成修复。2014 年 6 月 13 日病人因“左上前牙松动”来院就诊，当事医生经诊查发现 22 种植体已达Ⅲ度松动，建议拔除，病人表示同意。拔除术中发现 11 种植体已达Ⅱ度松动，且周围肉芽组织增生明显，遂一起拔除，术后未及时书写病历。后病人表示异议，认为当事医生行拔除术前仅告知需拔除 22 种植体，术中拔除 11 种植体未获得其同意，侵犯其知情同意权，且自述 11 种植体尚

稳固，没有拔除指征。同时也表示当事医生未书写病历，严重违反诊疗规范。9 月 2 日病人前来要求当事医生提供病历，实习医生代为补记，但将拔除的种植体 11 误写成 12，且当事医生并未签字。2015 年 8 月 24 日病人向医务处投诉，要求赔偿种植体及精神损害金共计 9000 元，因解释沟通不成，病人向人民法院提起民事诉讼，经法院诉前调解，医院给付患者 4500 元。

案例 2

患儿 ×× 于 2015 年 11 月在某三甲口腔专科医院预防口腔科就诊，当事医生将扩大针放置在患儿口中转身进行其他操作时，患儿突然吞咽器械，当事医生进行紧急处置但仍未将器械取出，科室主任立即联系影像科进行影像学诊断，发现扩大针已经落入胃中。医务处即刻安排患儿及其家属入院一病区。11 月 6 日中午患儿将扩大针排出。

上述案例说明，处事规范是医生提高医疗质量的重要保证。处事规范是医生个人职业修养的具体表现。这主要表现在以下方面：

一、尊重病人的自主性

自主性在口腔医疗行为中可以理解为病人自我决定的权力。是任何一个具有自主能力的人控制他的日常活动、行为和精神生活（譬如计划、目标、信念和信仰）的权力。病人自主权是病人权力中最为基本的一种权力，它是指具有行为能力并处于医疗关系中的病人或没有行为能力病人的父母（或监护者），在充分知情之后，经过深思熟虑，就有关其疾病和健康问题所做出的合乎理性和自身价值观的决定，并据此采取负责的行动。病人的自主权包括选择医院的权力、选择医生的权力以及选择医疗方案的权力等等。在病人完全清醒并能自主做出判断的时候，这些权力就应该充分得到尊重。在病人不能行使这些权力的时候（急救状态或精神异常），也应该征求病人家属的意见。

二、严守病人的秘密

严守秘密在口腔医疗行为中可以理解为避免透露任何有关病人的个人信息。保护好病人信息应该包括病人所有资料，而不仅仅局限于难以启齿的信息。严守秘密有别于隐私的重要含义在于严守秘密是受信任者的一种主动的承诺行为。当病人能够把自己的信息毫无保留地传递给医生时，病人已经假设认为医生已承诺会保护好他的所有信息。病人自主将个人信息传递给口腔医生时，并不意味着他失去了是否愿意将信息传递给其他人的权力。因而，口腔医生不可以随意将病人个人信息透露给其他人。只有当病人要求（同意）或其他道德允许场合下，才可以解除信息的保密性。比如，在口腔治疗过程中病人突然胸痛，你记得病人曾经告诉过你他滥用可卡因来减轻牙痛，你也记录在病史中。当救护人员到达现场时，你可以将此信息告诉给救护人员，因为过多可卡因会潜在致命性心脏病。正常情况下，则需要病人签名同意后才能把他病史信息传给其他人。又譬如，病人牙齿磨耗严重，他告诉你是因为他自从与妻子离婚后始终非常生气，常常咬牙切齿，并告诉你他总有一天要杀了前妻以解心头之恨。此时，你有责任要联系他前妻或警方采取预防措施，因为潜藏着第三方的危险因素。尤其是不要在医院的公共区域讨论病人的病情。

三、秉持社会诚信

社会诚信可以理解为口腔医生作为社会主体之一对病人和社会负责所做出的承诺和行为。口腔医学是知识和技术高度专业化的医学领域。现今口腔医学的发展使其专业分工细化。分工导致的专业局限性，使口腔医生在面对病人治疗过程中总存在超越自己专科范围或自己无法胜任的技术领域。社会的诚信，呼唤口腔科医生必须实事求是地将病人负责地转诊给其他口腔专科医生或上级专家。某些口腔医生为片面追求急功近利，破坏了原本存在的口腔医疗服务递呈体系，不负责任地行使着超越自己职责的诊疗行为；也有些口腔医生，也不告诉病人应该转诊或看专家，由于信息不对称，让病人中断了诊疗的连贯性，这同样会导致病人对口腔科医生社会诚信度的下降。

四、不伤害病人

不伤害病人在口腔中可以理解为在口腔诊治、护理过程中，不使病人的身心受到损伤。“行善”一词源于古希腊希波克拉底治疗癌症之格言，即首先不加伤害的意思。任何伤害别人的行为视为不道德的。在医疗实践中，医生对病人所做的就是要遵循利大于弊的原则。需要指出的是，行善是要体现在行为中。譬如，在没有医疗急救资源提供的社会公共场合，面对着突然倒地的生命垂危的病人，作为受过心肺复苏急救训练的口腔医生，如果不积极给予营救，只是在思想上不阻拦别人对他的帮助，从某种意义上说也是种伤害。

五、让病人受益

让病人受益在口腔科伦理行为中可以理解为帮助病人促进口腔健康，并从中获得最大福利。口腔健康是人们的全身健康与生命质量的重要组成部分，维护口腔健康对于促进健康，提高生命质量起到极其重要的作用。北美牙科医生伦理准则中强调“牙科医生职责要通过健康促进和疾病预防来努力提高整个社会人群的口腔健康水平”。因此作为一名口腔医务工作者，一方面要善于抓住一切机会帮助病人提高对口腔保健常识的认识，另一方面也要利用业余时间做一些公益性的口腔健康服务和健康促进。尤其对于农村和偏远的缺医少药地区，以及社会福利院、老年护理院和养老院等更有现实意义。作为各级牙病防治机构和各综合医院的口腔要积极承担所在社区大量人群的口腔常见病与多发病的诊治和口腔卫生宣教工作，促进市民对口腔保健的重视和对口腔医学知识知晓率，努力降低龋病、牙龈炎、牙周病等口腔常见病的发病率。譬如：中小学生和幼儿园的牙病普查与预防性治疗要形成常规，每年要普查普治，口腔卫生宣教要广泛开展。这里面也包括要大力培养全科口腔科医生、发展和扩大全科口腔科诊疗分布点、并完善初级 - 专科 - 专家口腔医疗服务递呈体系，促进口腔健康观念的普及化。

六、公平对待病人

公正对待病人可以理解为每位病人都享有所能承担费用内的最优质的口腔医疗服务。在口腔医疗行为中强调医生要公正对待每位收治病人，不能以病人社会地位、种族划分、民族类别、家庭背景、所受教育程度、经济支付能力等歧视或区别对待。公正对待病人要求公正地分配卫生资源，尽力实现病人基本口腔医疗和口腔健康护理的平等；同时，在态度上能够公正对待病人，特别是弱势群体病人（老年人、精神病病人、残疾人、年幼儿童等）；在医患纠纷、医护差错事故处理中，要站在公正的立场上，既要维护医生合法权益，也要设身处地替病人换位思考。当然，目前医务人员社会压力也很大，在强调医生公正对待病人原则下，我们也积极呼吁社会舆论公正对待医务人员，不因为极少数对于医务人员的负面报道而歪曲医务人员形象。

七、实事求是地开展医疗行为

口腔医疗行为也要实事求是。表现在口腔医疗行为中医生要说真话、做实事、求实效。一方面要尊重病人知情权，在做治疗计划时，口腔科医生作为一种责任都要主动向病人介绍发现的疾患、不同治疗方案及其收费金额，以及各种选择的利与弊，诊疗预期效果与病人期望值的差异、诊疗中和后期可能出现的并发症等等，病人则根据以上信息并综合自己的经济承受能力做出适合自己的选择；另一方面要特别指出的是，口腔医护人员在诊疗工作中的行为、与病人沟通的结果要与病历记录要求的客观性、真实性、完整性高度统一。在口腔诊疗过程中与病人充分沟通、知情理解及不厌其烦地真实记录与病人沟通，往往比治疗本身更为重要，这既维护病人的权益，也保护医生合法权益。企图对病人隐瞒真相来片面追求经济利益或掩盖事实的行为，最终都会自食其果，这在医疗纠纷处理时医患分担举证责任的今天尤其重要。当然，在某些场合下为了缓解病人的恐惧心理（如儿童接受口腔诊疗），或只要出于治疗目的，避免某种家庭或社会矛盾，使用善意谎言，在医疗活动中也是允许的，也是医患双方都能接受的。我国法律也规定了医疗机构为安慰或者鼓励病人而做出的不符合实际病情的陈述，一般不应视为侵害病人的知情权。

八、忠诚于病人

忠诚于病人（建议全文中称呼统一，要么都是用患者，要么都是用病人）在口腔科伦理行为中可以理解为在口腔医疗过程中，医生要对自己做出的言行高度负责，并且坦诚面对病人所期望解决的任何医疗问题。忠诚于病人的重要前提是要求医生对每位病人富于同情心和职业热情，只有具备了这种情感才能设身处地地为病人着想，急病人所急，想病人所想，能满腔热情、体贴入微地医治和护理病人，对病人提出的问题有问必答，百问不厌。目前国内著名的口腔医院过于细致分科，使得大多数口腔科医生都是长期从事某口腔专科领域的医生，而非全科牙医。通常是仅仅处理与本专业有关的病人主诉症状，对于非本专业和非主诉的口腔科疾病会让病人转科就诊。这就要求病人有高度责任感和事业心，要以口腔医疗诊疗规范为准则，力所能及地为病人诊治疾病和指导解决各类问题，切忌推诿病人和回避病人。

九、家长式的关爱

家长式关爱病人在口腔医疗行为中可以理解为，当病人无法或不愿意保护自己的健康权益时，医生有责任如父母般关爱病人来维护或强调病人的健康权益。从形式上看，家长式关爱病人强制行为，似乎剥夺了病人的自主选择权，但是在某些场合，即使是有完全自主行为能力的病人也会作出极其错误的选择，而这种选择会导致对自身产生无法预料的严重后果，在这种情况下，家长式关爱病人实际上意味着保护病人免受潜在危险的可能。在口腔颌面外科门诊中，经常会碰到一些颌面多间隙的急性蜂窝组织炎症的病人。由于此类疾病发展迅速并潜在随时危及生命的风险，对于极其匮乏口腔医学知识的病人来说根本无法理解，所以口腔科医生有责任告知预后并严肃要求病人留院观察治疗，即使病人觉得小题大做、不愿意住院观察治疗。此时，家长式关爱病人是维护病人生命健康的强制行为，如果放任病人回家，意味着让病人自己承担随时病情突发危及生命的后果。

十、最大效用平衡医疗行为

以最大效用平衡医疗行为，就是在口腔治疗中，要努力促使口腔医疗资源发挥最大的效用。卫生服务的效用，是指卫生服务的享用者消费卫生服务产品时所感受到的满足，满足度最大即效用最大。口腔医疗行为的特点决定了在很多时候，治疗存在着多样选择。即这样做也可，那样做也不错。这时候，医疗行为就要兼顾广度和适度。广度是指要平衡分布整体医疗卫生资源使实际需求人群的可及性最大，即数量上的最大化；适度则是指最大效用发挥局部有限的医疗卫生资源使其实际提供服务的效用最大，即服务对象上的最适化。以最终达到治疗效果的最优化。

第十一章

行医谨慎——医务人员的职业品质

孙国文　副教授，主任医师，医学博士

第一节　疏忽随意与医疗差错

一、医疗差错的概念和分类

医疗差错（medical error，ME）是指医疗过程中出现的违背预期目标或（和）医学规范的行为。有学者认为医疗差错，指医疗过程中的任何错误。美国医学研究院（institute of medicine，IOM）将其定义为“没有完成为达到预期目标而计划的行为，或者采用错误的计划达到目标；故意造成计划的失败或为了达一定的目的而采用错误的方法；因过失造成的事件或没有达到预期的结果；违背注意义务对病人造成的伤害”等。

医疗差错是危及医疗安全、降低医疗质量、影响医患关系、引发医患纠纷的主要因素之一，也是医院管理的重点和难点，可发生在医疗过程中的任何一个环节和医院的不同场所。医疗差错可以从不同的角度进行分类。从致因划分，可分为人的不安全行为导致的差错、物的不安全状态导致的差错、管理不善导致的差错等；从内容划分，可分为诊疗、护理、医疗服务差错等；从后果程度划分，可分为严重医疗差错和一般医疗差错等；从防范可能性划分，可分为可预见性的和不可预见性的医疗差错，包括可预见可防范、可预见难以防范和不可预见难以防范的医疗差错等。医疗差错作为一个复杂的集合体，可以发生在医疗、护理、疾病控制、设备管理等过程中。而随着医疗技术的发展，越来越多的新技术、新业务在临床得以开展，也增加了医疗差错发生的可能性。

二、医疗差错的发生偶然性与必然性

随着人本思想的普及，医学模式的转变，医疗实践内容的丰富，人们对医疗安全的重视程度与日俱增。近十年来，我国医政管理部门在提高对医疗安全的思想认识水平、建立规范的临床诊疗路径、推崇并普及临床指南、落实核心管理制度等方面做了不懈的努力，取得了明显的效果 - 对医疗差错的防范能力有了明显的提高，医疗差错发生率有了显著的降低。在管理水平较高的现代化医院，医疗差错特别是严重医疗差错通常是由两个或以上环节失误的累加所致，是低概率的偶然事件。

但出错毕竟是人的天性。医疗服务的主体是人，对象也是人，因此，ME 的发生具有本质上的必然性。另外，从认知的层面看，医学科学的复杂性和深奥性决定了医学服务的探

索性和风险性，发生医疗差错也具有客观上的必然性。尽管人们为预防医疗差错做着不懈的努力，但并不能完全预防之。Griffen 等对美国 1980—1990 年的医院病历进行抽样调查，结果表明，不良事件的发生约为 2.9%～3.7%，其中，27.4%～32.6% 是可以预防的。美国每年发生术后纱布或器械遗留的总例数达 1500 以上。尽管我国尚缺乏这方面的统计数字，但可以想象，由于我国医院层次较多，管理水平参差不齐，医疗差错和不良事件的发生率或许不会低于上述比例。

三、医生个体因素与医疗差错

综述国内外文献报道的资料，医疗差错的原因是多方面的，其中有医疗管理体制的因素、医院机制的因素、医疗技术性因素、设施保障性因素等。除此之外，不能忽视的是医生的个体性因素。医生作为一个特殊的社会群体，其技术水平的高低，责任心的强弱，直接影响医疗行为，并与医疗差错的发生密切相关。有研究证实，医生的知识、技术、责任心等方面均影响医疗差错的发生。此外，国内有研究显示：人格特征中具有高持强性和高敏感性特点的医生，他们在工作中敏感，喜欢感情用事，情绪容易激动，好强固执，自以为是，这部分人在医疗工作中容易发生医疗差错。目前，国外有将控制、评价、改进医生的绩效，作为降低医疗差错的重要措施之一。不同的医院、专业、性别、年龄、级别的医生，发生医疗差错的概率也不相同。

第二节　由于疏忽随意导致的临床典型的医疗不良案例

案例 1：由于疏忽随意导致的医疗不良案例

2015 年 3 月 29 日，住院病人 ×× 家属来医务处反映：自己妻子 3 月 24 日在医院进行腮腺肿瘤手术，后转入 ICU 观察。术后医生在伤口处放置引流管予以引流，但术后当天下午引流管连接的负压球鼓起，找来护士前来查看，认为可能因漏气导致，但护士与医生未采取有效措施解决。术后第 2 天医生直接拔除引流管，但家属认为因放置失误，引流管未起到排除残留物的作用。医生与护士视而不见，要求医院调查处理。同时病人认为恢复效果不佳，要求医院承担责任。

医务处对病人家属进行了沟通解释，院领导、医务处主任、行风办主任、病区主任相继前往病区表示慰问，最终病人及家属对处理结果表示满意。

案例 2：由于疏忽随意导致的医疗不良案例

患儿 ×× 于 2015 年 11 月 3 日在某三甲口腔专科医院预防口腔科就诊时，当事医生将扩大针放置在患儿口中转身进行其他操作时，患儿突然吞咽器械，当事医生进行紧急处置但仍未将器械取出，科室主任立即联系影像科进行影像学诊断，发现扩大针已经落入胃中。医务处即刻安排患儿收住入院。11 月 6 日中午患儿将扩大针随粪便自行排出。

住院期间医院分管院领导、医务处主任、科室主任每天到患儿所住病区进行沟通解释并安抚；扩大针排出后第一时间到现场诊查，经安抚与协商，答应帮助患儿完成后续治疗费用，并给予一定的经济补偿。

本次医疗安全不良事件的发生主要系当事医生过于自信，在诊疗过程中将扩大针放置在患儿口中就进行其他操作。同时当事医生的紧急处理措施也不到位，需要加强培训。

第三节　生命的复杂性是谨慎行医的理论基础

医学的复杂性、高风险性、难预料性是公认的。医疗差错在相当程度上源于人会出错之天性和医学的复杂性，广泛存在于医疗实践中，发生具有必然性。在导致外科医疗纠纷的技术性医疗差错中，其造成技术性医疗差错的最主要原因并不是手术难度大或技术能力不足，而是能够影响外科医生决策水平和技术发挥的应激因素，如术中遇到解剖变异、炎症重等复杂情况，病情复杂需加做计划外手术。

医生一身系着病人的安危，凡有病施治，必须严肃认真，一丝不苟，切记粗心大意，敷衍搪塞。历代许多“医训”都要求医生在为病人服务时，要具有谨慎小心、认真负责、兢兢业业的服务作风；要具有不畏艰苦、不畏严寒、不嫌脏臭、不论昼夜的服务精神；要具有实诚热情、耐心仔细、和蔼可亲、言行缜密的服务态度；要具有举止庄重、儒雅有礼、仪容端正、衣着整洁的服务仪表。正如唐代孙思邈所说：“若有疾恶来求救者，不得问其贵贱贫富，长幼妍媸，怨亲善友，华夷愚智，普同一等，皆如至亲之想；亦不得自虑吉凶，护惜身命，见彼苦恼；若已有之，深心凄怆，勿避险巇，昼夜寒暑，饥渴疲劳，一心赴救，无作功夫形迹之心，如此者可为苍生太医生，反此则是含灵巨贼。”

疾病是一个复杂的客观存在，临症省察，辨证、遣方、择药是一个至精至微的诊断施治过程。“医乃生死所寄”，所以历来在医界就有“临病如临敌”“用药如用兵”“用药如用刑”之说。告诫医生要谨慎问病，仔细观察，多方思考，认真处方。被称为“当代医圣”的张孝骞教授，则把“戒、慎、恐、惧”作为自己行医的座右铭，为审慎及其价值作出了最好的诠释。

慎行指医生在临床思维和医疗过程中要全神贯注、权衡利弊、谨慎行事、倾尽全力，不允许丝毫的简单与草率，避免伤害病人的行为发生。比如是否对治疗手段的使用持审慎态度？一项技术或药物对病人是否适宜？治疗预期的正作用与副作用是否利大于弊？对治疗风险是否作过全面考虑和防范？对于治疗创伤和痛苦，病人是否知情和能否承受？对治疗成本和可能代价病人是否有心理准备？医患沟通过程是否融洽和充分？病人的特殊体征和心理情感期待医生是否掌握？诸如这些，与医疗技术、设备、药物等没有直接的关系，而与医生的周密心智和综合洞察力、职业素养和经验判断能力等人文素养直接有关。在医疗行为诸过程中应尽可能提供高效优质便捷的服务，慎重对待技术引发的社会伦理问题。目前，临床许多新业务、新技术，对医生选择诊疗方式提出了严峻的挑战。不可否认，新的诊疗方法为解除病人病痛提供了新思路、新途径，但功利性的片面追求高精尖技术的疗效和效率而忽视技术的不伤害性和适宜性的行为，是违背医学人文精神宗旨的。在诊疗行为过程中，一方面，医者不得不面对新技术缺乏长期循证求实的科学论证，加之面临经济利益的诱惑，这些将时刻拷问着医生诊疗行为中固有的良知极限；另一方面，人类应当警惕高新技术带来的负面影响，警惕因医疗行为中一些不切实际的承诺、不合常理的操作、不可预料的后果对人们产生的消极作用。慎行要求医者避免作出有悖于科学、病人和社会最大利益的决策，允诺并采用最好的知识为病人提供所需要的优质服务。

行医谨慎的作用：①审慎，能保障病人的身心健康和生命安全，可以避免由于疏忽马虎而酿成的医疗差错、失误和重大事故、使医疗服务质量得到保证和提高，可以帮助医务人员排除私心杂念，充分体现出医务人员对病人的高度热情、极端负责。②能保证及时作出正确的诊断。临床医生诊察疾病是一个复杂的过程。理论的相对性、检验的局限性、专业分工的狭隘性和检查手段的不完全可靠性等，都可能影响诊断的准确性。及时、正确的诊断、依赖于医务人员对病人进行身体检查、询问病史、全面分析等一切环节的慎重。③行医谨慎，能选择最优化的治疗方案。《医宗必读》中说："病不辨则无以治，治不辨则无以痊"。在诊断明确后，审慎对比、筛选、论证、设计、完善治疗方法，是使治疗达到最优化的关键所在；④有利于建立良好的医患关系。医学行为不仅包含着对医疗技术的审慎选择，还包含着言语交流的审慎使用。言语不慎很可能造成病人的误解，引起不良的心理反应，甚至导致医患关系僵化。

"胆欲大而心欲小"，表述了一个行医的真理，胆识与审慎必须统一，缺一不可，胆识是"不怕"，不怕面临最有风险的选择，审慎是"怕"，怕失掉最佳选择，表层上两者相反；胆识决定敢于救死扶伤，审慎决定能够实现救死扶伤，深层上两者相成。胆识与审慎相辅相成，都是医务人员所必备的。只有把胆识与审慎统一起来，医学服务才能发挥最佳效应。

第四节　谨慎行医的基本原则与要求

行医诊治的基本原则是适用于医务人员对病人进行诊断和治疗过程中的行为依据，它包括：及时、准确、有效、择优和自主等五项原则。

一、及时原则

及时原则，就是要求医务人员力争尽快地对疾病作出诊断，主动迅速地治疗，并认真适时地对病人的要求和疾病的变化作出反应。在及时原则中，包含着医学和伦理学这两种密不可分的因素。如在力争实现对疾病的早发现、早诊断、早治疗的过程中，既存在着病人就诊的时机，现代医学科学技术所能提供的诊疗手段等医学因素；也存在着医务人员如何最大限度地利用其有利条件，克服不利因素，努力发挥自身的能动性，最大限度地达到最佳的诊治目标，以及对病人的抚慰，提供便利生活服务等体现对病人的尊重、关心的伦理学因素。所以，医务人员要全面地理解及时原则的内容和要求，两个方面都不可偏废，尤其是不可忽略后者。要在诊疗过程中做到以下几点：

1. 树立时间就是生命的诊疗概念　诊疗工作是一种时间性很强的工作，它的成败在很大程度上取决于对诊疗时机的把握。所以，医务人员要充分认识诊疗工作的这一特点，树立时间就是生命的诊疗观念。尽早地、全面地、分析和了解病人的每一个症状和体征，遵照循证医学的基本原则，尽快地采取相应的诊疗措施，做到早发现、早诊断、早治疗。

2. 充分应用现代医疗科学技术　在诊疗行为上作出迅速反应，医务人员要把"时间就是生命"的诊疗观念落实到临床实践中，努力在诊疗决策和具体操作中做到迅速快捷。在临床工作中当疾病表现得比较典型的时候，采取相应的诊疗措施并不困难。而在急诊复杂的病例中，及时原则更强调尽早、尽快。不仅需要医务人员勇于探索和不断提高自身的业务技能。更需要医务人员以病人的健康利益为重，不瞻前顾后，勇于复杂，决策果断，行动迅速。实施直接的、客观的、有效的诊疗措施是医务人员在诊疗行为上作出迅速反应的主要内容。及时原则还要求医务人员在上述情况下，对病人作出耐心地解释，周密地观察和相应的随访。

3. 认真适时地对病人的要求作出应答 医务人员对待病人的诊疗和其他疑问及要求，应选择合适时机，作出认真和实事求是的答复。

4. 勤奋主动地做好诊疗工作 许多疾病的发生和变化往往具有突发性，为此，医务人员要做到眼勤，不漏过一个症状和体征；嘴勤，多向病人了解病情；手勤，多为病人提供服务和帮助；脑勤，多深入接触、观察病人的各种情况，以便把握抢救和治疗的最佳时机。同时还应做好随时应付突发事件的准备。只有这样才能提高医务人员的自身业务素质，弥补其他不利的客观因素给诊疗带来的不足，从而真正贯彻好及时原则。

及时原则是贯穿于诊疗实践各个环节中的对医务人员的重要医德要求。它集中体现了诊疗的工作特点和客观要求，而同时也体现着医务人员对病人的尊重爱护和高度负责的医德品质。医务人员只有在诊疗活动中认真贯彻和履行及时原则的医德要求，才能摆脱疾病急变等不利因素的制约，达到较为理想的治疗目标。

二、准确原则

准确原则，就是要求医务人员积极充分地利用现实条件，严肃认真地作出符合病情实际的判断。

1. 树立为治疗服务的诊断目的 准确原则是对医务人员在诊断疾病，认识疾病正确程度方面的要求。这一要求并不是孤立的，而是同诊疗活动的其他环节密切联系、有机统一的整体。必须从诊疗活动的总体上去把握和理解准确原则，即准确诊断是手段，而不是目的，从手段是为正确有效的治疗服务的。如果偏离了为治疗服务的目的，单纯追求诊断的精确度，就会出现病人罪受了，钱也花了，病也查清了，治疗机会也失掉了的情况。这绝不是准确原则所要求的。准确原则要求医务人员从诊疗工作的总体上去理解把握它，树立正确的诊断思想和为治疗服务的目的，而不是单纯地追求医学科研目的或其他目的。

2. 积极充分地利用现实条件 医务人员要从询问病史、物理检查等最基本的诊断方法入手，并积极充分地利用其他可提供的诊断条件，应用循证医学的基本原则来提高诊断疾病的准确程度。在利用现代诊断技术的基础上，既不可盲目地作“撒网式”的检查，也不可简单地偏听狭窄的范围。而应结合病人的病情，综合考虑，慎重选择。

3. 严肃认真地作出判断 医务人员对待通过诊断方法所得到的医学事实，要认认真真、踏踏实实、身心专一、周全细致地分析研究，在去粗取精、去伪存真地认真严肃地思考后，可作为诊断结论。要反对漫不经心、敷衍了事、主观臆断的不良作风和行为。

医务人员正确地理解和贯彻准确原则对整个诊疗活动具有非常重要的意义。只有正确地理解和贯彻，才能保证医务人员的治疗活动具有积极的意义，才能保证对病人实施正确有效治疗的措施，从而达到良好的治疗目标，防止不必要的医疗事故和意外的发生，真正体现医务人员严谨科学的工作作风。

三、有效原则

有效原则就是要求医务人员采用熟识并掌握了科学手段，认真实施对疾病具有稳定、缓解、转归效果的治疗。有效原则就是对医务人员选择何种治疗手段的规定。科学地解决何种治疗手段可以用、如何用的问题。有效原则要求医务人员做到以下几个方面：

1. 学习和掌握科学的诊疗手段　所谓科学的诊疗手段，就是符合医学客观规律的手段，具体地说就是经过科学证实并被大量应用于临床，并证明有客观疗效的手段，医务人员应该努力提高自身业务素质，努力掌握医学科学手段。医学科学手段能否取得应有的疗效，不仅取决于它自身的效能，还取决于医务人员对它的认知和运用技能。

2. 认真实施有效治疗　一种较好的治疗效果的取得，不仅在于其治疗手段的选择，而且还在于认真实施这些医疗手段。这就需要医务人员在实施治疗时，要对技术精益求精，对病人全面负责，对操作一丝不苟，严格遵守规章制度和医疗操作常规。

3. 实事求是地判断治疗效果　是修正治疗中出现的偏差，达到理想治疗效果的重要保证。这需要医务人员去科学地评价治疗效果，既要注意病人的主观感受症状，更要注意体征及理化指标等客观情况的变化，还需要医务人员去实事求是地评价自己。医务人员应该充分认识到对疾病的诊治是一个变化的动态复杂过程，对这一过程的认识是永无止境的。在这个过程中不存在一成不变或一劳永逸的解决方法。所以，谦虚谨慎、正确对待自己作出的治疗决定，就成为医务人员必须具备的优良品质。

临床诊疗工作的核心任务要求医务人员贯彻有效原则，这是因为医务人员的职责就是运用医学知识满足病人对治疗疾病的需求。医务人员在履行自身职责的过程中，采用何种手段，以何种态度去运用这些手段的问题，应在有效原则中得到体现。有效原则对医务人员应采用何种手段的规定，体现着医务人员的科学精神与庸医骗术的本质区别。贯彻有效原则的结果体现着医务人员劳动的社会价值。

四、择优原则

择优原则就是要求医务人员认真仔细地选择使病人受益与代价比例适当的治疗措施。医务人员要在诊疗工作中贯彻择优原则，需要做到以下几个方面：

1. 选择适当诊治目标　择优，就是要求选择较为理想的治疗方法，而这种治疗方法的选择，往往与治疗目标的选择密切相关。只有适当地选择治疗目标，才能找到使病人受益较大而付出的代价较小的治疗方法。

2. 降低病人所付出的代价　当选择了适当的治疗目标以后，就需要医务人员在各种实现该目标的治疗方法中进行选择，其中一个重要内容就是努力降低病人所付出的代价。要确切地说，就是选择痛苦小、副作用小、费用低、能尽快达到治疗目标的治疗方法。但这并不是一件容易的事情，它需要医务人员不断地艰苦努力和自我修养，努力达到在面对各种复杂的情况时，始终能够从病人的利益出发，为病人作出最好的选择。

择优原则反映医务人员对病人周到服务，全面负责的高尚品质，是最大限度维护病人利益的有效保证。择优原则的贯彻不仅为医学科技的发展增添了不断的动力，也为医务人员不断提高自身业务素质和医德修养树立了新的目标。

五、自主原则

自主原则，就是病人在诊疗过程中，有询问病情、接受或拒绝或选择治疗方案的自主权。医务人员应该尊重病人的自主权，并把它作为诊疗行为的医德要求，严格遵守。

1. 为病人的自主选择提高充分条件　自主原则并不是降低医务人员在诊疗中的重要作用，而是相反，这是因为绝大多数的病人对自己的健康十分关注，他们要对各种可能的诊疗措施及其中的风险作出正确的选择和承担，这就是更加需要医务人员的详细告知。因此，医务人员应从过去“让我看病就要听我的”行医作风中摆脱出来，努力为病人的自主选择提供充分的条件，这需要具体做到：向病人详细解释病情，告诉病人治疗或不治疗会出现的情况；告诉病人各种可能的治疗方案；提出医务人员自己认为的最佳治疗方案，告诉病人在要实施的治疗方案中的注意事项和如何配合治疗。

2. 正确对待病人的拒绝　医务人员对自主原则的贯彻，在病人的自主选择同医务人员的想法一致时，做到这一点并不困难。而问题在于医务人员费尽心思地思考出来的诊疗措施，与病人的自主选择不一致遭到拒绝时，如何贯彻自主原则。当这种情况出现时，医务人员要对病人的自主选择能力进行判断，而这种判断是确定病人的拒绝是否有效和医务人员选择对策的重要依据。在对自主选择能力进行判断以后可根据其结论采取相应的对策。对于自主选择能力丧失的病人，应该把其选择权转移给家属、单位、监护人等，由他们作出自主选择，而不考虑病人的拒绝。这种转移是必要的，因为病人的健康与否同他们有着更为直接和密切的关系，而且也是法律所要求的通常做法。而对于自主选择能力正常的病人则应：设法搞清楚病人拒绝的真实理由，从而为病人提供对于治疗措施更充分的解释并帮助其克服接受诊疗措施的困难。如果这种努力失败，则应该尊重病人的意愿，同时做好详细和完整的病案记录，必要时应有病人和家属的签字。这是医务人员遵守医疗卫生法律法规的道德表现，同时也是避免引起医疗纠纷的重要措施。

3. 拒绝病人的不合理要求　从一般意义上讲，任何人的要求都不能损害他人和社会公众利益，都不能把自己凌驾于社会和他人之上。所以，只有在尊重社会公德、尊重他人的前提下个人的自主权才是有效的和被尊重的。同样在医疗实践中，病人及其家属，单位的自主选择诊疗方案的权利，只有在遵守上述原则后才会被承认。凡是病人作出各种有悖于国家法律、法规、社会公德的选择，医务人员都有权给予拒绝并要采取相应的措施予以制止。

自主原则在诊疗实践中，具有重要的意义。这是因为，无论何种诊疗措施都是实施在病人身体上的。病人就是诊疗的受益者，同时也是风险的承担者。而病人享有的自主权利，决定了病人可以自主地选择何种诊疗措施。这种自主选择是维系治疗与被治疗关系的核心。尊重和维护病人的自主选择，不仅在道德上而且在法律上都有重要意义。

第五节　口腔医生医疗实践中易发生的疏忽问题

一、口腔外科拔错牙以及严重误伤好牙

1. 工作时思想不集中，错写牙位，如正畸治疗前建议拔除 14、24，写成 34、44，导致术者拔错牙。

2. 诊疗时马虎，如口腔内科医生建议拔除 14，却错看成 24，而将其拔除。

3. 处理时粗心，拔牙时不核对牙位，如本来要拔除残冠 13、25，却把 12、24 拔除。

4. 图省事，违反操作常规。如拔除阻生牙时，不按照常规操作，而强行拔出。

5. 使用药物和材料时不认真查对，如将樟脑酚作丁香油调拌，将失活剂当塞治剂塞进拔牙创内。

6. 口腔专科检查不仔细，把刚萌生出的恒牙当作乳牙拔除。

二、口腔诊疗中的误咽/误吸

（一）分析发生原因

1. 医疗因素　①年轻医生临床工作时间较短，操作经验不足。缺乏对于突发事件的应急。②医生有时在安装时钻针未完全就位即开始预备操作，从而形成了潜在的安全隐患。③缺乏细致观察，如在磨牙过程中及时发现钻针长度的改变等。

2. 护理因素　护士应变能力不足，如对突发事件的处理不及时，未能有效的配合医生及时处理突发的事件。例如，四手操作不到位时：①口腔治疗后磨牙时，由于操作位置靠后，视野有限，灯光不到位，影响医生的操作；②护理配合缺乏主动性；③吸引器位置摆放不正确等。

3. 硬件因素　如涡轮手机年久失修，存在安全隐患，钻针金属疲劳，硬件措施不到位或未使用等。

4. 病人因素　老年及放疗后的病人，吞咽反射迟钝，对口内异物不敏感。有文献报道，有 1/3 的帕金森病病人均伴有吞咽困难。随着年龄的增长与吞咽功能相关的头部和颈部的解剖、生理以及神经功能发生退化，这种出现在健康老年人身上的吞咽功能改变称为老年性吞咽困难，吞咽储备功能自然减退。还有吞咽困难随着年龄的增长而递增，易造成误咽。慢性咽炎病人，对于口腔治疗过于敏感，极易发生干呕、病人恶心，易发生误咽。

（二）有效预防措施

通过分析上述原因，我们在临床护理中针对可能发生误吞或误吸的操作环节进行了整改，提出有效预防的措施。

1. 医生方面　①提高警惕，加强操作熟练程度，对待病人认真负责；②有效使用橡皮障，保证医疗安全。

2. 护理方面　①提高护士责任心，精进四手操作护理配合，做到眼看、耳听、手稳、心细。②配合中，做到治疗前不会坐等治疗开始，治疗时不会坐等指令，整个治疗不会只扮演一个吸唾护士，也不会只等医生习惯自己的护士。③正确有效使用吸引器，吸引器位置摆放正确，同时牵拉口角保护软组织，使医生术野清晰，便于操作，减少安全隐患。必要时配备牵拉器或第二支口镜，协助医生牵拉口角和保护软组织。及时调整灯光，使医生术野清晰，积极传递所用器械，合理调整椅位。在治疗上颌牙时，上颌牙列的咬合平面与地面平行，下颌牙列与术者的肘关节在同一高度或下领略低。④配合中，一定做到嘴勤，反复叮嘱病人，有异物脱落后，一定要及时吐出，降低误咽风险。⑤结扎丝、牙线、延长线的使用。护士陪同病人拍摄诊断 X 线，及时应用延长线，避免误咽的发生。种植病人所用种植工具体积较小，避免脱落口腔，提前做好延长线。⑥根管治疗普遍应用橡皮障，修复专业也已经开始普及使用，，如桩冠的预备等。⑦粘接棒，持针器，咬合纸夹持器，锁扣捏等的临床使用，有效避免了诊疗时磁性附着体，根管锉，咬合纸，纤维桩等小器械的脱落，保证了病人安全。⑧治疗过程中护士及时提供毛巾或餐巾纸，随时擦去医生手上的唾液，降低湿滑度，从而减少器械的滑脱的风险。

3. 硬件方面　①善于观察发现有隐患的器械，及时送修；②与后勤部门及时沟通，定期对于涡轮慢速手机进行检修；③护士定期检查高速低速手机，发现问题及时解决。

4. 病人方面　接诊老年、放疗后及帕金森病、慢性咽炎的病人时，医护需高度注意，在调整椅位时避免使病人头部过度后仰；随着治疗的进展及时调整手术照明，提供充足的光源；合理应用橡皮障等辅助措施。准确的四手配合，吸唾到位，避免刺激咽部，引起病人不适，从而有效地减少或避免危险的发生。

（三）应急措施

一旦发生误吞或误吸应及时采取快速有效的应急措施。

1. 如异物脱落致一侧咽后壁，医护人员设法不让病人闭口，利用口镜或手指撑开病人的口腔，同时协助病人头部偏向脱落物一侧，下颌后缩，拍打病人背部，并及时告知病人勿做吞咽动作，协助病人吐出异物。

2. 如病人误咽，及时做好心理护理，护士积极安抚病人及家属情绪，协助医生通报上级。做好突发事件的应急预案，向病人解释此类情况发生的可能性。减少不良情绪的发生。

3. 安排病人拍摄胸腹部X线。确认异物在消化道内，嘱病人回家后，多食粗纤维食物，以便异物排出，密切观察大便，确认异物的排除。如误吸入气管，应立即安排病人进行检查，联系胸外科，气管镜取出，必要时开胸取异物。

4. 嘱病人观察排便情况1～3天，每天定时电话回访，询问病人是否有异物排出，同时安抚病人及家属情绪。

5. 如异物排出，继续口腔治疗，应提高警惕性，并在治疗过程中更加细致入微，减少病人不安情绪。

6. 如异物3天内未能排出，及时通知医生，安排病人入院进一步治疗。同时一定要对病人进行心理安抚，以免引起病人的不良情绪，从而引起不必要的纠纷。总结误咽消化道的器械一般能自然排出。严格按照口腔诊疗的规程操作，是防止器械误咽误吸的根本方法。同时，橡皮障的临床应用和精进四手操作护理配合也是预防方法之一。

万一出现器械误入，应采取及时有效的措施，严格做好病历记录，必要时将病人入院观察，同时需要保留完整的证据链，维护医患双方的合法权益。

三、误断下颌骨

拔除下颌第三磨牙阻生而造成同侧下颌骨折，拔牙造成下颌骨骨折。

可有下列因素：①局部解剖结构上的原因，如阻生牙埋伏过深，使下颌角骨质宽度变窄，连接减弱；②局部病理改变，如患有囊肿、肿瘤、骨髓炎等；③拔牙时劈冠、去骨锤击过多、或用力过猛；④病人年龄过大，加大了去骨和劈冠的难度。劈冠多次不成功，应特别警惕并发骨折的发生；⑤术前未拍X线片了解牙齿阻生情况，手术操作带一定盲目性，这些都与并发骨折有一定关系。

四、死亡事故的原因与教训

1. 颞下颌关节强直松解术后呼吸窒息死亡　病人第一次手术后关节强直复发，返回要求做第二次手术。术者在行关节松懈后，试图以胸锁乳突肌皮瓣填塞做颞关节成形，因分离肌瓣时为潜行进行，止血不彻底，术后皮下渗血，水肿严重。当颈部出现较广泛水肿时，对其可出现的严重后果估计不足，抗水肿治疗措施不力，出现呼吸困难后，气管切开不及时，使病人手术后第2天因呼吸窒息抢救无效而死亡。

2. 病人是急性白血病　病人因牙龈出血来诊，接诊的是一位刚毕业的口腔医生，错把白血病引起的牙龈肿胀看成是慢性牙周炎，告知病人提出拔牙可止血后，因此拔除两颗下颌磨牙。术后渗血不止，经多种止血方法无效。后来并发拔牙创感染，白血病加重。1个月后，死于白血病。死者家属把死因归结于拔牙，造成较棘手的医疗纠纷。

医生在执业过程中不只是和疾病打交道，更要和病人、家属等各式各样的人打交道，交往中遇到很多问题，而这些问题往往需要分情况讨论，没有绝对正确的答案。正是这些，使得医生这个职业不仅仅是一份工作，更是一门艺术。他不只是一个医学问题，同时又紧密与经济及伦理有关。

第三部分 口腔临床医患沟通技术

第十二章

总论
基于实证的口腔临床医患沟通技术

孙卫斌 教授，主任医师，医学博士

任何医患沟通理论都是建立在医患关系基础之上的。近年来，医患关系成为我国社会的热点问题，一个不争的事实是，这源于社会发生的大量医患纠纷，甚至是恶性纠纷事件。这种具有讽刺意义是，医患纠纷数量的上升促进了对医患关系的研究，也促成了医学院校重视和开展以医患沟通为中心的医学人文课程建设。医患纠纷成了医学教育重视人文课程建设重要的促进因素。从概念上说，医患纠纷是医患沟通中的特殊形式，医患沟通又是医患关系的具体方法，医患沟通内在地反映医患关系问题，外在地应用于医疗纠纷实践。

医患关系是医生与病人之间以促进病人健康为目标的人际关系。狭义的医患关系是指其权利义务关系，即特指医疗机构及其医务人员与病人之间的关系；而广义的医患关系则是包括整个的医疗服务的行为，包括医疗部门及医疗相关其他部门与病人形成的一种权利义务关系。从医患主体来看，医患关系也有广义和狭义两种不同：狭义的医患关系仅指参与医疗活动过程中的一种特定的关系，即医生与病人个人之间的关系；广义的医患关系中的医方不仅包括医生本人，还包括医疗技术人员、护理人员以及医院管理人员，甚至还包括医疗卫生机构整体，而患方也不仅仅指病人自身，还包括病人的亲属、监护人或者其所在单位等组织群体。这种处理疾病过程的双方建立的人与人的关系都属于医患关系。

医患关系存在信息的不等称性质，从医生来说，在医疗活动中医生拥有病人疾病相关的心理、社会和身体的各方面信息，而病人则没有。医生不仅掌握疾病相关信息，而且会详细询问病人的病史，包括生活情况甚至个人隐私，因而可全面了解和理解病人，但病人恰恰相反，病人不可能了解经治医生的健康状况和心理特征，甚至也不可能了解医生个人习惯喜好。从信息沟通角度说，医患之间信息是非对称性的，医生在与病人沟通信息时是从病人需求出发，要让病人具备必要的信息，尽量缩小病人与医生的信息不平衡，做出的决策应该是病人与医生一起做出的结果。从治疗过程的来说，医患关系是医生和病人相互讨论共同改善病人健康的公平治疗关系，反映医患关系的主要因素包括：就医的时间和目标、病人价值地位以及医生的治疗。医患关系的概念应该更多地体现医患之间的人际沟通，要体现医务人员的人文关怀而不仅仅是疾病。医患关系要体现信任与帮助，情感融入的理解和人与人之间的信任关系等。从依存关系说，医患关系应该是在治疗过程中互动、互惠和信任的关系。医生对病人的健康期待要能够给予病人以信心，而病人对医生的技能知识的依赖也是医生职业信心自我认可的依据。而且这个过程是互动的、多层面、在交流中产生的、而且常常并不明确表达。事实上，这种互惠的医患关系即诊疗过程中医生和病人之间形成的关系是基于互惠的相互期待关系。

正因为如此，医患沟通既有个体的互动，也含有社会的需求和期待，既是一时一事的具体行为，更反映出人际关系的社会现实，既是医患双方的信息交流，更在其中不断地进行主动与被动的利益交割，既是具有个体的特殊性，更带有普遍性特征，具有可实证的发展规律。它具有科学规律、人群特征、社会内涵和学科专业性。

第一节　医患沟通是医学教育的普遍需求

长久以来，在我国临床实践中，医患沟通还没有作为临床技术看待。传统的对医疗技术、医学教育认识仅仅局限于诊治疾病的具体行为，而把医患沟通的效果看成是医生本人的“服务态度”问题。20 世纪 70 年代以前，临床能力还只包括医学知识、临床诊断和治疗技术三个方面。临床沟通并没有位列以上能力其中。事实上，当有人提出应该开设正规的沟通教育和课程时，专业界的反应也是负面的多，认为“沟通”还算不上医疗技术。

但近几十年来，情况有了很大的改变。现在，不仅从事医学教育的人而且临床医生也大部分认为，沟通技能是一项基本的临床技能；在临床医学领域，各个层面的临床沟通技能课程都得到了广泛的推广。包括口腔医学教育中，哈佛大学牙医学院等国外口腔医学院校本科培养计划中就已经把医患沟通作为基础课程，并且从一年级开始各年级开设分阶段的医患沟通课程。各级医学学术团体及认证机构是这一发展背后的推动力量，促成了现在多数医科院校把学生医患沟通能力作为毕业生临床胜任力的指标之一。同时，研究人员、医学教育工作者、资助机构和医务人员本身也发挥了重要作用，促进不断提升医患沟通技能教育和实践水平。事实上，这已经变成了一种跨文化现象，在观念和实践方面造成这一转变的主要因素有两个。第一个因素是有关医学沟通的实证证据的激增并且该类研究引起了社会对医学沟通相关研究的积极倡导。虽然早在二三十年前就有了实质性的证据，但是大部分的研究是在过去的十年中完成的。另外，音像技术发展、新媒体的传播也为沟通交流助力，通过各种媒介的传播，使大家更加了解医患沟通研究的成就，了解沟通技术的内涵和外延，了解沟通技术对临床的影响，了解学习沟通技术的意义。

良好的医患沟通能改善医患关系，帮助医生准确诊断和实施治疗，提高病人对治疗的满意度和依从性。在今天，这已经被许多专业人士所确认。国际医学教育从教学目标、内容、方法以及教学评估等方面对医学院校培养的未来医生应该具备“与病人良好交流的能力”做出了明确要求，并形成了培养目标明确、课程形式稳定、教学方法多样、测评方法可靠的教学组织体系。相比之下，我国的医患沟通教学起步晚，发展较缓慢。因此，面对当前医患关系的现状和医学教育发展的需要，应该重视医患沟通教育在医学教育中的地位和重要性。医患沟通是医学实践过程中不可缺少的一环，医患沟通是行医素养也是医疗技术，首先，我们需要了解的是医学教育的对象对这个技术的认识和要求，从中方可知晓教育受众的目标。这也是教学目标设计的基础和依据。

案例 1：衡阳医学院武亮亮自行设计"研究生医患沟通问卷调查表"，问卷调查表的内容包括一般信息（年龄、年级、性别、专业）、对医患沟通重要性认识、医患沟通教育现状、影响研究生与病人关系的自身因素及社会因素。以不记名方式分批向该校临床医学专业一年级到三年级的研究生发放问卷，每一批问卷在当天收回，于一周内完成调查。收回后汇总并通过 Excel 工作表对数据进行统计分析（表 12-1，表 12-2）。从结果看，绝大部分研究生认识到医患沟通的重要性，并注重提升沟通能力。

表 12-1　衡阳医学院临床医学研究生对医患沟通重要性认识调查统计表

	赞同 /%	中立 /%	反对 /%
医患沟通技能与专业技能同等重要	325（96.2）	13（3.8）	0
多数医患纠纷是因为沟通不到位	228（67.5）	86（25.4）	24（7.1）
医患沟通知识缺乏会影响工作效率	295（87.3）	43（12.7）	0
注重提升自己的医患沟通能力	240（71.1）	86（25.4）	12（3.5）

表 12-2　衡阳医学院临床医学研究生医患沟通教育现状调查统计表

	赞同 /%	中立 /%	反对 /%
很有必要开设课程	310（91.7）	23（6.8）	5（1.5）
对该课程很感兴趣	323（95.6）	12（3.6）	3（0.8）
该课程对临床工作有帮助	203（60.1）	123（36.4）	12（3.5）
喜欢目前的教学方式	144（42.6）	78（23.1）	116（34.3）
采取多种形式教学	326（96.4）	12（3.6）	0

案例 2：为了使医患沟通方面的教学更有针对性，首都医科大学口腔医学院江青松对 213 名硕士研究生和七年制本硕连读生进行调查分析，学生对 19 项医患沟通教学内容进行了自我评分。结果显示：不同年级间平均分表现出随年级从低到高的递增趋势。硕士整体入学年份早于本科学生，前者总平均分高于后者，差异有显著性（$P<0.05$）。有 13 项硕士得分高于本科，其中男生间 1 项差异有显著性（$P<0.01$）；女生间 6 项差异有显著性（$P<0.05$）。男女总平均分没有差异，11 项男生平均得分高于女生。评分最低的前三个问题是：事先了解病人已经知道的内容；请病人复述治疗方案；对医患沟通能力的信心。评分最高的前三个问题是：用语言问候病人；告诉病人术后并发症及如何应对；用开放式问题询问就医原因。调查结果凸显了医学生医患沟通的特点和存在的问题，对于教学具有一定的指导意义。

案例 3：中国医师协会组织的第四次医师执业状况调研报告显示，男性医生（54.13%）明显比女性医生（43.13%）对目前的职业环境不满意，造成这一差异的原因可能是随着社会的进步，尊重女性成为一种修养，所以即使有不满，患方对女性医务人员的隐忍程度较高，相反，患方对男性医务工作人员的不满较易表达出来，因此造成了男、女性医生在职业环境感受上的不同。而医生级别越高对医疗执业环境不满意比例逐级上升，其中正高级别医务人员不满意的比例最高，为 55.47%，调查者认为，这可能和高级别的医务人员责任心更强、工作压力更大有关。从医院级别上，一级医院满意程度较低，仅 11.46%，还不到三级、二级医院平均满意率（19.84%）的 2/3；在医院所在地区上，乡村医院工作人员对执业环境的满意度最低，其中不满意的比例高达 59.86%，满意的比例仅为 5.44%，满意度还不到城市和县城平均满意度（18.04%）的 1/3。上述数据说明一级医院或乡村医院等级别较低医院的医疗条件和医生个人成就感不尽人意，若不加大基层和乡村医疗机构的投入，基层医务人员队伍的稳定问题会成为影响初级卫生保健目标实现的制约因素。与之前调研数据对比来看，在中国医师协会首次进行的医师执业状况调查中，认为医师执业环境良好的占 5.18%，较差和极为恶劣的共占 60.67%；第二次调研中，认为医师执业环境良好的占 7.1%，较差和极为恶劣的共占 48.4%；第三次调研中，认为当前医师执业环境“良好”的占 7.44%，而选择“较差”和“极为恶劣”的则共占 63.61%。即前三次调研中，分别有 63.67%、48.4%、63.61% 的医师对其当时所处的医疗执业环境是不满意的。从以上几次数据的对比，前三次医师执业的满意率没有明显变化。

第二节　医患沟通是可教学的临床技术

如上所述，医患沟通是从事临床工作必备的基本技能。它与望、触、叩、听一样是医学生必须掌握的临床技术。医生的临床医学水平反映的是其综合能力，医疗活动是与人打交道的工作。不能简单地把诊疗活动看成就是治病，更重要的在于人的复杂心理情感的交流。医患沟通是一名优秀的临床工作者不可或缺的学习内容。同时，医患沟通与其他临床技术一样，需要从多方面去掌握而不是仅仅针对技术本身。像所有技能一样，要想保证自己的水平在不下降，就需要经常磨炼，技术荒废就会逐渐退化。医患沟通也是一样，需要在临床上不断磨炼，许多从临床医生走上行政岗位的专家之所以不脱离临床，就是珍惜那份临床与病人交流的“感觉”，因为这份感觉，有熟悉的环境，才能使自己不失去医生的职业素养，不丢弃医患沟通的娴熟技艺。

实际上，医患沟通不仅是医生个人能力问题，而且也是一种可教学的技术。在临床工作中，一些临床医生与病人产生纠纷，有时他们强调自己的先天的个性，认为自己就是这么的讲话、这么个“态度”。而对另一些善于处理医患关系的医生，则认为是“他们性格而已”。事实上，把医患沟通简单认为是个人性格是不专业的。的确，临床上医生与病人的沟通常常表现出医生的个性特征，但作为职业素养，我们更应该知道，医患沟通是一种可后天学习获得的技能，而不是与生俱来的个性特征。当然并不是说沟通技能与个性完全无关。与所有知识的学习一样，学习态度和学习习惯会影响学习效果；而个性对态度和习惯都有影响。不过，任何个性的人只要认真去学，都可以学会医患沟通的基本技术，这与学习解剖学、生理学是一样的。在临床上，对每一位涉及医患关系的人来说，不论是对临床实践充满期待的实习医生，还是与病人沟通时产生纠纷的高年资医生，撇开特定的心理异常或刻意的冲突问题不谈，即使是面对沟通持消极或否定态度的人，也可以通过采用适当的路径进行有效沟通。从职业角度说，医患关系、医患沟通、医患纠纷都有其基本规律，都是可实证的客观现象，也都是有相应的技术路径去处理。也都需要寻求最便捷的路径进行沟通，目的都是寻求病人利益的最大化。

案例 4：1999 年，欧洲医学教育学会对医患沟通教学进行循证医学评价，其中 180 篇论文中，按照质量分级，81 篇为实证性研究，达到文献高或中等级质量标准，其中包括 31 篇随机对照研究、38 篇开放研究以及 12 篇描述性研究。结果表明，医患沟通是可实证的技术方法，包括 10 种实证性的研究方法，如课程评价、书面报告、认知能力测试、自身体验分级、心理测量、采用分级的观察评价、音像交流的分级评价、OSCE（客观结构化临床能力考试）、病人对学生的打分评价、病人的效果等。这些都是可以通过实证性研究进行的医患沟通技术的效果评价。因而，作者认为，医患沟通完全可以进行课程教学，它有实质性内容，有教学效果，可进行教学评价。并且不论是对学生还是对不同层次的医生来说，这一结论都是成立的。文献显示，从初级保健医生到专家都可通过学习提高沟通水平，而医患沟通能力对所有的医生同样重要。

这个案例材料证明，研究医患沟通及其教学效果是可实证的，是有定性定量指标评估其效果的，也是有明确的教学方法的。但是否需要通过课堂教学在认识上还是有不同。有些人认为，医患沟通就是经验积累。年轻医生更多地从前辈获得医患沟通的经验教训。其实，经验本身未必都是对的。经验可以是好习惯，也可能是坏习惯，但是我们往往不会仔细辨别行为是好习惯还是坏习惯。Peter Maguire 纵向观察医患沟通技术的变化过程。他发现，没有明确的干预的情况下，从临床获得的医患沟通技术最后都会保留下来。但他提出一个问题，临床上医患沟通的经验更多的时候都是在失败纠纷中体验的，这种时候往往并不是他们理性总结的最好时机，而相反，失意的时候人的观察力理解力常有偏差。因此，理性的经验和理论不应该过于指望当时。因为实际上这不是学习医患沟通技术的理想时机。

年轻医生往往把学习医患沟通技术寄希望于直接的临床体验，或者想通过跟着带教老师获得如何沟通或者观察他们老师如何面对麻烦。这本身没有错。但是，临床带教老师并不是专职教学的岗位，他们都是实实在在的临床一线医生，尽管学习者认为他们是在现实中观看他们的带教老师处理病患，但他们其实通常看到的主要还是临床诊断和临床治疗的过程。看到的往往是处理疾病的片段时间，很少有机会观察到或讨论过医患沟通过程。正如学生看到课堂上老师两个课时的演讲，不知道为了这两个课时老师备课的过程。对于许多病人，尤其是慢性病，医患关系的建立和医患沟通的过程并非门诊那短暂的一点时间。在与病人第一次见面时和他们建立关系、了解他们的全部的或者特定的病史、做出解释和计划、始终与病人沟通治疗等等，这些过程显然对最终门诊处理非常重要，但学生并不了解。于是，作为学生一般开始都认为医患沟通很简单。但事实上从沟通到处理很多的事情，诊断处理往往占据了临床见习的核心，医患沟通常常被忽略了。同样，临床带教老师很少从头到尾跟着实习医生诊疗病人的全过程。因此，实习医生很难得到自己与病人沟通的详细反馈。这就像运动员的教练告诉他，要想成为优秀选手就是要看明星比赛，很显然，这是对的，但看比赛代替不了训练。临床实践是学习医患沟通有效途径，这也是对的，但这不够，还需要系统的课程学习。

此外，就医患沟通来说，经验并不利于准确地认识自己。国外曾经有人做了一个有趣的实验。研究人员问医生：你们认为自己在 20 分钟的诊疗过程中花费了多长时间在与病人的交流上？医生们认为他们花费平均 9 到 10 分钟，但是实验中实际记录的时间还不到 2 分钟。所以，这些自我评价的数据并不可靠。

当然，理论还是要转化为实践。首先，知识本身不能够直接转化为行为。理论读的再多，课程听的再多，最后还是要实践。还是要到临床实践中去做。掌握知识不等于就可以做。如果真的想要提升技能，最终还是要临床实际中去做。

应该注意的是，对于医患沟通技术来说，不论是医学生还是有多年临床经验的医生，人际沟通都不是陌生的东西，因为人际沟通贯穿于人们生活的各个部分。相对于其他医学课程来说，人际沟通与个人性格和自尊都有关系，医患沟通能力与个人平时为人处世的能力也有关。从课程教学来说，没有人是从零开始学习沟通的，所以每个学生都是在自身不同基础上提高，课堂教授的东西对任何人来说都不是崭新的知识。事实上，人际沟通是每一个学生日常生活中一直在做的事情，而且每个人都认为自己所做的是起作用的，即便在很多情况下他们并没有仔细考虑过如何做和做什么，但每个人都还是认为自己已经做了很多。

临床人际沟通交流并不是一件简单的事情。这里的成就没有止境，永远不可能到达最高境界，也不可能说已经熟练掌握了或者不需要学习了。学习和提高医患沟通能力没有捷径。穷尽各种资料也不可能有任何一种方案放之四海而皆准。提高职业能力以专业性的技术处理临床医患沟通包含了复杂并相互关联的一系列技能。因此，学习、维持和提升医患沟通能力是一项终身的任务。

以实证为基础的沟通技能就是医患沟通的科学基础。在临床上我们面临医患沟通的问题时，我们要时时告诉自己，医患关系、医患沟通、医患纠纷都是有客观规律的。我们需要理性地掌握这些规律，掌握沟通技术，这是我们的职业的要求。学习沟通技术需要按照一定的课程规律去做，要在课程中学，也要在临床实践中学。要正确处理好课堂教学与实践中提升的关系。另外，综合运用沟通技术是无疑的。沟通技术很多，在口腔医学临床也有其特点。有些沟通技能只是医疗技术的补充。事实上，一旦掌握了这些沟通技能，并不需要太多的时间来实施。从另一方面来说，在掌握沟通技能的过程中，专注于医患关系，或者以病人为中心的临床的确会花费更多的时间。但积累的越多，学习新东西越快。掌握医患沟通技术是多方面的，要注重其核心问题和关键问题。这就是信任的建立。

第三节　建立信任是医患沟通的关键技术

信任是接受的基础。事实上病人接受我们的医疗服务是有感情因素的。他们首先希望得到的重视，不管是从人的角度还是从作为病人的角度都是如此。从我们医生的角度来说，许多时候考虑的都是纯粹的临床疾病或者是科学原理，但病人更多的是考虑的是个人感受。有时候我们看到的是比如充填体边缘的细微的密合问题，病人考虑的是你在做的过程中他是否愉快，感觉舒服则心理愉快。这并不是说我们要去哄病人，但谁又愿意受气呢？作为医生，取得病人的信任是非常重要的，正如密西根大学牙医学院 Mark Murphy 教授所说，信任是病人接受治疗的基础(trust is the foundation for accepting care)。

年轻医生经常抱怨，病人不信任自己。他们经常会对病人说，你得相信我。问题是口腔临床技术很专业化，如何让病人信任你。最好是，我们问了病史，做了检查，病人主动地说“医生，我应该怎么做?”。但往往不是这样，都是我们医生问了这样问了那样，做了检查，最后还是我们直接告诉病人如何如何。问题在于，许多病人的确就是这样接受医生的意见的。但还有许多病人不是。原因在于他不了解诊断过程，口腔临床非常特殊，病人的病变感受深，因为牙齿和口腔组织丰富的感觉神经分布和特殊的组织结构。但他无法看到或者说我们绝大多数情况下并没有给病人看到诊断和治疗的过程。取得病人信任一个重要的方法就是让病人看到，让他有“眼见为实”的基础。病人看到牙齿的情况、看到裂纹、看到裂开部位、产生的结果，他就容易信任。但这是临床设备的问题，不是都能够达到的目标。

当然，信任的问题不仅仅是技术性的，还有明显的文化因素。福山在其《信任：社会德性与繁荣的创造》一书中，更将信任提高到影响和决定一个国家经济繁荣、社会进步的层面。但是，关于中国人的信任问题，无论在理论和学术的研究探讨中，还是在对信任本身概念和意义的分析建构中，都始终存在着众多的分歧。其中一个方面就是关于中国人之间是否存在信任以及存在何种信任的问题。信任像空气一样对人类社会生活具有不可或缺性的影响。许多西方学者对中国人信任问题进行分析研究，并形成了影响持久而广泛的理论。韦伯在关于中国宗教的研究中涉及信任问题时就明确指出，中国人彼此之间存在着普遍的不信任。中国人的信任不是建立在信仰共同体的基础之上，而是建立在血缘共同体的基础之上，即建立在家族亲戚关系或准亲戚关系之上，是一种难以普遍化的特殊信任。Hanmilton 在研究"何以中国无资本主义"的问题时，着重分析了以"行会"形式存在的近代中国商人组织，指出个体商人的市场可信任度完全取决于这个商人所归属的行会组织，而这种行会组织乃是依据乡亲族党的联系来组建的，因此一个商人的可信可靠及商业上的成功最终是建立在乡亲族党的关系之上。福山则更进一步将人际信任扩展到关于社会信任的分析探讨之中，认为在传统国家里，一切社会组织都是建立在以血缘关系维系的家族基础之上，因而对家族之外的其他人缺乏信任，这样的社会是一种低信任度的社会，也是一种缺乏普遍信任的社会。这是不是中国现实医患关系的文化根源还需要深入探讨，但至少值得我们去观察与思考。

案例 5：2014 年 5 月 12 日至 30 日，首都医科大学"基于信任理论的首都国际化大都市医患关系研究"课题组，进行实地观察和个人访谈。3 家医院各选取门诊量较多、一般和较少的 3 个科室（内科、外科、中医科）进行全面观察；各室随机选取 24 名病人共计 72 人，进行深入访谈。观察访谈的 72 位病人中，有 47 位（65.28%）病人有特别信任的医生，25 位（34.72%）病人没有特别信任的医生。数据显示，到北京市三级医院就诊的病人对医生的信任程度总体较高。在个人访谈中，我们也感到，病人对医生信任方式的建立，一个来自切身感受，一个缘于熟人介绍。在研究病人信任的原因时，在某医院看病的一位女性病人表示："医生诊疗细心，问诊耐心，关键是诊断准确，开的药疗效显著，因此信任医生。"另一个医院的一位病人表示："在这接受针灸治疗，先是自己看的好，又介绍爱人、岳父母还有全家都来针灸，特别信任这位医生"。在这里，最终仍然反映了血缘关系在医患信任中的作用。西方学者韦伯提出"特殊主义信任"与"普遍主义信任"理论，前者是以血缘、地缘、业缘关系为基础，建立在亲人、熟人之间的信任；后者是则超越亲人、熟人范围，扩展到陌生人之间的信任。可以看出，病人以及其亲戚朋友对医生的信任是普遍主义和特殊主义信任相互渗透的结果。

撇开文化问题不讲，撇开口腔临床医疗中视觉限制的技术问题不论，需要强调的是，口腔医疗工作中信任还是我们需要特别关注的问题。口腔疾病慢性病多，诸如牙周炎、口腔黏膜病、错颌畸形都是需要长期反复复诊的疾病。龋病、牙髓病、修复治疗等也都是需要定期复查复治。长期的就诊、定期复诊病人的信任尤显突出。取得信任、保持信任在口腔医患沟通技术中占有核心地位。事实上，不仅如此，信任也是可实证的研究指标。

案例 6：了解病人对口腔科医生的信任程度对开展临床工作是非常重要的信息。尤其是对于口腔临床医患沟通、处理医患纠纷以及口腔科焦虑症病例。口腔科信任测量（dental beliefs survey，DBS）是一种对病人信任度进行结构化评价的问卷，主要反映病人对口腔科医生的信任态度。许多研究认为 DBS 能够准确量化评价信任与口腔科焦虑、病人行为和心理紧张的关系。Abrahamsson 采用改良 DBS 对 278 名定期复诊的口腔疾病病人对医生信任度进行测量分析。受试者平均年龄 54 岁，61% 为女性。采用主因素分析法（principal component analysis，PCA）和验证性因素分析法（confirmatory factor analysis，CFA）两种分析 DBS 的结构因素。结果显示病人对口腔科医生的信任度要从医德（ethics）、态度（belittlement）、沟通与同情（communication and empathy）及控制与焦虑（control and anxiety）四个方面进行评价能多维度反映病人的态度。证实 DBS-R 在评价病人对口腔科医生和诊疗方法方面是可靠的指标。但效度还有改进的空间。

信任就是接受，只有信任才可能接受。要深入研究信任在口腔临床医患沟通中的意义，要从实证的角度考察信任对医患沟通的影响。事实上，我们在研究和建立口腔医患沟通理论时，时刻把信任和建立信任放在关键的位置。从职业角度出发，沟通技术就是寻求最短的时间达到病人最大接受的目标。在本篇所论述的口腔临床医患沟通技术中，建立信任都贯穿在其中。口腔临床沟通技术既体现了临床医患沟通技术的一般特征和内容，也具有口腔临床实践的特色和特殊性。但无论如何，信任的建立无疑是最重要。本篇将从七个方面阐述口腔临床沟通的技术问题。

语言沟通是医患沟通的最主要手段。倾听是语言沟通的基础。倾听本身反映了医生对病人的尊重和理解。不管是问题的开放性还是语言沟通中的语义的通俗性与情感表达，核心就是体现理解并建立信任关系。

非语言沟通就是指用语言以外的，即非语言符号系统进行的信息交流。我们通过动作、表情、环境、服饰等要素向病人传递信息。有时体势更能传递信任与否的信息。医生不仅要充分运用非语言沟通技术体现关爱与信任，而且应该及时捕捉病人可能通过非语言符号传递的接受与否的信息。

知情同意是语言沟通的特殊形式。在临床实践中，知情同意也是建立信任关系的必要形式，同时也是信任关系的保障。在口腔临床实践中，采用知情同意书的形式越来越多。到底是医患信任下降还是现实需要，值得我们思考。

口腔科焦虑症是口腔临床医患关系的一种特殊表现。焦虑本身反映了信任不足，是对未来结果未知的表现。口腔科焦虑症的处理突出表现为如何建立信任的问题。也是临床口腔科医生必须掌握的基本技术。

口腔健康教育是口腔临床医患沟通的重要内容。医患关系是医生与病人之间以促进病人健康为目标的人际关系。而要实现促进健康，需要大量的专业知识。在疾病的治疗过程中，除了医生的工作，大量的辅助作用来源于病人的主动合作和配合。如何让病人信任并接受口腔卫生指导是口腔科医生的基本功。

信任在口腔临床实践中有特殊性。尽管它贯穿于各个沟通技术中，它本身也具有其规律。信任与否直接地影响疗效。

纠纷谈判并不是每个医生都遇到。但值得我们去了解基本技术。医患纠纷是医患关系的特殊形式，医患沟通是处理医患纠纷的核心。只要你是临床工作者，不管你愿意与否，医患纠纷随时随地会发生。谈判是处理人际关系的理性形式。谈判就是让步，谈判就是接受，接受谈判就是信任。因此，充分运用谈判技术取得和加深信任就是顺利处理医患纠纷核心。

第十三章

口腔临床实践中的语言沟通

谢思静　副教授，副主任医师，医学博士

案例 1：良好的语言沟通化解可能激化的矛盾

病人青年女性，中学教师。因“右下后牙反复肿痛数月”就诊，检查 48 近中阻生，无对𬌗，冠周尚可。诊断为“48 阻生牙”，建议病人拔除 48 阻生牙。接诊医生在治疗前与病人进行了详细的沟通，了解病人的诉求，告知病人阻生牙拔除的原因和必要性，以及术中、术后可能的并发症，其中包括下牙槽神经阻滞麻醉的并发症。病人知情后同意治疗，完成 48 拔除术。

1 周后病人就诊，诉拔牙后出现开口困难，吞咽和咀嚼时右耳前区疼痛，右颊部疼痛。尽管病人治疗前已知道可能出现并发症，但目前已影响日常饮食和工作，难以接受。自己在互联网搜索，怀疑是医生的操作过程有问题，导致感染，找医生要求有说法。

经治医生认真听取了病人的意见和诉求，语气平和地表示：“我非常理解您目前的心情和身体的不适感受。先让我给您做一个仔细检查。”经查：病人拔牙创口良好，磨牙后区无红肿，右侧颞下颌关节区压痛，开口度一指。认定为局麻或过度张口后出现“咀嚼肌群功能异常”。医生先告知病人检查的结果和诊断，并重点针对病人的疑问“感染”加以解释，告诉病人感染会出现的症状。接下来，耐心地指导病人如何进行热敷等简单的理疗方式缓解疼痛，告知病人约 2～3 周后症状可自行消退。同时，告知病人“1 周后复诊，期间有加重的情况或其他疑问可以随时来就诊。如果有必要时，会进行一些辅助理疗和药物治疗。”最终，病人接受了医生的建议，经两次复诊后，症状完全消失，病人满意离去。

案例分析：本案例中，医生自始至终对病人的诉求非常明确，表现出对病人的尊重，并且态度诚恳耐心，能够始终与病人保持顺畅的沟通途径，因此即便是出现了并发症的情况下，仍能够通过良好的语言沟通化解了可能出现的矛盾。在沟通过程中，医生能够使用对方理解的语言让病人理解并接受诊疗结果和方案，在出现问题时，医生表现出的坦诚和负责任的态度，有的放矢的说服病人，再次取得病人的信任，也给自己留下了余地。

案例 2：不良的语言沟通激化医患矛盾

病人中年男性，工人。因“左下后牙反复疼痛 1 周，加重 3 天”于医院牙体牙髓科和牙周科门诊分别就诊，最终诊断为“左下第二磨牙咬合创伤，中度牙周炎”，建议牙周系统治疗。病人因个人原因不愿接受治疗，自行到口腔颌面外科门诊要求拔除患牙。接诊医生检查后，告诉病人：“这个不属于拔牙适应证，不能拔除。”病人认为他有权要求拔除患牙，当即

"拍案而起"，在诊室吵闹，认为医生赚了他的挂号费又不给他看病。

案例分析：本案例中，病人就医时已带着一种负面情绪，经治医生由于没有注意到病人的特殊情况和真正诉求，尽管做出的诊断和治疗方案没有问题，但是语言处理方式"简单粗暴"，激化了医患矛盾。实际上，医生在接诊时如果关注到病人的就诊背景，对其诉求作出正确的判断。对于其错误的观点不要直接打击，而是表现出对病人的尊重和理解，用通俗易懂的语言解释病情，站在病人的角度告知其两种治疗方案的利弊，给病人留有一定选择的权利和空间，多数病人是能够理解并接受的。

第一节　语言沟通的基本要素与过程

语言沟通（verbal communication）是指以语词符号为载体实现的沟通，主要包括口头沟通、书面沟通和电子沟通等。语言沟通是医患之间的直接桥梁，是医生与病人从信息共有到达成共识的过程。它要求医生不仅要具备能使病人充分理解的信息说明技能，而且需要具备能与病人共感，引导病人主动、自由倾诉的技能。口头沟通是指借助对话形式进行的信息传递与交流。医生的语言表达水平会直接影响信息传递和沟通效果。同时，良好的语言是医生个人内涵的表达，也是医疗艺术的呈现。

一、语言沟通的基本要素与形式

（一）语言沟通的三大基本要素

1. 有一个明确的目标　体现在沟通开始时，从病人的话语中要明确把握他就诊的意图和诉求。同时，医生要表达出你要达到的目的，需要知道的信息。

2. 达成共同的协议　体现在沟通结束时，医患双方均能理解和明确共同面对的疾患和诊疗过程，并且达成共识。

3. 沟通思想和情感　在语言沟通过程中，由于医患双方知识、信息、理解等各种背景的不对等，很容易在思想和情感上存在障碍。因此，语言交流的过程中，医生在充分掌握病人疾病信息，以及病人的期望、家庭、社会背景等信息基础上，要将疾病情况转化为病人可以理解的信息传达给病人。同时，沟通中，要使得医患双方情感上达到共鸣，接受和理解对方的思想并建立相互信任的良好关系。

（二）语言沟通的三种形式

1. 主动型语言　传统式医患关系所表现的语言。在医患交往中，口腔科医生完全把自己置于主动地位，要求病人绝对服从安排，其特点是医生的语言具有绝对的权威。病人是请求医生给予诊治，处于被动地位。这种沟通方式淡化了病人的地位，多数情况下已经不能适应现代医学模式的转变和健康理念的变化。这种类型的语言应尽量少用，可用于全依赖型病人，或沟通中一些特殊的语段中。

2. 指导型语言　在这种语言沟通类型中，医生和病人同处于主动位置，口腔科医生具有权威性。其特点是医生从病人的口腔健康利益出发，对病人讲明病情，要求病人在服从医生的安排下予以合作，配合治疗。病人虽说有一定的主动性，但必须以执行医生的意志为前提。

3. 共同参与型语言　在这种沟通方式中，医生与病人有着相等的权利与地位，医患之间相互作用，彼此依存，医患双方都有口腔疾病治疗的共同愿望和积极性。医生注意发挥病人的积极性，病人不仅主动配合，而且有一定的自我口腔保健意识。其特点是病人和口腔科医生共同参与诊治措施的制订和实施，对于提高可选择性的口腔诊疗效果十分有利。

二、语言沟通的过程

在口腔诊治过程中，口腔科医生与病人之间的沟通过程包括倾听、情入、建立关系和说服。

（一）倾听

是人与人之间沟通的基础，是对听到信息进行选择、概括和重建的积极过程，判定病人的诉求是倾听的重要方法，倾听要求听者能从背景中分辨出真正的信息。

（二）情入

这是一种特殊的倾听方法，即倾听时能够对讲述者的感情变化做出相应反应。情入技巧包括两个方面：①在不丧失自己特征和客观标准的条件下，从病人的角度去理解病人；②反馈这种理解，帮助病人解决问题。情入的目的是要拉近医患的距离，使医患双方产生共鸣，向有利于治疗的方向引导，减少妨碍医疗的负面感情产生。

（三）建立和谐、信任关系

口腔科医生和病人建立一种和谐信任的关系，有利于口腔诊疗。这种关系是相互之间的坦诚和信任，排除防卫心态，才会有利于信息、情绪和个性的全面沟通。建立关系的方法包括谈论一些私事，避免使用技术性语言，利用一些幽默手法，寻找双方的共同点，同时，适时地表达医生在专业上的权威性。

（四）说服

口腔科医生通过说服打动病人，使其接受诊疗结果和方案，或改变抵触态度，或纠正错误的观点；同时，病人也能够理解和欣赏医生的语言，而不感到被利用。说服病人的过程要晓之以理，也适当为自己留些余地。留余地的目的不是为了不负责任，而是为了相互间多一些理解。

三、口腔医疗中语言沟通面临的特殊性

（一）口腔科医生的特殊性

口腔科医生掌握并运用的科学技术手段涉及人的口腔健康和生活质量。对于任何一个人，口腔医疗服务是不可缺少的，随着现代生活质量的不断提高，人们对口腔健康的需求明显提高，使口腔科医生职业更受到尊重。而口腔医学技术本身又较复杂，既需要生物和医学科学知识，又需要理工科科学技术，这些是由口腔医学的性质所决定的。口腔医疗服务独立性很强，依赖治疗设备，常为单人操作。因此，口腔科医生在医疗过程中主导作用更加突显。口腔科医生是以自己的口腔医疗技术为病人服务，在服务过程自然免不了沟通，而沟通的主导权掌握在医生手上，在沟通中对病人要给予更多的关心与保护。造成口腔医疗效果不佳和引起纠纷的原因常常是口腔科医生与病人之间缺乏有效沟通。

（二）口腔科病人的特殊性

龋病、牙周疾病、牙颌畸形、牙列缺损等口腔疾病是人类的多发病、常见病，其择医行为的主要特点是需要长期的治疗和定期的保健。部分病人经长时间、多次诊疗后，已具备一

定的口腔医学常识，甚至对口腔医疗技术和质量有更高的要求，因此就诊时更加小心谨慎。他们会在了解和比较了医生或医院的技术水平、服务质量、诊治费用等方面，权衡后再就医，此类病人往往存在的顾虑内容丰富、具体，观念也更执着。此外，病人在就诊过程中，既看不见口腔科医生在做什么，又张着口没法问话，如果诊疗期间缺乏有效的沟通，也会导致病人或家属对口腔科医生产生戒备或恐惧的心理。

第二节　语言沟通的临床案例分析

案例1：良好的语言沟通化解可能激化的矛盾

（一）案例处理过程分析

1. 病人为青年女性，其职业是中学教师。属于性格较为理性，文化程度较高，理解能力较好的一类人群。往往希望通过各种途径对病情和治疗能够充分理解，自信心强，乐于与医生沟通病情，也容易理解，但维权意识也较强。对于此类病人，在进行语言沟通时，要把她放在对等的位置，治疗前、后要充分了解其诉求，发挥病人的主动性，使其共同参与诊治措施的制订和实施。本案例中医生在术前与病人的沟通起到了非常重要的作用，病人在出现并发症以后有一定心理准备，使得矛盾没有过度激化。

2. 术后出现的症状对其工作和生活造成影响，使病人开始烦躁，并且开始自己诊断，对医生产生怀疑。此时，医生的认真倾听和感情共鸣非常重要。本案例中，医生语气真诚、不卑不亢，语言内容中性，同时表示对病人感受的理解，使病人首先从心理上不产生排斥，有利于下一步的检查和解释。

3. 医生明确病人的主要疑问，并进行解释，期间可以采用比喻或者举例等形式使其更好地理解。语气上营造一种轻松的氛围，减少病人的紧张心情，同时指导其如何应对目前的状况，让病人自己做一下，参与到诊疗的过程中，取得病人对医生决策的信任和理解，达成共同的目标。

4. 最后医生表示“期间有加重的情况或其他疑问可以随时来就诊。如果有必要时，会进行一些辅助理疗和药物治疗。”使得病人感觉到医生和医院对她负责，出现问题时有保障，彻底消除了她的疑虑。同时，医生也给自己留下余地，以防病情出现变化时，病人能够接受其他治疗措施。

（二）语言沟通中需要注意的问题

1. 充分了解病人的社会经济背景，语言沟通也要“对症下药”。语言沟通中，选择的沟通方式、语言的内容、说话的语气等等要充分考虑对方的理解力、接受能力。对于较为理性、理解力强的病人，尽量采用共同参与型语言，可以采用一些病人能够理解的科学术语，要体现出病人在诊疗过程中的主动性和重要性。对于文化不高，理解力较弱的病人，医生要更加耐心，可以适当地使用一些指导性语言，用通俗易懂的方式，包括比喻、举例，甚至画图等方式，使其理解并接受。

2. 出现问题或矛盾时需要理智的语言沟通。出现矛盾时，医生不要先说“这个与治疗没有关系”之类的推脱性语言，更不要火上浇油，会让病人产生反感。给病人表达诉求的空间，适当地表现出同情和理解，可以降低病人的负面情绪，为其接受医生的进一步诊疗提供基础。同时，医生的态度和表现可以保持中性，不让病人有“医生心虚”或者“可以趁虚而入”的误区。

3. 明确目标，有的放矢地说服病人。对话中要明确病人的诉求，重点针对这个问题讲解，不要东拉西扯、节外生枝。同时，在说服对方的过程中应该适当为自己留些余地，取得相互间多一些理解。

4. 语言沟通中体现医生的真诚和责任心。在倾听和对话中，医生要表现出关注和诚恳，有目光交流，使病人在心理上产生一种亲切感和信任感。适当给予一些保障性语言，例如留下诊室电话，“有问题随时可以过来咨询”等语言，使得病人有安全感。

案例2：不良的语言沟通激化医患矛盾

（一）案例处理过程分析

1. 病人为中年男性，工人。文化层次和经济能力一般。病人没有接受之前医生提出的治疗方案，分析其原因，一方面此类人群口腔健康保健意识不强，对疾病和治疗也没有充分的理解；另外，病人自身经济和工作的原因，甚至性格原因，希望通过简单的治疗方式，解决疼痛即可。

2. 病人已经疼痛1周，而经过两天的辗转就诊，只是作了诊断，并未处理。在他看来并没有解决问题，已经产生不满情绪。牙痛也使得病人更加烦躁。而外科接诊医生对病人的个人背景和就医经历没有引起足够重视，没有体谅和理解病人的意图。此时，医患间并没有建立起一个良性的关系。

3. 医生作出的诊断和治疗方案没有问题，但是由于语言处理方式的“简单粗暴”，火上浇油，恶化了本已脆弱的医患关系。

（二）解决方案和语言交流应注意的问题

1. 作为医生，首先要理解病人身体的痛苦，要体谅此类病人由于自身素质的原因可能产生的不科学观念。医生在心理上不能产生排斥，才能充分了解病人的意图，与病人产生感情上的共鸣，采用合适的语言交流，取得病人的信任并说服病人接受正确的治疗方案。

2. 对病人的个人背景和需求作出正确的判断。对病人最好的判断不仅是医学上的妥当性、适当性，还需要站在病人生活的角度，考虑到病人自身的意向、个人的状况以及病人周围的状况，征求病人的理解和承诺。

3. 病人坚持错误的观念，医生不要针锋相对和直接打击，采用迂回战术，适当转移关注点。在语言交流中，认真听取病人的目的，不要立即反驳他的想法，引起反感。应表现出对他的尊重，对他目前状况的理解，以缓和病人的情绪，取得他的信任。耐心地用通俗易懂的语言解释病情，告诉他牙周治疗和拔牙的利弊，表现出是从有利于病人的角度，为他着想的。例如“急性炎症期拔牙可能出现感染”、“牙齿拔了就长不起来，您今后吃东西就不方便了”之类的语言。

4. 给予治疗与关怀。此案例中，完成前面的沟通后，可以给病人做一定的简单处理，比如局部刮治，冲洗上药，调合等，给予口腔健康指导。满足病人的主要需求，也不会花费太多治疗费用。

5. 语言上尊重病人，给病人留下余地。可以告诉病人，“先给您作一点应急的处理，您可以回去观察两天，等炎症缓解了再考虑选择哪种治疗方法也不迟。”给他留下空间，使他感觉受到理解和尊重，可以等他恢复理智后再作决定。

第三节　口腔临床实践中的语言沟通技巧

语言是人际交流的工具，是建立良好医患关系的一个重要载体，医护人员必须善于运用语言艺术，达到有效沟通，使病人能积极配合治疗，早日康复。医护人员语言美好是重要的职业工作技能，其中有医德内涵的表达，也更是医疗的艺术呈现，更是医患的合作基础。因此，医护人员每天面对病人，不但要善于使用美好的语言，避免伤害性的语言，还要讲究语言的技巧。在繁杂的临床工作中，医护人员应当熟练地运用职业性语言，这其中包括了医疗性语言、安慰和鼓励性语言、劝导性语言、暗示性语言、指令性语言及朋友性语言等。

一、语言沟通技巧

（一）态度诚恳，落落大方

口腔医护人员与病人对话中应注意表现出态度诚恳，彬彬有礼，落落大方。语言内容尽量中性，不卑不亢，既表现出对病人的同情关切之心，又保持一定的距离。尊重病人的人格、隐私和知情权，使病人在心理上产生一种亲切感和信任感。

（二）运用得体的称呼和敬语

合适的称呼是建立医患良好沟通的起点。称呼得体，会给病人以良好的第一印象，为以后的交往打下互相尊重、互相信任的基础。医护人员称呼病人的原则是：要根据病人身份、职业、年龄等具体情况尊重为先，因人而异，力求恰当。应避免直呼其名，尤其是初次见面呼名唤姓不礼貌，更不可用床号取代称谓。

（三）采用通俗表达的语言

医患沟通要求语言表达清楚、准确、简洁、条理清楚。避免措辞不当、思维混乱、重点不突出及对方不能理解的术语等情况。要充分考虑对方的接受和理解能力，用通俗化语言表达，尽量减少使用专业术语。医患交流时，宜采用病人易于理解和接受的通俗词语，将医学用语通俗化，让病人能听明白。对于医生来说，使用专业术语进行的说明最准确、最简明。但是，对于没有受过正规系统医学教育的病人来说，专业术语过多的说明使病人难以共享信息，需要医生通俗表达医学知识，病人这样才能与医生更好地沟通，共享信息。对于必须说明的医疗专业术语，医生要多用图片、模型或录像形象化地解释说明。

（四）讲究倾听的技巧

在医患语言交流中，特别需要医护人员保持倾听的状态，这是医患交流的基本条件，否则病人的相关信息就会缺失，病人的合作态度也受到影响。医护人员通过祥和的目光，主要注视病人眼睛及面部，同时也主要观察病人的肢体语言，并伴以声音附和或表示“我知道了”、“是这样啊”等，必要时提醒病人说明某个症状或问题。病人说话时，一定要集中精力认真倾听，不能思想不集中，不随意打断或阻止病人的叙述，或无缘无故离开病人，使病人产生疑虑和误解。

（五）多应用开放式交流

在与病人交流时，应多有“开放式”和适当用“封闭式”谈话方式，要避免“审问式”提问。“开放式”提问使病人有主动、自由表达自己的可能，便于全面了解病人的病情和心理等信息。“封闭式”提问只允许病人回答是与否，在少数情况下，便于医务人员快速有效地了解疾病的情况。有时可根据医患谈话内容交替使用这两种方式。

同时，交流时要避免医护人员单方面唱主角，使双方交谈变成“一言堂”，病人没有机会表达，引起反感。

（六）营造乐观轻松的语言环境

对有些病人可以适当地利用幽默语言，乐观向上，轻松诙谐，如用善意、鼓励、得体的玩笑调剂病房的气氛，可能会像阳光一样驱散病人心中的乌云，对病人产生意想不到的良好效果，增强病人的自信心，重新树立自我。

（七）杜绝伤害性语言

在整个医疗过程中，医护人员要注意有技巧地使用保护性语言，避免因语言不当导致不良的心理刺激。伤害性语言会通过大脑皮层与内脏相关的机制扰乱内脏与躯体的生理平衡，可引起或加重病情。对于个别病人过激、失态、非礼的言行，不要针锋相对，火上浇油。要冷静理智，既义正言辞，又外柔内刚。

医患沟通时应杜绝使用以下几种伤害性语言：①直接伤害性语言，如“你怎么这么不懂道理？”；②消极暗示性语言，“你怎么这么迟才来看病？”“准备后事吧！”等；③在沟通对象面前，与他人窃窃私语也容易产生误会。

（八）多用亲切平缓语气

语气行为也是重要的沟通方式，在与病人交流时，医护人员要态度亲切和蔼，语气平缓得当。尤其在对病人的心理问题进行干预时，它们往往比语言本身更重要，病人的心理总比正常状态下更脆弱、更敏感。同一句话，以不同的语气并伴随不同的表情和动作，会使之产生完全不同的感受。一句冷淡、生硬的话语会使其产生悲观或激动的情绪；而一丝温和的语气会使病人感到莫大的温暖和鼓舞。

（九）坦诚面对问题

对于医疗活动中的局限性、相对性和不可避免的瑕疵，要及时向病人解释说明清楚，取得理解和支持。对于医疗活动中的不当和差错，要及时上报，诚恳沟通，取得患者的谅解。推脱性语言往往会让病人产生反感，不利于医患双方信任的建立和进一步沟通。

（十）不评价他人诊疗工作

由于每个医院的条件不同，医生的技术水平不同，对同一疾病认识可能有不同，因而对同一疾病的处理方法也有可能不同，更何况疾病的诊断和治疗是一个复杂的过程，故不要评价他人的诊疗，否则常会导致病人的不信任，甚至引发医疗纠纷。

二、口腔临床实践中的常用语和“忌语”

（一）门诊沟通常用语

1. 您好！请坐，请问哪里不舒服？
2. 您怎么不好？
3. 您这次来主要想解决什么问题？
4. 目前您感觉最不好的是什么？
5. 您是复诊病人吧，上次用药（治疗）后好些了吗？
6. 您请放松，不要紧张，让我为您做个检查。
7. 不要急，慢慢说。

8. 不要难过，您的病经过治疗还是可能缓解（治好、好转）的。

9. 我为您开了一些检查和检验单，请您按要求进行，有什么不清楚的地方可以问。

10. 回去后请按……做，在这个过程中如病情有变化可随时来就诊。

11. 谢谢您的信任（合作）！

（二）门诊常见“忌语”

1. 快讲，哪里不好？怎么连自己的病都讲不清楚！

2. 去躺在检查床上，动作快点！张嘴！

3. 医学上的东西跟你说了也不懂！

4. 你为什么不听医生的话？下次再这样就不要来看病了。

5. 不检查，你自己倒霉。

6. 为什么不按时复诊？有问题你自己负责！

7. 太啰嗦了，你到底想说什么？

8. 你是医生啊，还是我是医生啊？到底谁听谁的？

9. 我已经交代的够清楚了，你怎么还不明白？

10. 我们只管看病，其他事情管不了。

11. 要不要再来，你自己定，我们不好说。

12. 你看了那么多医院不也没看好吗？我又不是神仙。

（三）病房正确沟通常用语

1. 您好！今天刚来的吧，您叫某某某（姓名）吗？我们来认识一下，我是您的管床（住院、主治）医生，（责任护士），我叫（姓名），您有任何问题请找我，好吗？

2. 可以谈谈您的病情和诊疗经过吗？

3. 请您躺下，让我来为您做个检查（治疗）。

4. 好的，就这样，放松些，不要紧张。

5. 放心，我们会认真研究您的病情，并制定一个合适您的治疗方案。

6. 我们认为您的病是……（病名），这种病主要是……（原因），经过适当的治疗，您还是会好起来的。

7. 您今天好些吗？昨晚睡眠怎样？

8. 服药后可有什么不舒服？

9. 这儿的环境您还适应吗？饭菜还合口味吗？

10. 今天（明天）我们为您安排了检查（检查内容），请您按要求做好准备。

11. 这种治疗（检查）基本上是安全的，您不必紧张。

12. 这项检查需要您的配合，请您深呼吸（屏气、其他要求）。

13. 来，我们来谈谈您下一步的治疗。

14. 您需要在这份医疗文件上签字（知情同意书、特殊检查单、输血同意书、手术同意书、特殊治疗同意书等）。

15. 谢谢您的合作（配合）！

（四）病房常见“忌语”

1. 你怎么进来的？谁让你住在这张床上的？

2. 你要守医院（病区）的规矩，听医生（护士）的话。

3. 不要动，忍着点，哪有治疗不痛苦的。
4. 听清楚了，按要求去做，否则出了问题你自己负责。
5. 这个字一定要签，否则没人敢为你开刀。
6. 你家里人呢？怎么这么不负责任！把你往医院送来就不管了。
7. 不要什么事都找医生（护士），有情况我们自己会来的。
8. 生病（开刀）哪有不痛苦（痛）的，不要太娇气。
9. 没事不要乱跑，在自己房间待着！
10. 该讲的我都讲了，你自己看着办吧。
11. 还不起来，医院又不是你一个病人的。

三、特殊病患人群的语言沟通

（一）儿童口腔科病人的语言沟通

口腔诊治过程对儿童来说陌生，且未知性强，往往更容易产生恐惧心理。因此，口腔科医生在接待儿童病人时，要格外耐心温和，诊疗前与儿童建立良好、信任的关系，甚至像朋友一样的关系。尤其是第一次就诊的儿童，建立信任的关系，让他现在和今后都愿意接受口腔科医生的检查和治疗，可能比诊疗本身更加重要。口腔科医生与儿童病人进行沟通时，语气要耐心温柔，避免简单粗暴；语言尽量简单明了，避免使用医学术语；多使用鼓励性语言、积极性暗示性语言，营造一种愉悦的、积极向上的气氛。

同时也要重视与患儿家长的正确沟通。要在诊疗前首先要取得家长的信任，让家长明确患儿的疾病情况、诊治方法及费用等情况，还要告知患儿就诊配合程度对治疗效果的影响，以及家长的正确的处理态度。有时候影响治疗的不是患儿本身的情绪，家长或焦虑、或急躁、或宠溺的态度也会影响患儿的配合。因此，口腔科医生在接诊儿童齿科病人时，不要因为重复相同的话而不耐烦，一定要在取得患儿和家长的信任情况下，让家长和患儿主动配合医生的方案完成诊疗。

（二）沟通困难病人的语言沟通

在临床上，口腔科医生也会碰到较难应付的病人，这类病人有的是固执己见、不顺从医生、不遵守医嘱，甚至态度恶劣；有的是治疗后未达到其预期效果，因而对医生产生了怀疑；还有的是患有其他全身疾病导致有沟通障碍的病人。在对待这类病人时，医生会感到更难以与其沟通，因而很难使治疗达到满意的效果。这些病人往往心思细腻、敏感，医生在处理时首先要明确影响沟通障碍的原因，沟通时要更加耐心细致，表现出诚恳的态度，以及对对方的尊重。对于那些对医生已经产生怀疑的病人，需要经治医生或者上级医生做大量的工作重新获得病人的信任。医生首先要坦诚面对问题，耐心解释原因，告知病人相应的解决方案，减轻病人的焦虑和不满情绪，甚至可以鼓励病人与医生一起共同面对困难。对于因全身疾病而产生沟通障碍的病人，医生不能够表现出不耐烦的情绪，需要多采用病人容易理解的方式，以及积极向上的语言进行沟通。而对于那些态度恶劣，不尊重医生的病人，医生也应维护自己的尊严，但应尽量避免与病人发生争执。

第十四章

口腔临床实践中的非语言沟通

刘玉　主治医师，医学硕士

案例1：非语言沟通的成功案例

病人××，男，45岁，2013年曾因种植体脱落与某三甲口腔专科医院种植科产生纠纷。2015年11月24日，病人来医院口腔修复科就诊，希望重新行活动义齿修复。当事医生接诊后，认为病人的牙槽状况不佳，再次修复难以达到理想效果，且原先的修复体尚能达到咬合，建议病人继续使用。病人认为医院因先前的纠纷故意推诿病人，故要求医院必须安排医生重行义齿修复。医务处接到投诉后，耐心解释、沟通，同时安排口腔修复科主任接待、诊查，但病人仍不接受，多次来医院，希望医院予以解决。

医务处经多次解释后，决定先取病人口腔的研究模型，让科室会诊。因当日已近中午时分，考虑到病人回家路途较远，医务处为病人提供了一份盒饭，病人非常感动，后经沟通病人逐渐接受医生的方案，不再来医院投诉。

案例分析：医患之间为修复体的临床效果产生纠纷是常见现象。原因是多方面的，修复前充分沟通非常重要，尤其是对修复效果的不同预期极易产生冲突。本例在产生纠纷后医务处工作人员因提供了一份盒饭“意外”地化解矛盾，说明人际沟通不在于说什么，更重要的是做了什么。

案例2：因非语言沟通产生的纠纷

病人××，男，73岁，2015年9月23日因摄片发现左下颌骨囊性病变1年余来某三甲口腔专科医院就诊，医生诊查后以“34、35区根端囊肿”收治入院。9月25日病人家属来医务处投诉，反映所住病区的医生在查房时直接忽略病人，术前并没有查看病人的病历。家属术前到医生办公室询问病情时，手术医生竟不了解病人病情，并与家属发生争执，同时护士站的护士态度也比较冷淡。家属对病人手术安全表示担心，认为是因为自己没有送“红包”导致手术医生故意不负责任，希望医院能够更换手术医生，并责成当事医生更加尽心的诊查病人。医务处向病人家属解释沟通，告知医院为“无红包医院”，不存在医生故意刁难的情形，同时也会提醒病人所在病区的医生与护士以更热忱的态度为病人提供服务。

案例分析：病人病情并不复杂，故医生在查房时并没特别关注，因邻床为肿瘤病人，故相对询问更仔细，让病人家属产生了误解。且病人家属未在约定的时间来询问病情，故发生争执。冷淡与忽略，让病人产生不被重视的感觉。

第一节　非语言沟通的基本要素

一、表情

1. 面部表情　表情是感情或者情绪的外在的表面的表现形式。一般说的表情，是指发生在颈部以上的能反映内心变化的动作、状态和生理变化，即面部表情。面部表情的发生一般是不随意的，但又可以接受自我意识调节控制的。面部表情由表情肌的紧张、运动产生，同时也有历史继承性，还与人的社会文化背景相关。

面部表情可以表达多种多样的感情变化，包括快乐、悲伤、神伤、怨怒、傲慢、惊恐、羞愧等等。另外，有些表情只有局部器官有行为反应，这是局部表情；有时候人们往往同时在脸上显露出不止一种表情，这是混合表情；而还有一些表情在脸上稍纵即逝，时间很短，这是瞬时表情，也更能揭示内心实际状态。

2. 表情在沟通中的作用　在沟通中，表情无时无刻传递着各种信息，起着十分重要的作用。沟通过程中用表情配合话语，表情所传递出的信息与话语内容一致，从而使言语的内容更加鲜明突出，这是协调强化作用。在沟通过程中，有时会用表情在补充暗示出自己内心的思想感情，这是弥补暗示作用。而严肃的表情会给对方形成一种压力产生畏惧心理，这是威胁震慑作用。

3. 表情的运用　合理运用表情不但能够成功地传达信息，还能成功地获取信息。在沟通中，要注意察言观色，可以从表情中观察到对方的心态、推断性格，可以帮助我们在沟通中去伪存真。同时要注意不同性别、不同个性、文化背景和社交背景的差异也会引起表情表达的差异。

4. 医患沟通中的表情运用　病人面部表情的变化是医生获得病情的重要信息来源，也是医生了解病人内心活动的镜子，医生要细心体察病人的面部表情。但由于面部表情变化快、信息多、可控制，也给观察带来一定的难度，所以需要综合病人的其他信息，联系起来分析。

医生在沟通中不仅要注意观察、识别与解释病人的面部表情，也要善于控制自己的面部表情。医务人员对病人的表情是以职业道德情感为基础的，当然也与习惯、表达能力、社会文化背景有关。常用的，也是最有用的面部表情是微笑，“微笑是最美好的语言”，是进行良好医患沟通的开始。

二、动作

1. 手势　是指用来示意的手和臂的各种动作姿势。手势是一种十分复杂的体态语，它是人类在发明和使用有声语言之前的重要的交际工具，是一种重要的非语言沟通工具。手势包括了手掌势、手指势和腕臂势等几种，还包括手语这样的特殊手势。不同民族之间的手势，可以相互影响或借用，从一种语言进入到另一种语言中。不同的手势表达了不同的意义，同样也受到文化背景、社会背景的影响而有一定差异。

2. 身势　是指以躯干为主题的身体各部位做出的各种姿势以及呈现出的不同状态。

身势包括头势、躯干势、腿势、脚势以及坐势、站势、卧势等。与手势、目光等一样，身势也是非言语交际关注和考察的重要内容。身势常能传递个体情绪状态的信息，能反映交谈双方彼此的态度、关系和交谈的愿望。如微微欠身表示谦恭有礼、点头表示打招呼、侧身表示礼让等。

3. 触摸 触摸学是体态语言学的重要分支学科，是个人身体各部位之间或人与人之间通过触摸性的动作来表达情感和传递信息的一种行为语言，包括自我触摸和相互触摸。自我触摸是指个人身体各部位之间的接触，是人们在不知不觉中表现出来的，通过观察和研究自我触摸性动作所反映出来的信息，我们可以了解一个人的情绪和心理状况。相互触摸是指触摸动作的发出者与接受者是不同的个体，可分为职业性触摸、礼节性触摸、情爱性触摸、冲撞性触摸及侵犯性触摸等。相互触摸中还要注重礼节、文化、风俗等社会背景的差异。医患之间的触摸属于职业性触摸。

4. 医患沟通中的动作沟通 动作语言在与病人进行非语言沟通的环节中常能起到非常重要的作用。如与病人友好地点点头，招招手，表示礼貌；和蔼可亲的目光注视着病人，表示关心；倾听病人说话时略微弯点腰，点点头，表示认真。在沟通中，医生通过这些有意义的动作来表达对病人的尊重和同情。另外，医务人员和病人之间的相互接触如果处理得当，可以收到良好的效果。例如，搀扶行动不便的病人进出诊室，做完检查后帮助病人整理好衣服等，都是有益的接触沟通。

另一方面，医生也应当读懂病人的动作所传递的信息。如病人扭头、低头通常表示不愿意理睬、不同意的情绪，此时医生应该判断病人是否抗拒现有的交流方式，考虑更换交谈方式方法。

三、界域

1. 界域学的一般问题 界域是指人对空间的需求和使用。人们在交往过程中经常利用相对位置作为信号来表达一定的意思，利用界域交流思想感情，界域是人类的一种交际工具。界域也称空间语言、人际距离。人类对界域的要求主要有三种：国家、家庭和个人。个人界域是指人们在活动过程中所需要的空间，也叫领域。领域又可以根据使用者的重要性分为首要的、次要的、公共的三类。其大小和民族、文化、场合、对象、性别、年龄、性格等因素有关。

2. 界域的象征意义 界域符号的象征意义是异常丰富的。

首先，界域可以显示人际关系。人际关系是人与人之间心理上的关系，心理上的距离。人们在心理上的距离往往会反映在空间距离上。可以将人类使用界域的情况分为四个不同的区域：亲密区域、个人区域、社交区域和公共区域。亲密区域表示关系密切，这个区域的下限是0，上限是45cm，在此范围内人们可感到对方的气味、呼吸、甚至体温；个人区域表示友好关系，这个区域的下限是45cm，上限是1.2m，在此范围内彼此可观察到对方的表情变化，进行某种程度的私人交往；社交区域的间隔是1.2～3.6m，即以事为中心，公事公办的一种次级关系；公众区域大于3.6m，即群众集会场合，表示疏远关系。其次，界域可以表示社会地位。一个人所占据的空间以及他在空间所处的位置能够反映他的社会地位。现代社会中已经没有古代那么严格的等级制度，地位的高低随着不同场合而变化。再次，界域可以表示社会态度。一个人的界域语言，往往反映出他对某事物的态度。因为态度将驱使人们趋向或逃离某些事物。如交谈双方距离较近，身体前倾，表明一种积极、肯定的态度。反之则表明是否定的态度。第四，界域还可以反映情绪状态。情绪高涨时人们习惯于把自己的位置升高，相反情绪低落时则表现为位置变低。

3. 界域在沟通交流中的作用　界域语言可以在沟通交流中传递信息，界域的变化对人们之间的沟通交流也具有十分重要的作用。合理的界域可以促进沟通，不合理的界域会阻碍沟通的正常进行。

首先，界域对思想的表达存在影响，较大空间可以促进人的思维过程，使思想表达的更清晰、更准确、更迅速，而过小的空间往往不利于思想的表达。其次，界域对情感交流存在影响，一方面空间大能促使人们之间变得融洽，空间小则容易引起人们彼此对立不利于情感交流；而另一方面，当一个人的界域大于他的需求时又会使得他感到孤独寂寞，小于他的需求时则会感到烦躁不安。最后，界域对人际吸引也会产生影响，空间距离越小双方越接近，自然容易相互沟通、相互帮助、相互关心。

4. 医患沟通中的界域运用　医患会谈中界域应根据双方的关系和具体情况来掌握。医务人员对病人表示安慰、安抚时，距离可近些。正常医患之间的会谈，双方要有适当的距离约一个手臂的长度，以避免面对面的直视，这种位置使病人和医生的目光可以自由地接触和分离，而不致尴尬和有压迫感。此外，医生和病人间的年龄、身份和教育背景不同也会有不同的距离和方式。

在口腔门诊中特别要注意的是，应该尽量避免医生处于后倾坐姿、病人躺于低位牙椅上进行沟通交流。此时在界域上会产生医生高高在上的姿态，不利于沟通的顺利开展。

四、服饰

1. 服饰的含义　服饰是指人们的穿着打扮，因其是附着于人体而显示其意义的，所以说服饰也是一种人体语言。衣着时时刻刻都在传递着信息，透露着人们内心的秘密。一般来说，不同的穿着打扮体现着人们对自己的社会角色和周围世界的不同态度。

2. 服饰在沟通交流中的作用　服饰不仅具有实用价值和审美价值，而且它还是一种交际工具。人们通过服饰可传递信息，交流感情。

第一印象是指交往双方初次见面彼此产生的印象，其对双方今后的沟通、交往有很大的影响。对一个陌生人形成第一印象主要是依靠外貌，而服饰是形成人外貌的重要因素，这是服饰的“第一印象”作用。

而服饰的另外一个作用是展示，人们往往可以通过服饰来判断一个人的社会地位、经济状况、民族、职业、年龄等等。服饰的这种展示作用是直接的、明显的。

服饰还可以含蓄地、间接地向他人提供信息，对他人的心理和行为产生影响。服饰具有直观性，它所包含的信息能够同时刺激接受者的视觉器官。这是服饰的“暗示作用”。在沟通中，作为表达者要善于利用服饰的暗示作用，作为接受者要能及时正确地判读它。

服饰作为一种刺激信号，还可以传递情绪。服饰对于穿着者本人和他人的情绪都会产生很大的影响。服饰对人与人之间的相互感染也有很大的影响。

因此在交流沟通中，人们要注意着装的“协调自然”原则，每个人需要穿着得体，需要与时间、地点、场合及交际对象、交际目的相协调，同时还要注意色彩搭配合理。

3. 医患沟通中的服饰作用　在医患沟通中，医务人员的服饰往往是特定的。百余年来，大家习惯以“白大褂”标识医生，白色也象征着干净整洁。现如今根据医生专业不同工作环境不同，“白大褂”的款式、颜色都有一定调整。比如，口腔科医生更多地采用分体式工作服，这样更为适合口腔诊疗中的坐姿需要，并且有利于进行感控防范。而外科医生则多着以绿色分体洗手衣，洗手衣便于手术医生进行术前洗手消毒，绿色从色彩心理上来说则代表安全、平静、舒适之感。而除工作服之外，医护人员内搭的服饰同样应该得体、精神、整洁，这样传递给病人的信息也将是积极向上的，能够鼓舞病人，给予病人信心，积极的态度和战胜疾病的斗志。

病人在就诊时也应考虑到服饰因素，一方面从“第一印象”的角度出发，与医生见面时着装会很大程度上影响后续的有效沟通；另一方面考虑到就诊后可能需要做一些辅助检查，也更应穿着方便的服饰。

五、副语言

1. 副语言的含义及其特征、分类　副语言通常被定义为有声而没有固定语义的“语言”，有时人们也把它称为“类语言”或者“辅助语言”。运用科学的语言学方法对副语言在沟通交流过程中的特征、功能以及发挥作用的规律进行系统地研究，是副语言学的任务。

副语言最显著的特征有两个：一是有声，二是没有固定语义，所以它的语义是隐晦的。常规语言所包含的语义常常由语汇固有的含义来决定，而副语言的语义并不一定能由语汇的含义来决定，副语言的语义偶或与话面意思相符，但大多数情况下并不一致。这是副语言与常规语言之间最大的区别。而一个人运用语言的能力是需要后天训练才可获得的，对副语言的能力主要是先天具备的，虽然人们也可通过有意识的后天训练来使得这种能力更加系统更加熟练。

副语言分为三大类：①发声系统，这是指在运用常规语言时所采用的可以传递信息的声音要素，包括音质、音量、音高、音调、音速、鼻音等；②功能性发声，有时也被叫做“特征音”或“语言外符号系统”，例如笑声、哭声、呻吟声、叹息声、咳嗽声、口哨声、口头语等，这些功能性发声大多在文字库里有相对应的符号，但却没有与之相对应的固定语义；③语空，就是指在运用常规语言进行交流时所出现的话语停顿和沉默。

副语言作为言语交流的辅助手段，在信息传递过程中，具有不可替代的作用。

2. 副语言的意义信息和交际功能　副语言没有固定语义并不代表没有语义。而正是因为这种缺乏固定性，在沟通中如何判断谈话者的副语言所包含的意义信息才显得更加重要。副语言要素所传递的信息主要包括：讲话者的社会地位，言语者的情绪，听话者能够会意发确凿语义，言语者的性格和能力。这四点是副语言意义信息的基本情况。

在现实沟通交流中，副语言所包含的意义信息当然远远超出这个范围。作为言语交流的辅助手段，副语言主要发挥以下作用：①补充信息，当仅仅运用常规语言不足以表达完整的意思时有时可借用副语言进行信息补充；②替代言语，在某些特殊场合采用某种特殊的副语言方式进行信息传递以防在场第三方听懂交谈双方传递的信息；③强调信息，运用副语言可以对特定信息进行强调表达；④调节语气，讲话语气不同时所传递的信息也不同，效果也不一样；⑤重复信息，利用副语言也可以对常规语言的语义进行重复；⑥否定言语，副语言还可以表达与言辞完全相反的语义。

3. 副语言在医患沟通中的运用　在医患沟通中，医护人员应该留意判断病人的副语言所表达的含义，并重视这些信息在会谈中的意义。而这些副语言的沟通在医患会谈中并不是孤立存在的，是和语词性沟通相互渗透、相互结合、共同发挥作用的。

在口腔门诊中，当病人述说牙痛等症状时，可以发出“嗯”、“噢”、“呀”等副语言词汇表示同情；还可以适当运用音调、音速等来对病人的述说表示肯定。这些看起来是一些沟通中的简单小事，但是如果在实践中能合理加以运用，使得病人产生一种亲人和朋友般的感觉，能够为进行良好的医患沟通奠定基础。

六、时间

1. 时间现象及特征　时间是人和周围世界存在的一种形式。在非语言交流中，时间作为一种现象，也会渗透到人与人之间的信息交流活动中。

时间在非语言沟通中发挥着传情达意的功能。它在信息传递过程中发挥作用的具体模式，是由言语者的性格、态度以及时间观决定的。时间的特征主要包括周期性、有限性、一维性、消费性、公平性、文化性。不同的人对时间特性的认识往往会不尽相同，人们在相互交流中往往会自觉或不自觉地在时间的选择和处理方式上传递自己的内心想法。正是在这个过程中，时间变成了信息传递的一种手段。

2. 时间的种类和时间观　根据人们在日常生活中对时间的用法，可以把时间分成两种类型，即时点和时段。在生活中，时点常表现为行为的时机性，时段则是时间的持续性。而不同文化背景下的“时语”的含义是不同的，深入理解时间的心理观念、生物观念和文化观念，熟悉各种时间观念系统中对待时间的特殊态度和在使用时间的独特方式，对于减少跨文化交流过程中的误会、促进人们之间的相互理解，具有积极意义。

3. 时间的交际功能及医患沟通中的运用　时间是常规言语交际的辅助手段，要与常规语言一起共同发挥信息传递的功能。但其也有自己的独特性，即时间的语义模糊性更加突出。时间在时点和时段方面的诸种表现，往往被人们故意作为传递信息的手段加以使用。多数情况下时间需要与场景等配合来有效的发挥其信息传播手段的功能。此外，通过与特定的动作配合人们可以借助“时语”来传递语义。

在医患沟通中时间的运用包含在两个方面：①就诊的时点、时段的作用；②沟通中医患的时语表达。例如，在病人就诊后医生合理运用时语，进行约 3 分钟的礼貌性问候和自我介绍，也就是被一些医院所提倡的“诊前三分钟”制度，这样会让病人感受到医生的尊重与真诚，给予病人一个良好的开端；诊疗开始后医生如果能够解释本次诊疗可能需要的时段，则能够让病人增加对医生的信任；而当次诊疗结束后，医生能够详细的告知复诊时点，医患双方遵守约定，则更能促进双方的良好沟通。

七、场景

1. 场景的主要因素和含义　“场景”是指与交际有关的各种客体因素所构成的交际场面，即围绕着交际空间可以直接、间接影响人际交往的各种客体因素的总和。场景既是人们进行和发展交际的物质空间，同时也是交际活动的基础和交际过程中的客体因素。它与“界域”是完全不同的两个概念，后者是人们对交际空间的需求，强调的是认得主体性；场景主要是指交际空间本身，强调的是空间因素的可提醒。影响交流沟通的场景因素有很多，可以分为包括建筑、摆设、物品等有形的，以及包括色香味、声音、温度、湿度、光线等无形的。

2. 场景的要求、作用和运用　对场景的要求则因沟通需求的不同而包括安全性、正规性、舒适性、隐蔽性、熟悉性的特点。同时，不同的场景也会起到不同的作用，包含了吸引、调节、约束、否定等作用。

在交流中场景作为一种客观的物质存在，具有很大的可塑性，因此必须注意其文化内涵，同时还应了解交流双方的心理特点有针对性地利用场景因素设置场景，注重民族差异性，把握好协调原则以及因地制宜的原则。

3. 医患沟通中的特定场景——医疗场所　在医患沟通中场景是特定的，也就是医护人员与病人之间是在医疗场所中进行的沟通与交流。其中的场景因素，无论是有形的还是无形的基本都是固定的。医疗场所一方面要注重病人的需求，这包括给予病人安全感、私密性等，宽敞明亮的门诊大厅、合理设置的候诊座椅、带有格挡的检查区域等，这些都传递给病人温馨、安静、尊重等信息，在沟通方面属于积极的传递。另一方面也应适合医护人员开展诊疗工作，这包括了正规性、舒适性、熟悉性等，如保持诊室、病房、医生办公室、护士工作站的干净、整洁、有条不紊，既给医护人员创造了有利的工作环境，也向病人传达了敬业、关爱的信息。

第二节　案例中非语言要素的分析与得失

结合非语言沟通的各种要素，回顾前文成功与失败的案例，我们列举以下口腔临床沟通中需要注意的问题：

一、充分了解病人的实际需要

1. 重视病人首先想要解决的是什么问题　在临床沟通中首先要学会“听”，关注病人迫切需要解决的问题是什么，以此为中心展开后续的沟通、诊疗活动。而在本章案例 1 中发生矛盾冲突的医生忽视了病人首先想要解决的问题，只是一味地从专业角度出发看问题，因此造成了医患之间的沟通不充分，产生了矛盾。

2. 从病人的角度出发去审视问题　医患之间在医学知识层面上的严重不对称也增加了病人的理解难度。在本章案例 2 中，病人及家属发现医生在查房时被忽略了，随后前往医生办公室询问时也未能获得自身疾病的有效沟通，因此出现了病人对本身疾病的重视程度和医生的重视程度之间不相符的问题，进而产生矛盾。而医生仅从专业角度看问题而没有从病人角度审视问题。

其次，在门诊上我们接诊时还会遇到有些病人对于出现牙龈出血或牙龈增生等现象疑惑为非常严重的系统性疾病，比如有些病人会直接询问：“我是不是得了白血病 / 癌症？”而有些病人则是在表情、语调、动作等非语言因素上表现出来，而不是直接以语言形式表达。此时需要医生注意观察病人在非语言上的一些特征性表现。

再次，在医患沟通中还应注意，通过治疗能否达到病人的美观要求，是否能达到病人的期望值，有些病人的美观要求、期望值不一定会直接用语言表述出来，此时我们更需要通过观察病人的表情、动作、仪容、服饰等非语言所表露出的信息，来判断所提供的诊疗措施能否与病人的期望值相吻合。

因此在临床沟通中，医护人员应充分考虑到病人自身的实际要求，认真聆听病人的倾述，仔细观察病人的非语言要素，促进医患沟通的顺利开展和进行。

二、口腔卫生指导在口腔诊疗沟通中的重要性

在口腔临床的医患沟通中有一个重要环节，即口腔卫生指导。维护好口腔卫生是解决很多口腔疾患的基础治疗环节，但这和病人的认知之间又存在一定的差异性，门诊中更多的病人所关心的是吃什么药能够帮助他/她解决口腔疾病。医生应更多的借助于非语言沟通技巧，以图像信息、模型教具等形式，并借以通俗易懂的表达方式向病人解释在口腔疾病中，“菌斑”“软垢”等因素的致病性，即充分讲解口腔疾病的病因，逐步解释做好口腔卫生维护的意义，同时引出为何单纯的药物治疗在口腔疾病中并不能起到很好的疗效的原因。此时，医生更多的需要向病人解释刷牙方法、牙刷牙膏的作用，其中刷牙方法更为重要。

而在牙周专科诊疗中作为专科医生还需要掌握序列口腔卫生指导，通过不断评估病人口腔卫生状况、了解病人知识体系现状、复诊后菌斑控制水平来给予病人循序渐进式的、更为专业化的口腔卫生指导。

单纯的语言沟通在口腔卫生指导中并不能体现良好的指导作用，医生更需要配合言传身教的方式，同时提供丰富的图片信息、实物信息给病人，才能达到口腔卫生指导的目的。

三、要注意事先沟通治疗方案与费用

当医患之间建立了良好的沟通后，病人就成了医生最好的助手。通过病人的主诉和医生的各种检查，医生对病情有了全面的了解，会做出正确的诊断和评价，然后根据病人的具体情况和要求，制定治疗计划。在医患之间的语言性和非语言性沟通的基础上，病人对自己口腔疾病目前的状况、治疗的方法、步骤、难点、结果，以及可能出现的不良后果或并发症有了充分的了解，应让他们充分发表意见。医生在与病人的讨论中，对一些估计较难处理的问题应该着重加以说，并介绍整个治疗程序完成治疗所花费的时间和费用，预计可能出现的问题和解决问题的办法，对病人所提出的过高期望应该实事求是地加以解释，不要急于承诺和应允。当病人难易决定时，应该充分给予病人思考和与家人/朋友商量的时间空间，待考虑成熟后再与医生共同制定切实可行的治疗方案。

在本章案例1中，医生在与病人的沟通中，并没有充分解释如重新进行活动义齿修复方案中较难解决的问题，没有给病人充分的时间来理解和接受哪种方案更为适合自身，从而产生医患之间矛盾，这正是我们在诊疗沟通环节中应注意的。

四、充分注意病人认知能力的重要性

前文中我们提及，当医生与病人之间的期望值不相符时，往往是不利于医患沟通的进

行的，正如本章案例 2 中所展现的那样。因此在沟通中，我们应该充分注意病人认知的能力。在“第一印象”中，通过对病人容貌、服饰等的观察，我们可以初步评估病人的社会认知能力，而随即展开的问诊等环节中，我们可以通过观察病人的面部表情、动作、体态等再次补充相关信息。有时对一些细节性、专业性知识的认知，我们还可以配合相关调查问卷开展。这些，都对促进医患沟通顺利开展、降低医患矛盾发生概率非常有利。

五、不与病人产生“纠纷”

在与病人的沟通中，因遵循以下五个原则，即同情性原则、疏导性原则、讨论性原则、礼貌性原则和治疗性原则。沟通的目的在于交流信息，增进了解，消除顾虑，配合治疗，促进康复，而不是与病人之间产生“纠纷”。

第三节 医患沟通中应重视的非语言沟通技巧

总结前文，在医患沟通中合理运用非语言沟通技巧能，重视沟通中的每一个环节，能够有效地降低医患之间产生矛盾的概率。在临床医患沟通中我们应该重视的非语言沟通技巧包括以下几点：

一、举止端庄

在医患接触时，病人首先感受到的是医生的举止、风度、语言等外在的表现，美好的言谈举止可使病人产生尊敬、信任的情感，增强战胜疾病的信心，这盛世现代医学模式所要求的。医务人员必须讲究文明礼貌，注意修养，养成良好的举止习惯。

二、面带微笑

微笑是进行良好医患沟通的关键。医护人员的微笑既是自身良好形象的体现，又是尊重和体谅病人的重要体现。病人焦虑时，医生面带微笑与其交谈，能够缓解病人的紧张情绪；病人恐惧不安时，医生镇定、从容的笑容，能够给予病人安全感。

三、目光注视

这是行为举止中最重要的一种信息渠道，我们常说眼睛是心灵的窗口，它既可以沟通情感，也可以折射出个体的心理特征，从而影响对方的言行。从对视的目光中可以感受到彼此是厌恶还是友善，友善的目光可以产生很多积极的效应。例如，医生镇定、自信的目光，可以给恐慌的病人带来安全感；医护人员热情的目光，可以使孤独的病人得到温暖；医护人员鼓励的目光，可以让沮丧的病人重建自信。另一方面，与病人对视目光的高低也能影响沟通效果，病人仰视医生的目光能让病人产生自卑心理，医生仰视病人的目光则很难让医生注意力集中，不能很好地倾听病人述说，最佳状态是医生与病人的目光在同一水平，目光平和、亲切，表达出医患之间的相互平等和尊重。

四、触摸

温暖的触摸能够将医护人员的关怀传递给病人，医务人员主动和善意的身体接触可以给病人安全感。由于触摸是一种特殊的非语言沟通方式，医务人员对不同身份的病人可分别对待，对孤独自怜的病人、儿童和老年病人，可以近距离接触，加深情感沟通，让病人感到医生、护士的可亲可信。例如，抚摸儿童的额头、握紧老年病人的手，能给病人以安慰，减轻恐惧给他们带来心理安慰和情感支持；对治疗取得进展的病人轻拍或轻按病人的肩头表示鼓励；为病人身体检查后帮助其坐立等。这些有益的身体接触，传递着医务人员的善意和关怀，能够增强病人战胜疾病的信心和勇气。

第十五章

口腔临床实践中的知情同意

王繁可　助理研究员，公共卫生硕士

案例1：知情告知充分的成功案例

病人××，女，18岁，学生。病人因牙列不齐于2011年8月来院就诊，经诊断Angle1类错𬌗畸形，制订治疗方案并开始矫治。同年11月发现上前牙变黑，后诊断为11牙髓坏死。病人家属于2012年2月来院投诉，认为主诊医生造成了一颗健康牙齿的损失，并耽误了正畸治疗的时间，要求退还全部正畸治疗费用1万元，并补偿人民币2千元。经医患之间反复沟通协商，退还病人部分治疗费用5千元，纠纷得以顺利解决。

案例分析：本案的成功得益于因治疗前沟通详细，术前病人的全景片及模型都保存完好，相关并发症都在知情同意书上有所体现，病人本人及父母双方均有签字。在发现病人有慢性牙髓坏死可能时，医生也及时告知病人，尽了谨慎义务。这些一定程度上有利于医患双方理智的进行沟通。由于此案例属于在治疗中发生病情变化，医生虽能预见但没有采取合适的措施避免，故医院无法完全免责。由于治疗终止，退还病人部分治疗费用，医患双方均表示认可。

案例2：知情告知不足的失败案例

病人××，女，46岁，农民。因左下后牙痛于2010年1月来院就诊，行36根管治疗。2012年7月来院投诉，自述治疗两年来牙痛不止，2012年7月7日在当地县医院将牙拔除，后发现离体牙有断针残留。

病人认为因为医方原因导致医疗器械遗留在自己体内，2年来给自身带来了很多痛苦，并最终造成了左下后牙的缺失。要求院方赔偿伍拾万。协商未果后向玄武区人民法院提交诉讼请求，诉讼金额9.9万元。经过庭上调解，病人撤诉，医方补偿病人人民币9千元。

案例分析：在本案中，病人以断针导致健康恒牙损失为由起诉，而医方以并发症为由进行抗辩。但在实际的庭审过程中，并发症与否已经不足以被用于免责。案件争议的焦点则是医方在治疗前有无充分预估风险并告知断针的可能性，治疗中是否尽了谨慎义务，治疗后有无发现断针，发现后是否刻意隐瞒。在明确上述事项的基础上，再评估给病人造成了多大损害，以及损害和医疗行为之间的因果关系。由于当事医生治疗前后告知均有欠缺，病历记载也不完善，故需要承担一定责任。

第一节　知情同意权

一、知情同意权的基本内涵

知情同意最早源于西方，1946年《纽伦堡法典》规定："受试者的自愿同意绝对必要。这意味着接受试验的人有同意的合法权利；应该处于有选择自由的地位，不受任何势力的干涉、欺瞒、蒙蔽、挟持，哄骗或者其他某种隐蔽形式的压制或强迫；对于试验的项目有充分的知识和理解，足以作出肯定决定之前，必须让他知道试验的性质、期限和目的……"。该法典的诞生对知情同意理论的产生和法律制度的建立具有里程碑意义，自此知情同意这一原则被逐渐应用于医患关系和临床领域，成为医学伦理和法律的重要原则之一。1964年诞生的《赫尔辛基宣言》首次将"知情同意"纳入其中："在任何关于人的科研中，每个潜在的受试者必须被充分告知实验的目的、手段、资金的来源、任何可能的利益冲突、研究机构人员的附属关系以及可能产生的风险、不适和好处；受试者应被告知有权在任何时候退出实验或撤销同意，无须赔偿。"随后该法典成为世界各国制订用以规范涉及人体的医学研究相关的伦理准则和管理法规的重要依据。

知情同意权是指行为人在社会行为中特别是民事行为中，要求对方信息的了解和知悉程度应与对方对自己的了解和知悉相对称，并在此基础上选择是否同意对方行为的权利。它应当包含主动知悉权、被动告知权、自主选择权、拒绝权和同意权这几个方面的权利。本章中，我们主要探讨医疗知情同意权，这是在全面了解医患双方有关信息的情况下的决定权，它既包括病人对接诊医疗机构基本情况的知悉、对经治医务人员基本情况的了解，也包括医方经治医护人员对病人本身病情的了解和掌握。前者又称为病人知情同意权，它是医事法律关系中最核心的基础性权利，是病人所享有的最基本的民事权利，即建立在医疗机构及医务人员充分履行告知义务基础之上并对特定医疗信息做出自主决定或选择的权利。

知情同意权赋予病人自主选择并决定自我医疗的权利。病人在诊疗行为中的自我选择是医患关系中临床、心理、法律和伦理的基础，它有利于病人调整积极的心态，配合医方的治疗。医疗知情同意权既能保障病人的利益，也能促进医方管理和医疗决策的系统化、科学化，从而为社会提供更高质量的医疗服务。

在我国，医疗知情同意权首先是在法律制度上引入，然后贯彻到医疗实践中去。正式的医疗告知签字制度和实践起源于20世纪80年代初，目的在于防范越来越多的医患纠纷。现有医疗同意的第一项立法依据是卫生部的《医院工作制度》(1982)，此后又出台了一系列的医疗知情同意法律条款；进入21世纪后，《医疗事故处理条例》第十一条明确规定：在医疗活动中，医疗机构及其医务人员应当将病人的病情、医疗措施、医疗风险等如实告知病人，及时解答其咨询；但是，应当避免对病人产生不利后果。其后的《病历书写基本规范》(2010)、《中华人民共和国侵权责任法》(2010)，较之前的相关法律及条款均有了历史性的突破。《中华人民共和国侵权责任法》还专门设立了医疗损害责任章节，从立法层面解决了自2002年《医疗事故处理条例》实施以来，医疗纠纷案件在实际处理过程中，责任范围、赔偿标准和鉴定机构等方面存在的法律问题。目前，在中国当今改革开放的大环境下，随着我国经济社会的发展以及价值观念的变化，人们的法律意识、参与意识和权利意识都日益增强，越来越多的人开始关注并试图了解知情同意权，知情同意已成为我国医疗中的一个基本的伦理观念和原则。

二、知情同意权与病人认知能力

各项法律法规要求医方应当履行告知义务，不得侵犯病人的知情同意权。但如何告知才能构成法律上的告知行为呢，或者说医护人员的告知应该达到什么程度才算是法律上的有效履行呢？这在现行的法律上没有明确规定，因为病人的行为能力和认知能力是不同的，或者说是有差异的。

知情同意权与病人的认知能力之间的矛盾可以分为两种：①无行为能力人、限制行为能力人的无法认知，使医方无法实现其知情同意权；②由于信息不对称，完全行为能力人无法理解医方告知的真正内涵。

从民法上说，行为人的行为必须要与其行为能力相对称才在法律上被称作“有效”。因此，由于医学的特殊性和风险性，知情同意权一般不能或不宜由限制行为能力人或无行为能力人独立行使。也就是说，只有完全行为能力人在思维清醒、理智的情况下才能独立行使知情同意权，而限制行为能力人和无行为能力人只能由他们的父母、配偶或其他法定代理人来共同行使或代为行使，由他人来代为行使的行为可以看作是病人知情同意权的延伸。

在第二种情况时，很多病人对于医学知识完全不懂或者存在一定误区，有些知情同意书上的医学术语或医理难以理解，医方的告知等于没有告知一样。但是，知情同意书的签署往往是医方的诊疗行为的必备条件，因此有人则称此为“霸王条约”，是医方在推卸责任。而很多医务人员也存在这样的概念，医生只要将与病人病情有关的情况如实告知病人就是在法律上履行告知义务了，病人听不懂或理解不了告知的内容，不能笼统地认为医方没有履行告知的义务，也不能因此而责难医方，因为医方难以在短时间内让病人掌握大量的医学知识。这种病人的知情同意权和病人的认识能力的矛盾是客观存在的，如果仅仅靠医患之间建立良好的信任关系，只是一种医德方面的要求，其本身缺乏强制力的保证。因此如何明确医方的告知行为的标准？我们将在本章的第二、第三节进一步探讨。

三、保护性医疗中的病人知情权

保护性医疗是指在医疗诊治过程中，为避免和减少外界环境等各种因素对病人可能造成的不利影响而采取的保护性措施，如对病人施行必要的病情保密、保证就诊过程有一定的私密空间、为病人保守个人隐私及保证病情不外泄等。目前，学界对这一概念并无太大争议，为保护病人的生命健康权益，医疗机构及其医务人员依法或医学原理对病人所实施的“隐瞒”病情真相或其他相关医疗信息的医疗行为是受法律保护的。但是在实际操作之中，必须得把握相应的尺度。

滥用保护性医疗体现在以下两种，一是过分夸大医疗风险、并发症及副作用；另一种则是医生违反法律、法规、规章以及其他有关诊疗规范规定，对病人所实施的诊疗措施、医疗费用等内容未尽告知、未全面、充分告知或者履行了“非真实性”告知义务致使病人作出违背其真实意愿决定的行为。在第一种情形下，实际未对病人人身、财产方面造成明显损害，虽然属于偏离医学专业精神和医疗宗旨但尚未达到违背法律，但是，夸大风险往往会带来额外的检查及治疗项目，这一点与《中华人民共和国侵权责任法》第六十三条规定的“医疗机构及其医务人员不得违反诊疗规范实施不必要的检查”相违背，依然承担侵权责任；对于第二种情形，医生在履行义务时其行为违反了《民法通则》第四条规定的“民事活动应当遵循自愿、公平、等价有偿、诚实信用的原则。”因此，保护性医疗虽然作为是一种合法医疗行为，但医务人员是否尽到说明义务的判断标准必须根据病人的需要来确定，如果医务人员对病人决策具有重要作用的信息没有充分披露，就应当认为医务人员行为违法，没有尽到法律规定的说明义务。

针对保护性医疗与医疗知情同意间存在的冲突及原因分析，医务人员应遵循“不伤害”和“两害相加取其轻”的基本原则，在实施保护性医疗过程中灵活履行医疗告知义务。因此，医务人员应当掌握《中华人民共和国执业医师法》关于病人知情同意要遵循的要件和优先采取保护性医疗制度的情形，将尊重生命、依法行医和人文医疗有机的结合。保护性医疗措施在实施时必须考虑不履行或者不完全履行告知义务是否有利于病人配合治疗，如果不告知反而会增加病人的疑虑和恐惧则应当适时适度的向病人透露一些有关病情和医疗措施的信息，争取让病人积极配合治疗，而无需采用完全的保护性医疗措施。

四、侵犯知情同意权给病人带来的损害

所谓医疗损害，是指在诊疗护理过程中，因医方的不法行为而致使病人的人身权利、财产权利受到侵害，并导致病人的人身利益和财产利益受到损害的客观事实。损害事实既包括财产损失，也包括非财产损失，如人的死亡、人身伤害、精神损害（痛苦、疼痛）等。理论上，医生违反告知义务所致损害应当包括现实权益损害、期待利益损害和精神损害。

（一）现实权益损害

违反告知义务造成现实权益损害的表现形式有很多，具体包括：

1. 人身损害　比如，口腔科医生为病人治疗过程中发现除了主诉牙之外，还有其他的残根残冠，于是在手术过程中未征求病人同意就当即拔除，这种行为就对病人造成了人身损害。

2. 财产损害　主要是指直接财产损失。就直接财产损失而言，医疗机构必然要承担当事人手术的相关费用。

（二）期待利益损害

主要表现为病人丧失治疗最佳时机、最佳治疗方案、丧失其他可预见利益、间接财产损失。

1. 丧失治疗最佳时机　医疗机构没有履行转诊、转治等告知义务，会使病人丧失诊治的最佳时机，比如根管治疗之后没有及时告知义齿修复，碰巧转治期内牙齿裂开并最终拔除。可视为剥夺了病人所认定的最佳治疗方案，那么其相应的期待利益也就受到了侵害。

2. 损失其他可预见利益　如在正畸治疗中，病人明确表示治疗目的是为了面容更好从而有利于1年后的空姐面试，但正畸医生没有明确告知正畸周期及出现特殊情况导致周期延长的可能，致使病人找工作时仍然配戴牙套，影响了招聘空姐的面试，从而丧失由此产生的利益。

3. 间接财产损失　主要是指由于病人因医疗过失而导致基本可以抚养、扶养、赡养他人而无法给予他人的利益。

（三）精神损害

《中华人民共和国侵权责任法》第二十二条明确规定，侵害他人人身权益，造成他人严重精神损害的，被侵权人可以请求精神损害赔偿。因此，医疗精神损害是一项法定损害，一旦侵权行为构成，患方可以诉请精神赔偿。

因此，医方因侵犯知情同意权而给病人带来医疗损害，医方要承担相应的法律责任。这一责任具有双重性，从医疗服务合同的要求来看，属于违约行为，应当承担违约责任；从过失医疗行为侵害公民健康权、生命权的角度来看，无疑又是一种侵权行为，行为人应当承担侵权责任，由此构成了侵权责任与违约责任的结合。如果医务人员没有履行告知义务，但尚未造成病人任何形式的实质损害（包括精神损害），那么医疗机构无须承担医疗侵权赔偿责任。

第二节　书 面 告 知

一、书面告知的必要性

无论是相关法律法规的限制，还是基本道德规范的要求，医务人员在诊疗活动都中应当履行告知义务。而从处理医疗纠纷的实践看，保留有关告知的证据，对医疗机构及其医务人员是十分必要的。这不仅是简单的自我保护问题，更重要的是使之增强证据意识和法律意识。这就需要将病人作为平等主体，与之进行医疗方面的信息交流，在医务人员的主导下，让病人认识自己的病情、医疗机构准备采取的医疗措施以及相应的医疗风险。医务人员应当场制作谈话记录，由病人或其代理人签字。记录履行告知义务的文书应归入医疗档案，并妥当保存。对那些病情不复杂、医疗风险相对小的常规性医疗措施，也可采用口头告知的方式进行，但存在的不足是，口头告知的证据固定困难，效力较弱。通常情况下，书面告知、口头告知、默示同意具有相同的法律效力。但书面的同意是证明病人确实做出了同意的最清楚的证据，当前医疗机构更多使用的是书面形式，以备出现纠纷时在司法程序中用来抗辩。

二、书面告知的分类

《中华人民共和国侵权责任法》第五十五条明确提出，在“需要实施手术、特殊检查、特殊治疗”时，需要取得患者“书面同意”。在实际操作之中，往往对操作过程较为复杂，有可能发生严重并发症，或并发症发生率较高以及治疗后果难以准确判定的有创检查、治疗，应当履行书面知情同意手续，主要包括：

1. 实施各类手术，有创检查，治疗；
2. 输注血液及血液制品；
3. 实施麻醉；
4. 开展新业务、新技术；
5. 实施临床试验性治疗；
6. 实施手术中冷冻切片快速病理检查；
7. 对病人实施化疗、放疗、抗结核治疗等；

8. 在急诊或病情危重，处于抢救状态情况下，病人或其亲属要求终止治疗、出院、转院的；

9. 病人病情及医疗措施不宜向病人说明，而向病人的近亲属说明的。在口腔临床诊疗中，对于部分门诊治疗项目，由于其风险大、并发症发生率高、纠纷多等原因，建议采取书面告知的形式，与病人签署知情同意书。如：隐裂牙的治疗、阻生牙的拔除及口腔正畸治疗等。

三、书面告知的实施步骤

1. 要求各级医护人员自觉遵守法律、法规和医疗护理技术操作规范、常规，在实施各种有创检查、治疗时，必须严格掌握适应证和禁忌证。

2. 在实施各种检查、治疗前，操作者必须亲自与病人或其亲属详细交待病情、检查治疗的目的、可能发生的并发症及意外情况等，在病人本人或其亲属知情同意的情况下，医患双方履行《知情同意书》签字手续后，方可实施操作。

3. 使用血液及血液制品前，经治医生必须对病人或其亲属进行输血风险教育，详细交待使用血液及血液制品可能发生血源传播性疾病、输血反应等情况，经其知情同意并签署《输血治疗知情同意书》后，方可安排使用血液及血液制品。

4. 实施麻醉前，麻醉医生必须亲自与病人或者其亲属详细交待麻醉的方式、可能发生的麻醉并发症及意外情况，经病人本人或其亲属知情同意并签署《麻醉同意书》后，方可实施麻醉。

5. 在开展临床试验性治疗时，治疗负责人要如实向病人或其亲属告知所进行的治疗属于临床试验性治疗。在病人或其亲属知情同意的情况下，签署《接受实验性治疗知情同意书》和《有创检查、治疗（手术）同意书》，否则严禁安排治疗。

6. 为及时解答病人或其亲属的咨询，履行知情同意手续，必须由操作者亲自进行，不得由他人替代。

四、书面告知中特殊情况处理

（一）紧急医疗中书面告知的免除

紧急医疗一般是指病人病情非常紧急，医务人员必须刻不容缓地抢救病人生命的紧急情况。为了使医生在对生命处于危险状态的病人进行紧急抢救时不必害怕触犯法律，保证病人与医生的合法权利，在紧急情况下免除或减轻医生的说明义务是十分必要的。《中华人民共和国侵权责任法》第五十六条：因抢救生命垂危的患者等紧急情况，不能取得患者或者其近亲属意见的，经医疗机构负责人或者授权的负责人批准，可以立即实施相应的医疗措施。虽然医疗告知义务的履行是为了尊重病人的医疗自主权和人格尊严的需要，但是在面对情况紧急时的危急、重病人，医疗机构及其医务人员应当以保护病人的生命健康权益为第一要务。在紧急情况下，病人暂时丧失判断能力又无法获得其代理人的承诺，就失去了行使自己决定权的前提。此时为病人的安全考虑应限制其决定权，医生可不必为了满足病人的知情权而向本人或其近亲属履行告知义务。医生应从病人的生命健康利益出发自行决定采取抢救措施，充分实现救死扶伤的使命，无须履行告知说明义务。

（二）对急诊、危重病人正在实施抢救性治疗措施，病人亲属要求终止治疗时的处置

包括以下三个方面：

1. 要求接病人出院的，经治医生要将亲属意见立即报科室领导，由病人所在科室主治医生以上人员，将终止治疗后可能出现的不良后果向病人亲属充分交代清楚，明确告知由此造成不良后果医院不承担责任。之后将医生意见，亲属意见用专用病案纸详细记录，由经办医生和病人亲属签名，即时存入病历档案，方可同意亲属的要求。

2. 对于靠人工辅助器械维持生命的病人（如使用呼吸机等）。其亲属要求继续留院治疗，但又要求停止使用人工辅助器械，如停止使用呼吸机、拔出气管插管等，医务人员应当拒绝病人亲属要求。

3. 因冷冻切片诊断的局限性，对拟行手术中冷冻切片快速病理检查的病人，应办理接受手术中冷冻切片快速病理检查知情同意手续；特殊情况下，由病人所在科室通知病理科，由病理医生、手术医生共同与病人亲属办理接受手术中冷冻切片快速病理检查知情同意手续；对临时决定实施手术中冷冻切片快速病理检查的，由手术者亲自或指定医生与病人亲属补办接受手术中冷冻切片快速病理检查知情同意手续。

第三节　知情同意书

一、知情同意书是书面告知的主要方式

在前文所列举的书面告知的九大类中，诊疗、术前采用书面沟通的方式最常见。《中华人民共和国执业医师法》第二十六条规定：医生应当如实向患者或者其家属介绍病情，但应注意避免对患者产生不利后果。同时，《医疗事故处理条例》第十一条规定：在医疗活动中，医疗机构及其医务人员应当将患者的病情、医疗措施、医疗风险等如实告知患者，及时解答其咨询；但是，应当避免对患者产生不利的后果。

对于哪些是应该向病人或者其家属介绍的内容，《医疗机构管理条例实施细则》第八十八条进行了规定：特殊检查、特殊治疗，是指具有下列情形之一的诊断、治疗活动：

（一）有一定危险性，可能产生不良后果的检查和治疗；

（二）由于患者体质特殊或者病情危笃，可能对患者产生不良后果和危险的检查和治疗；

（三）临床试验性检查和治疗；

（四）收费可能对患者造成较大经济负担的检查和治疗。手术具有高度危险性，可能对患者产生不良后果和危险，患者花费较大，所以，治疗前的知情告知是非常重要的。

手术知情同意书是病人获得知情同意权利而需承担相应责任的书面依据。因为手术属于高风险的医疗活动，术前应该向病人说明手术的风险、替代方案等情况，并取得病人的书面同意。当不宜向病人说明情况时，如会造成病人产生悲观情绪、心理负担过重等不利于治疗的，医生应该向其近亲属或代理人说明手术的风险，并取得书面同意，即签署手术知情同意书。

二、知情同意书的属性

（一）授权实施手术

授权实施手术是知情同意书的第一法律属性。人的生命健康权是作为个体的人所享有的一项最基本的权利，因而神圣不可侵犯，而其他权利都是派生的。既然人的生命健康权

神圣不可侵犯，病人出于治疗疾病的需要，是否允许医生无条件地侵害其身体、组织和器官的完整性呢？答案是否定的。医生出于治疗的需要，可以有条件地对病人的身体实施侵害，但是，有的手术可能达不到根治疾病的目的，或者达不到病人希望达到的理想状态，或者同时有几种治疗方案可以供病人选择，如果不尊重病人本人的意见，而是依据医学理论、伦理学或者是法律上预先设定的条件就对病人实施手术，可能给病人带来一些后续的精神方面甚至是躯体方面的问题，由此还可能引发一些病人的生活问题和社会问题。因此，最好的条件应该是在病人充分知情的情况下，由其做出选择和授权，允许医生在其身体上实施对其身体有侵害作用的手术。

（二）履行告知义务

知情同意书不是一份简单的授权书，还包含医生向病人及其家属交代病情、治疗方案尤其是手术治疗所面临的种种危险。因为知情同意书是经过医生对病人的病情充分检查、诊断，对病人的疾病状况、身体健康状况有了一个充分的评估之后，在治疗方面做出的一个重大决定。这不是简单的主观判断，而是在医务人员掌握病人身体健康的充分信息之后做出的决定，是辩证思维和科学论证的结果。医生在做出这一决定之前已经在病人身上做了大量的工作。但是病人只知道医生在其身上做了一些检查，但具体医生如何判断，在治疗方案的确定上有什么根据，如果医生不说出来病人并不清楚。因此，医生应该将其所掌握的所有有关病人身体健康方面的信息都告诉病人，包括疾病严重程度、身体健康状况、治疗方案、身体因素和其他因素。说明目前确定的治疗方案可能产生的影响，治疗方案本身的缺陷和风险。

医务人员履行告知义务的基本要求是充分告知。这是强调医生的行为，是医生的法定义务。充分的告知要求手术人员通过与病人或者其家属的接触和交谈，面对面地将已经落实在知情同意书上的有关方案、风险和已经计划采取的防范措施，通俗易懂地告诉对方，而不仅仅是让病人或者其家属阅读事先制作好的知情同意书。

（三）病人自主选择权的体现

既然强调人的生命健康权的重要性和病人授权医生实施手术的法律特性，可见病人授权医生实施手术这件事情本身就是一件非常重要并且需要病人慎重考虑的事情。因此，病人做出的决定必须是以医生充分告知为基础，在其充分知情的前提下自愿做出的。从合同的角度来看，手术同意必须符合合同法的一些基本要求，因而必须是双方意见一致，是双方意思的真实反映，任何一方不得隐瞒实情或者欺骗对方，也不得要挟、胁迫对方，否则知情同意书无效。决定内容包括自愿选择某种手术方式，允许特定的医务人员在其身体上实施有创的手术治疗措施，并且愿意承担手术本身带来的种种合理的风险。

三、知情同意书的法律效力

知情同意书是否具有法律效力，这是医务人员普遍关心的问题，还有部分医疗机构和医务人员采取保护性医疗的手段，将同意书视为转移风险和责任的一种方式。从法定的医疗文件的角度来看，只要知情同意书是在医患双方平等自愿的基础上签署的，就应当认定其真实有效，是一份具有法律效力的文件。但是，如果该知情同意书具有明显违反法律禁止性规定的内容，则该内容无论是否合理，均不具有当然的法律效力。

知情同意书之所以有效，是因为知情同意书首先是一份病人的授权同意书，是患方授权医生实施手术的法律文件。其次，知情同意书也载明了医生告知患方有关病人的健康状况、疾病严重程度和可能的治疗方案，以及医生选择手术治疗的理论根据和现实意义、手术本身存在的风险和医生已经准备的防范措施。最后，知情同意书是在患方充分知情的情况下，自愿作出的选择。从而使医生的手术是在病人真实同意的前提下实施的，从侵入并损害病人正常机体的角度来看，医疗行为具有法律上的豁免效力。

至于手术风险，手术中出现的并发症，首先手术医生应当充分预见，并在术前采取充分的防范措施，一旦术中或者术后真的发生，手术医生能够采取已经准备好的措施和方案予以处理。因此，知情同意书上交待的手术风险，首先是手术医生应当为此已经承担危险结果的注意义务，因此手术医生应当充分预料可能出现的不良情况，否则就谈不上防范。如果知情同意书上没有提及的并发症或者其他不良情况发生了，这种情况又不属于医疗意外，那么，病人或者法官都有理由相信手术医生没有尽到其注意义务。其次，知情同意书还表明手术医生应当在术前、术中和术后承担危险结果回避义务，这就要求手术医生首先有防范风险的意识，有具体应对不良情况出现的方案和措施，术中及术后一旦发生，能够及时采取措施，尽最大努力化解危险，这就是危险结果回避义务。最后，如果医生已经尽到了这两方面的义务，仍然不能阻止危害结果发生，影响手术效果甚至病人的健康和生命，此时，病人就应当承担因手术带来的风险，这时医生可以免除法律上的责任。因此，手术并发症所涉及的免责问题，并非只要病人签了知情同意书就当然免除医生的责任。

从另一个角度看，由于《中华人民共和国合同法》第五十三条规定，合同中的下列免责条款无效：

1. 造成对方当事人伤害的；

2. 因故意或者重大过失造成对方财产损失的。

在《侵权责任法》的第六十条规定中写明了关于医疗机构的免责情形，患者有损害，因下列情形之一的，医疗机构不承担赔偿责任：

1. 患者或者其近亲属不配合医疗机构进行符合诊疗规范的诊疗；

2. 医务人员在抢救生命垂危的患者等紧急情况下已经尽到合理诊疗义务；

3. 限于当时的医疗水平难以诊疗。前款第一项情形中，医疗机构及其医务人员也有过错的，应当承担相应的赔偿责任。因此，在知情同意书中添加类似于“医院概不负责”或“医院不承担任何责任”等条款是无法律效力的，关键是看医疗机构的诊疗活动有无过错。

四、知情同意书的内容

根据原卫生部发布的《病历书写基本规范》(2010 版)第二十三条至第二十六条，明确规定了知情同意书的基本内容：第二十三条　手术同意书是指手术前，经治医师向患者告知拟施手术的相关情况，并由患者签署是否同意手术的医学文书。内容包括术前诊断、手术名称、术中或术后可能出现的并发症、手术风险、患者签署意见并签名、经治医师和术者签名等。第二十四条　麻醉同意书是指麻醉前，麻醉医师向患者告知拟施麻醉的相关情况，并由患者签署是否同意麻醉意见的医学文书。内容包括患者姓名、性别、年龄、病案号、科别、术前诊断、拟行手术方式、拟行麻醉方式，患者基础疾病及可能对麻醉产生影响的特殊情况，麻醉中拟行的有创操作和监测，麻醉风险、可能发生的并发症及意外情况，患者签署意见并签名、麻醉医师签名并填写日期。第二十五条　输血治疗知情同意书是指输血前，经治医师向患者告知输血的相关情况，并由患者签署是否同意输血的医学文书。输血治疗知情同意书内容包括患者姓名、性别、年龄、科别、病案号、诊断、输血指征、拟输血成分、输血前有关检查结果、输血风险及可能产生的不良后果、患者签署意见并签名、医师签名并填写日期。第二十六条　特殊检查、特殊治疗同意书是指在实施特殊检查、特殊治疗前，经治医师向患者告知特殊检查、特殊治疗的相关情况，并由患者签署是否同意检查、治疗的医学文书。内容包括特殊检查、特殊治疗项目名称、目的、可能出现的并发症及风险、患者签名、医师签名等。

五、知情同意书签署的注意事项

目前签署知情同意书的一般做法，往往是医生事先制作好知情同意书，在与病人及其家属交待有关手术情况，解释与手术有关的医学问题之后，再让病人或者其家属在知情同意书上签字。然而口腔医院属于大门诊小病房，很多门诊的治疗因为忽视了知情同意书的签署，或是某些环节没有注意而极易引发纠纷。因此，签署知情同意书，必须要注意一些容易出现问题的环节。

（一）书面沟通与口头沟通并重

撰写知情同意书，应当事先有一个周全的考虑，可能涉及的治疗风险不能遗漏，这是日后发生纠纷后据以认定医生已经向病人及其家属交待风险的依据，也是医生与病人及其家属谈话，交待治疗风险的书面文件。因此，知情同意书的书写非常重要。但既然是书面文件，必须具备文字简练、书面语较强、概括性描述较多等特点，因而病人不太容易理解。所以就需要医生在向病人及其家属出示知情同意书的同时，应当注意留出充分的时间与病人及其家属交谈，解释知情同意书上涉及的问题，接受对方的提问。通过与病人及其家属的谈话，将知情同意书中载明的内容向对方解释清楚，使其真正明白本次治疗对于病人疾病治疗的意义和治疗本身面临的风险，以及当事医生为防范风险已经准备采取的有关措施。充分与病人及其家属的交流，是知情同意书的延伸和补充，有利于病人及其家属真正理解知情同意书中的内容。因此，我们强调制作知情同意书文件和与病人及其家属交谈同等重要，医生都应当重视，两者不可偏废。

（二）变更治疗方式需补签知情同意书

无论医生在治疗前对于病人的病情了解得多么详细，治疗方案制定得多么充分、完备，也难以保证治疗过程、手术过程与预计的情况完全一致。因此，在知情同意书上和向病人及其家属交待治疗方式时，常常使用模糊性词汇，如“拟施手术名称”。这样表述主要就是考虑到手术中可能会出现预想不到的情况，因而经常会出现变更治疗方式、手术范围的情况。在口腔正畸治疗中，因为时间跨度比较长，这种情况发生的概率更大。尤其是改变治疗方式（手术方式），意味着在病人身上进行的将会是一种新的手术，而手术本身存在的种种风险也随之发生了变化，术前向病人及其家属交待的手术风险已经不能适用。因此出现这种情况后，主治医生一定要重新制作知情同意书，重新交待并补签。

在口腔颌面外科手术中，只要不危及病人生命，尽量不要让病人及其家属口头承诺，事后补签手术同意书。但是如果术中病人家属拒绝签字，在没有危及病人生命健康的前提下，手术医生要向家属交待没有手术同意书的重新签字，医生无法执行手术的情况。在医生交待说明该情况之后，病人家属仍然拒绝签字，医生可以结束手术。但是应当将术中出现的情况、向病人家属交待的情况、病人家属不签字的情况以及医生妥善处理已经进行的部分手术野的处理情况，记载清楚。结束手术后，手术医生应当及时报告科主任及医务部门。

（三）医患双方的签字

签字是整个医疗告知过程和病人履行知情同意权的根本标志。因签字问题引发的病历失效而导致医方败诉的例子举不胜举。因此，在知情同意书的签署上，需要注意以下几点：

1. 确认签字人的身份　确认签字人的身份包括确定谁有权在知情同意书上签字，以及知情同意书上所看到的签字是不是名字所指向的个体所签。

病人本人是首选的签字人。从法律的角度，这一点毋庸置疑。手术侵入的是病人的身体，当然只有其本人具有决定是否接受治疗和如何治疗的问题。但是病人不能签字或者出于保护性治疗的需要，家属可以签字吗？回答是肯定的。《中华人民共和国侵权责任法》第五十五条已经肯定了这一情形。但法条上只有“法定代理人”、“近亲属”，并没有专门的解释。那么到底什么人有签字的资格呢？

关于“法定代理人”，主要是指无民事行为能力人和限制民事行为能力人不能自己从事民事活动而由法律规定代理其从事民事活动的人。法定代理人具有两个特点：其一，基于法律规定而产生。其二，法定代理人所代理的被代理人，必须是无行为能力人和不能从事特定民事行为的限制民事行为能力人，包括未成年人和精神病人。我国法律规定，无行为能力人的监护人是其法定代理人，未成年人的父母是未成年人的监护人；父母死亡的，可由祖父母、外祖父母，兄姐，关系密切的其他亲属、朋友愿意承担监护责任，经未成年人的父、母所在单位或者未成年人住所地的居民委员会和村民委员会同意的。无民事行为能力或者限制民事行为能力的精神病人，可以由配偶，父母，成年子女，其他近亲属和关系密切的其他亲属、朋友愿意承担监护责任，经精神病人所在单位或者住所地的居民委员会和村民委员会同意的。

关于“近亲属”一词，在我国的刑法、民法和行政法上，均有各自不同的解释。这里采用我国行政法上的规定，即指配偶、父母、子女、兄弟姐妹、祖父母、外祖父母、孙子女、外孙子女和其他具有扶养、赡养关系的亲属。因此可以认为，病人本人不能签字的，成年已婚病人，应当首先由病人的配偶来签字，其次可以由其成年子女和父母来签；成年未婚病人，应当首选由病人的父母来签，其次可以由兄弟姐妹承担；未成年病人，应当由其法定代理人来签字。

2. 签字必须要当医生之面而为之，不能由签字人以与家人商量等为借口，将知情同意书带走，在医生不在场的情况下签字。因为这种情况下签的字，医生难以确认是有权签字人本人签的，还是找他人代签。如果系他人代签，最后发生医疗纠纷的时候，难以确认手术同意书的法律效力，医院自然会被推向不利的位置上。即使签字人将手术同意书带走签完字交给医生，医生也一定要重新确认是否真的系签字人所留。

3. 如果知情同意书有多页，需要病人在每一页上签名。因特殊原因在原有知情同意书上增加条款的，需请病人在所增加条款边上签上姓名及日期。对于“近亲属”签名的情形，最好让所涉及到的同一层级全部相关人签字，如昏迷中的老年人做手术，请全体子女在知情同意书上签字。

第四节　书面沟通案例评析

案例1：正畸治疗中前牙牙髓坏死引发的医疗纠纷

事件评析

这是一起口腔正畸治疗过程中，因术前书面知情同意书签署完备，得以保护医生权益的典型案例。从事件上来说，一名不到20岁的女性病人在正畸治疗中损失了一颗恒牙，无论是病人本人还是家属在精神上都难以接受，处理不当会引发较大的冲突并对医疗机构带来不好的影响。而本例纠纷的实际解决过程中，知情同意书的签署、病历资料（模型）的保存对于稳定患方情绪，成功解决纠纷起到了至关重要的作用。

从诊断上来说，慢性牙髓坏死由多种原因造成，医生矫治加力不当是原因之一，但同时龋坏、创伤、血源性感染都可能造成这种情况产生。术前病人的全景片及模型都保存完好，慢性牙髓坏死无法从片中看出，所以无法断定死髓牙是医生所致。在知道病人有慢性牙髓坏死可能，医生也及时告知病人，尽了谨慎义务。

从保护性措施上来说，术前协议已经明确正畸治疗产生死髓牙等并发症的可能性，病人家属也签字认可。从某种程度上来说，医院不能免责，但尽了告知的义务。此案例责任无法明确，但是由于治疗中发现病情变化，医院无法完全免责，由于治疗终止，退还病人部分治疗费用，也在情理之中。

案例2：根管治疗后器械分离引发的民事诉讼

事件评析

这是一起非常典型的因为书面告知缺失，导致因治疗后产生并发症而赔偿的纠纷案例。在进行牙齿根管治疗时器械折断是牙体牙髓病临床根管治疗中会出现的并发症之一，据统计学统计约占该项治疗的2.09%左右，它同该项治疗中肿胀、疼痛、侧穿等症状同为治疗并发症，不属于医疗事故。本案例中，根据病人的影像资料所示，36钙化严重，属疑难根管，治疗难度大，这与器械折断的发生有很大的因果关系。同时，根管治疗中填充材料有多种，包括银针、钴铬合金、牙胶尖等。可见金属材料亦是一种充填或修复材料，如桩钉、根管钉、永远固位于牙齿内，这是一种成熟的治疗项目，对人体没有不良影响。

但是为什么属于根管治疗过程中产生的并发症，医方仍然经调解后承担赔偿责任呢？

这是因为并发症不属于因不可抗力造成的医疗损害，它与医疗意外的区别就在于，并发症具有可预见性、发生不确定性和相对可避免性。因此应当预见损害发生而没有预见或已经预见而没有采用有效措施加以避免损害发生，就可以认定医务人员没有尽到注意义务，存在过失。对于本案来说，法院审理中认为，病人与被告间的医患关系存在。本案的争议点是被告的医疗行为是否有过错、病人是否存在医疗损害以及过错医疗行为在致病人的损害后果中原因力大小。在病人因患病、保健或者身体健康受损而到医院进行治疗过程中，病人希望通过医院的医疗行为使自身的健康状况得到恢复或避免不利后果的发生。然而，医学科学表明，疾病的自然发展与转归、表现症状的多样性，病人体质差异，疾病会给人体造成不可逆转的损害。同时由于技术水平和医疗过程中为取得治疗效果采取某些治疗手段所具有的侵袭性等原因，人类目前的医疗科学水平尚不足以使每一病人都实现上述愿望。

因此从公平原则的角度出发，病人不能将因自身疾病原因而存在的生命健康方面的风险在其选择医院后全部转移给医院，病人自己却不承担任何责任。所以法律要求，当病人在医疗过程中受到侵害时，法院应当依据医疗行为是否尽到合理注意义务以及未尽到合理注意义务在所造成的损害后果中原因力大小确定医院的赔偿责任。

本案中，被告对病人36慢性牙髓炎的诊断成立，经病人同意后实施根管诊疗，治疗方案无误。而治疗中产生的器械分离（断针）是常见并发症，虽然有多种方式可以解决此类并发症带来的后果，但确实也是造成病人治疗后痛苦、并最终导致患牙被拔除的原因之一。因此要求被告在治疗前书面告知，同时在治疗中尽到合理注意义务，避免不良后果或损害的发生。本案的原始病历上无任何书面告知，也没有知情同意书的留存，根据《中华人民共和国侵权责任法》第五十五条，则认定医务人员未能履行法定的告知义务而构成医疗过失。

第十六章

口腔临床实践中焦虑的控制

孙卫斌　教授，主任医师，医学博士

案例1：焦虑缓解的成功案例

病人，女，50岁，教师，已婚，因右下颌后牙冷热痛来院就诊。就诊时极度紧张，不愿坐上牙椅。临床检查时，四肢颤抖。仅仅抓住其夫的衣服不愿就诊。为缓解其紧张情绪，医生首先与其进行交谈，沟通工作情况。待其情绪缓解后，作口腔临床。见双侧下颌第一磨牙颌面树脂充填物部分脱落，有腐质。追溯病史，二年前曾作“补牙”，诉“医生动作粗暴，非常疼”。与病人沟通需重新清除腐质，重新充填。但病人无法忍受涡轮牙钻啸叫声，不愿接受治疗。因此，再与病人沟通，不使用牙钻机方同意治疗。首次治疗时即用挖匙清除大部分腐质，氧化锌暂封。5分钟完成治疗。病人惊喜“非常舒服”。二周后复诊，紧张情绪有所改善，同意用低速手机治疗。即用挖匙去除暂封材料后，首先多次将低速手机口外空转，待其适应后，再明确告诉其进入口腔内，去除腐质和残留充填物，垫底，树脂重写充填。4周后再次就诊完成对侧下颌第一磨牙重新充填。

案例分析：这是一个非常典型的口腔科焦虑的病人。显然，仅仅告诉病人“不要紧张”是没有用的。病人的个性是形成口腔科焦虑的基本条件，但不良的记忆有明显影响。缓解焦虑的首要任务是解除原有的认知。

案例2：焦虑处理不成功案例

患儿，男，5岁。因后牙蛀坏随父来院就诊。患儿就诊前不愿进诊室，其父硬拉其进入诊室。就诊时，医生问其病史，患儿不配合不回答问题，并咬紧牙关，不张口，不让医生检查。其父甚急，几次要强制。医生亦急，说，再不张口就找警察抓起来，再不张口就用刀把脸上划开等等。患儿更加哭闹。情急之下，医生举手做打头的动作“吓唬”患儿，“几乎没有靠到小孩的头”，但患儿父责备医生不冷静，“医生打孩子”。与医生产生冲突，遂去院医务处投诉。

案例分析：焦虑的产生与不良认知有关。显然，在处理的时候，用恐吓训斥只会加强不良认知，无益于问题的处理。尤其是，现在的临床上体罚强制要慎重使用，退一步说，这也是家长的“权利”，医务人员不能做。否则非常容易产生纠纷。

口腔科焦虑症（dental anxiety，DA）是指病人在治疗牙齿时呈现出各种紧张、焦虑状态，包括行为异常、肌肉紧张、心动过速、出冷汗乃至晕厥。部分严重的病人甚至出现有牙病拒绝治疗或根本不愿就诊的情况。DA 是一种对口腔科诊治环节所产生的心理性障碍，在人群中普遍存在，其危害值得重视，是医患双方必须面对的问题。DA 病人的增多，延误诊治、规避治疗、医疗纠纷等现象频繁出现。口腔科焦虑导致的心理疾病会直接威胁病人的口腔健康及全身心健康。DA 的研究，国外起步较早，英国于 1995 年就成立了口腔科焦虑和恐惧协会（dental anxiety and phobia association，DAPA），近年来，国内学者对口腔科焦虑也给予了重视，开展了相关研究。

口腔科恐惧和焦虑的发生率在全球趋于一致，有小部分群体的报道发生率较高。一项澳大利亚研究发现，人群中 16.1% 的人患有高水平的口腔科恐惧症，其中 40～64 岁的成人发病率更高，且任意年龄段的女性较男性更恐惧牙医。比较著名的研究发现，来自低社会经济环境的人比来自高社会经济环境的人更惧怕口腔科治疗。冰岛的一项研究发现生活水平比较高的地区口腔科恐惧症的发生率略低，仅 10%；但新加坡的发生率稍高，达 17.1%。对中国及丹麦病人进行的一项跨文化研究表明，中国中至重度口腔科恐惧症发病率为 30%，而丹麦为 15%。2009 年，荷兰 1959 年一项关于的口腔科恐惧患病率有的研究表明，中至重度口腔科恐惧占人群 24.3%。德国人群口腔科恐惧研究表明，平均口腔科焦虑得分（DAS）为 8.6，口腔科恐惧发生率为 11%。口腔科恐惧发生率最高的地区貌似是日本，在日本对共计 3041 名的学生及成人进行研究，42.1% 的受试者患有高度口腔科恐惧症。

口腔科恐惧和焦虑的影响是多层面的，比如病人不仅逃避口腔科治疗预约，口腔卫生情况也比较差，两者之间有因果关系，但程度没有定论。了解发病因素及维护处理的方法有助于研究新的干预治疗方法，提高临床病人的配合治疗。同时，这对口腔健康的改善也有所帮助。Mehrstedt 等强调，就心理健康、社会功能、生命力这些方面而言，口腔科恐惧对生活质量有着负面影响。这一发现表明口腔科恐惧与可感知的消极生活质量之间的联系是多层面的。一些早期的斯堪的纳维亚的研究报道了口腔科焦虑和口腔科恐惧的恶性循环，而恐惧和逃避的结果就是提前取消预约就诊，进一步就是危害口腔健康。Moore 等报道表明，口腔科恐惧中情绪紧张有重要的作用。而且，口腔健康不佳会导致一定的情绪紧张，而情绪紧张又会产生社交障碍。病人可能因为口腔疾病或者口腔卫生不好而感到紧张，又由于害怕就诊的时候医生的责备更怕就医。因此，了解口腔恐惧症病人的这种极端复杂心理，对预防和治疗口腔科焦虑、恐惧及恐惧症至关重要。

临床上，牙科焦虑症 DA、牙科畏惧症（dental fear，DF）或牙科恐惧症（dental phobia，DP，Odontophobia）常混用。严格地说，三者有一定的区别。DF 通常指对一个或多个特殊口腔科诊治过程中的通常性危害刺激引起的常规反应，并被认为是适应性反应；DF 与 DA 不同，后者不针对直接的刺激，更多的是对未来可能发生事件的发散性担忧，而非直接的适应性反应；DP 则是最严重的口腔科焦虑、口腔科畏惧，是对可察觉的情况及物体（如牙钻、注射等）或是对常规的口腔科软环境（口腔科医生、就医氛围等）产生害怕，并影响到日常生活。DP 与病理状况下的心理异常相关。工业化城市人群 DA 患病率在 3.9%～21.1%。其中女性病人数量是男性病人的 2 倍。方飞对社区和口腔门诊的各 700 名老年人的口腔科焦虑症（DA）情况，通过自行设计的一般情况表，收集可能与老年人 DA 发生有关的变量，采用多因素 Logistic 回归方法分析与社区、口腔门诊老年人 DA 发生有关因素。结果 DA 的发生率在社区老人和口腔门诊老人中分别为 23.86%、34.10%。Logistic 回归分析显示，社区和口腔门诊老年人口腔科焦虑症的共同影响因素包括性别、自我健康评价、亲友看牙经历、生活有焦虑；影响社区老年人口腔科焦虑症的因素还包括看牙医的频率和既往就诊满意度。口腔科恐惧心理是一种较为复杂的心理状态，普遍存在于就诊病人中。因此，医务人员对此要有足够的认识和了解，在工作中予以重视，作好口腔宣教及心理疏导，尽可能降低其恐惧程度，提高病人的就诊率。

第一节　口腔科焦虑的原因和测评方法

一、口腔科焦虑的原因

目前认为，口腔科焦虑症的原因很多，包括易感基因遗传、个体性格情绪特质、固有文化背景、条件反射、现场环境和认知等等。

1. 基因易感　患有某种特定恐惧症（包括口腔科恐惧症）的人可能遗传有基因易损因素，这使得他们偏向于在一般或某种恐惧情况下特别容易焦虑。尽管患有口腔科恐惧症的人没有直接继承恐惧症，基因易损因素可能会与其他病原学因素共同导致恐惧症。关于恐惧系统起源的可靠性的争论发生在一项关于173对瑞典双胞胎的研究，研究报道说当表型相关性稳定的时候，他们是违背电物理皮肤电导反应。总的来说，我们认为尽管遗传学可以推测一些与口腔科恐惧症相关的因素，但这与恐惧症状的实际发展相去甚远且关联性不强。

2. 性格　个性性格与口腔科焦虑有一定的关系。丘雨蓓对福州市1200名大学生进行问卷调查，对所得数据进行统计分析。结果内向稳定型、内向不稳定型、外向稳定型和外向不稳定型人格DA患病率为54.3%、65.91%、46.99%和52.96%，内向不稳定型人格明显高于其他3型，4组MDAS得分分别为（10.86±3.23）、（12.07±3.45）、（10.30±3.37）和（10.91±3.25）分，内向不稳定型人格得分明显高于其他3型，外向不稳定型人格得分高于外向稳定型，因此认为内向不稳定型人格比其他类型人格更容易患DA，且焦虑程度高。消极的情感作用指的是面对经历负面情绪状态时的脆弱性。消极情感作用似乎是一种稳定的性格特征，它使个体易形成一系列心理障碍，包括恐惧症。

3. 自然防备心态　人类进化过程中，会把对现实危险，比如危险动物、风暴、高空、狭小空间等产生恐惧和逃避情绪传给后代。因此，人类已“准备好”更容易对那些对我们的祖先构成真正威胁的刺激产生恐惧反应。口腔科恐惧症可能就是进化上的有益趋势的一部分，用来保护身体避免非有益的外界物体的入侵。

4. 条件反射　经典巴普洛夫条件反射指的是，之前的中性刺激通过与另外的无条件刺激（可引起相同的反应）配合作用，从而获得直接引起反应的能力。比如，某人在经历了口腔科治疗中痛苦（以及极度焦虑/恐惧），可能就会在牙医（条件性刺激）与焦虑/恐惧（条件性反应）之间建立起条件性联系。在下一次就诊时，条件性刺激（牙医或相关刺激）的再呈现就能引出条件性焦虑反应。条件反射是一个过程，在这个过程中，参与者通过个人的经验推测出事件或刺激预示着一个有害的结果。条件反射现象就是当人恐惧时，会产生流汗、心率加快等生理反应。口腔科环境和刺激会引起心率呼吸加快、流汗增多，口腔科恐惧症的病人的这种生理反应更加明显。再者，很多人报道，过去的痛苦经历能引发了口腔科恐惧。研究者已经发现了创伤相关症状和口腔科焦虑有关。因此，可以推断大多数的口腔科焦虑是既往引发焦虑的不良经历的反应。条件反射的因素是大部分病人共同的因素。

5. 行为连续效应　所谓行为连续作用指的是某一特定行为可受到开始随机事件的连续放大。有些行为通过一系列联系因果关系而不断放大，而也有些行为由于一系列降低作用而变小。对恐惧症而言，开始有一点点的焦虑可能会由于诊治过程中的疼痛及焦虑而不断地放大，而回避就诊本来积累的焦虑减少的作用也减小，这一点非常重要。这就是焦虑处理需要不断连续维持的理论所在。

6. 间接作用　除了直接引起恐惧症形成，人也可以间接获得恐惧反应。这样的一个途径被称为间接作用。在替代调节中，人通过看到别人的可怕经历而获得了恐惧反应。例如，在口腔科恐惧症中，一个孩子看见了父母治牙时的恐惧反应，间接了解到这种情况造成的重大威胁。相应的，有些人本身并未直接看到也可通过别人的描述间接产生恐惧。例如，在口腔科恐惧症中，一个人可能听别人讲述了治牙过程中创伤或痛苦经历，这导致了获得性的口腔科恐惧症。

7. 认知问题　许多认知问题在焦虑症的产生起着重要作用。包括对可能性的认识，比如看牙肯定会疼这样的预想的推论，再比如对严重性的设想，例如，钻牙就是会钻心的疼。此外，有人会坚信自己难以抵挡某个结果，比如“我忍受不了钻牙时候的疼痛”。另外认知偏见亦有关联。例如，众所周知，焦虑病人存在记忆偏差，在这种情况下与治疗统一的经历和信息的记忆更容易被唤醒。尽管认知偏见与口腔科恐惧和焦虑之间的联系似乎是合理的，尚没有确切证据证实。

二、口腔科焦虑或口腔科恐惧的诊断与测评

1990 年之前，临床大多采用恐惧起因问卷（phobic origins questionaire，POQ）。POQ 包括 10 个项目，其中前 9 项为是非选择题。随后开始流行起因问卷（origins questionaire，OQ），为 16 项自我描述的问卷。这一评估体系同样检测和焦虑相关的病史。然而，一些研究表明，POQ 的内在地偏向条件模式，POQ 表明条件反射因素是恐惧首要的起源占 56%～78%，而间接因素只占 17%～42%。再者，考虑到研究的对照组只是不同研究者的相似的轻度恐惧的病例组成，因此不能证实研究可代表广泛的恐惧的起因。许多其他的研究者认为 POQ 结构效度和聚合效度就很低，因为错误地把恐惧刺激统一到认知模式起因里，然而却没有描述非条件刺激。

1990 年后因为认为口腔科恐惧定义和评估很难，所以研究创建一个更加可行、可依赖、理论上更有效的评估体系。研究发现由 Jason 提出的 IDAF-4C＋体系提出把先前统计上明显相关的评估联系在一起（Corah’s DAS，1969），Armfield 要创建新口腔科恐惧评估的原因是 DFS（1973）、DAI-S（1993）、MDAS（1995）和 HAQ（1999）存在的问题。他们的问题在于，他们长篇评估恐惧相关刺激而不是恐惧本身并且结构效度低。

三、口腔科恐惧的诊断分类

目前，许多被诊断为口腔科恐惧的病人还无法分类。因此，他们的原因、特殊的刺激、年龄、身体反应、心理反应等不尽相同。口腔科恐惧的原因相差很大，包括个人创伤经历产生的条件反射作用，把看牙医当做惩罚威胁的语言威胁因素，观察到的自己亲近的人和其

他人的恐惧从而间接作用。甚至，有时口腔科恐惧是许多恐惧的一部分，比如蜘蛛恐惧症、幽闭恐惧症、损伤和窒息恐惧等。结果现在争议很大，口腔科恐惧到底是简单的就对治疗牙恐惧，还是一系列恐惧和情绪紊乱的一部分。

一些在临床很有经验研究者提出了一种更详尽的口腔科恐惧分类系统。即西雅图系统（Seattle sstem），其主要围绕口腔科恐惧的产生的原因和主要刺激。至关重要的是，西雅图系统可以根据不同的分数范围代表不同的程度，把不同口腔科相关的心理恐惧严重程度的人分开。这些分数已经被应用于许多调查问卷（如 DAS，FSSII，STA，ASI，ECQ，GHQ，FPS，MQ）。西雅图系统由 4 个诊断部分组成：①特定口腔科刺激简单；②口腔科处理过程中自主神经的焦虑反应；③具有全身焦虑状态和多种恐惧症状；④对口腔科人员的不信任感。尽管这种分类的初衷是为了实用主义的学术目的，但已经列举了口腔科恐惧子类型的心理学有效的证据。西雅图系统定性评估成分是至关重要的，它形成了深入的研究，更深入的理解真实的多种恐惧的本质。事实上，四种西雅图恐惧分类进一步被分成 3 小组，迎合了过去研究者提出的明显独特性、内在一致性、明确治疗反应类型的标准。

西雅图系统不仅是全面的临床诊断工具，也是有效的心理学观点。相应地，他们发现一些年长的参与者具有三种恐惧，表明哪些简单恐惧的人可以及时的恢复，而哪些具有多重复杂条件的人则需要心理治疗。

第二节　对案例焦虑与控制得失的分析

案例 1 分析：

（一）案例处理因素分析

1. 病人为中年女性，教师职业，对尊重的敏感性高。在就诊时表现为严重焦虑，医生保持耐心，态度温和，充分沟通治疗过程。

2. 病人拒绝临床检查后，医生先与其耐心交谈，首先谈与疾病无关的工作情况，由于其对自己的工作情况比较满意，通过谈工作情况增强其自信心。

3. 病人焦虑发生于过去口腔科就诊不成功经历有关。首次治疗一定要“无痛”改变记忆。因此，病例首次治疗作简单处理，医生动作轻柔，过程迅速，改变了“补牙一定疼”的原有印象。为再次治疗建立了良好的基础。

4. 由于病人已有“涡轮牙钻 - 啸叫声 - 疼痛”条件反射。因此再次治疗时在可能的情况下尽量不产生“条件性刺激”。病人能够接受治疗，达到治疗目标。

5. 使用低速牙钻机时，先反复在口腔外运行，让病人逐步适应，然后再进入口腔内。实际上，如果必须使用引起“条件性刺激”的高速牙钻，亦可以采用同样的方法，反复在口腔外刺激并不引起“条件性反应”的疼痛，通过“脱敏”处理减少“条件性联系”。

（二）临床口腔科焦虑症治疗的需要特别注意的问题

1. 临床环境　有人认为，有些病人将口腔科环境中的特定景象、声音、气味与焦虑和疼痛预期联系在一起。也有人提出，减少这些应力触发因素也是一种有效的焦虑病人管理方式。如外观和气味等，可降低病人对焦虑的感知。英国一项随机对照试验发现，相对于对照组病人，口腔科病人在等待时闻到薰衣草香味后表现出较低的焦虑状态。这项研究与一些在口腔科候诊室使用薰衣草香或橙香的早期研究的结果一致。

改变物理环境也可能对焦虑产生影响。例如，一项关于口腔科焦虑症学生的研究发现，研究对象更倾向于经过装饰的办公室，而非光秃秃的墙壁和低温环境。同样，如果把洁牙室灯光调暗，洁牙时超声洁牙机的尖利声音刺激和持续的洁牙器接触牙齿的刺激产生的焦虑程度比标准环境下明显低。诊室环境对焦虑症的影响的确还需要更多的研究。

2. 牙体制备的替代方法　如非创伤性修复治疗（ART）、空气喷磨和红外激光等能够降低一些口腔科上的疼痛或不适感，从而缓解治疗过程中因疼痛引起的焦虑和畏惧。“钻”这个词一直是最能够引发口腔科焦虑症的项目之一。Oosterink 研究发现，“牙医钻牙或钻磨牙”是 67 项潜在焦虑刺激因素中的第 7 名。

特殊病人是否应该避免采用牙钻治疗是一个值得考虑的问题。虽然目前大量研究对 ART 技术的有效性进行了研究，但是 ART 是否具有缓解焦虑的作用，迄今为止尚未得出确切结论。虽然两项 6～7 岁儿童 ART 龋齿修复治疗和传统龋齿修复治疗的研究结果显示这些儿童病人的焦虑程度没有显著差异，但是南非一项儿童和成人的研究结论显示，相对于传统的修复技术，ART 能够缓解口腔科焦虑症。无独有偶，ART 文献回顾提出，ART 是一种可适用于儿童、老年人、特殊需求病人等对口腔科治疗表现出焦虑和畏惧情绪病人的良好治疗方法，另一篇文献回顾的结论是，不同修复治疗与口腔科焦虑症、疼痛和不适之间的关系存在矛盾，还要求进一步研究。

相对于标准涡轮机牙钻的噪声、震动、不适或疼痛引发焦虑的病人而言，一种新的空气喷磨不失为一种有价值的替代选择。此外，该方法还减少了麻醉的应用，而麻醉师需要儿童和成年病人产生焦虑和担忧的源头。因此，使用空气喷磨具有很广阔的临床市场。英国一份调查发现，相对于局部麻醉和牙钻而言，空气喷磨确实能够明显降低疼痛和焦虑程度。该研究报告显示，空气喷磨最受欢迎的方面在于该治疗方式无痛苦、见效快并避免了牙钻带来的不适感，如噪声和震动；同时，空气喷磨无需局部麻醉注射，避免了长时间的麻木感觉，而这两者均是已知的较为严重的焦虑来源。

3. 治疗计划　强烈建议对高度紧张的病人实施灵活而病人较为了解的阶段性治疗计划。避免加重已对口腔科治疗及所需治疗过于焦虑的病人的焦虑程度。阶段性治疗还可为病人提供足够的时间学习和练习缓解焦虑的方法。治疗的顺序和时间应灵活。也就是说，如果治疗期间病人初见高度紧张或畏惧，则最好停止治疗，为下一次预约指定更加互利和现实的目标。

建议在治疗之初使用畏惧、疼痛刺激性较小以及创伤性小的治疗方式。初始治疗阶段应采用增加病人治疗耐受能够和帮助病人减缓口腔科环境敏感性的治疗方法，建立对口腔科专业人员的信任。对于范围更广或复杂程度更高的治疗程序，如拔牙或根管治疗，则最好安排在第二或第三治疗阶段。

采用阶段性治疗计划时，要积极采用一些治疗技巧，如减缓进度、中途休息、肌肉松弛或分散注意力方式。同时必须注意与病人的沟通。避免病人误认为多次就诊是为了增加费用。许多焦虑的病人个性相对内敛，也比较认真计较，要在开始治疗阶段预估医疗费用，并进行充分沟通，取得病人同意后方可实施，多次就诊其治疗费用没有变化，这样也是取得病人信任的基础。这一点同样很重要。

4. 预约安排　一般情况下，建议畏惧症病人选择时间较为充裕和压力较小的时间段安排预约。上午比较早的时间相对比较好，因为这样避免了病人为预约而担心一整天，以及担心可能会迟到。首次预约的焦虑病人也可以携好友和亲人一起，起到鼓励并支持病人的作用。在两次预约时间，还可以联系病人，支持鼓励病人参加下次预约。

案例2分析：

（一）案例处理因素分析

1. 病人为5岁儿童，开始掌握认知方法，心理上处于自我意识萌发的阶段。独立个性开始发展。需要加强沟通，大人不能简单强制。

2. 病人在进入诊室时即有抗拒心理，不配合诊疗。应由其家长了解其焦虑的原因。是既往口腔科治疗的不良记忆还是他人信息的间接刺激，医生应初步了解。

3. 取得患儿信任非常重要，而取得患儿信任的前提是医生的温和态度。大多数儿童在这个年龄还有明显的依赖父母的安全需求。本病例的失败很大程度上与医生试图用恐吓来控制儿童有关。

4. 父母带儿童就诊时许多父母就有口腔科焦虑，医生不能按照父母对待患儿的态度方法处理，这会使患儿家长非常反感甚至产生对立情绪。

（二）儿童口腔科畏惧控制特殊注意问题

对儿童而言，强化和分散注意力这两种方法的效果可能会更好，但具体方法可能因不同儿童的年龄和兴趣而异。也有些行为管理方法尤其适用于儿童，而不适用于成人。

1. 建立榜样　榜样的意义在于一个人的行为可因观察一种既定行为而去模仿，进而改变自身行为。许多研究已经对卫生机构应用建模进行成熟的研究，结果表明，儿童观察接受口腔科治疗的其他儿童或父母而受到良性影响，无需担心产生畏惧反应或反感。也有人认为，对于从未接触过口腔科治疗的儿童而言，看榜样的作用可能是一项特别有效的预防措施。可以通过多种形式轻易地进行，电视、电脑或父母或对儿童成长影响重大的其他人员现场演示。更可以通过现场电视反映儿童看牙齿的短片，这也是省时省力的缓解儿童焦虑的方式。

2. 分散注意力　虽然已经探讨针对成年人的分散注意力技术，对于儿童而言的可能还需要其他集中分散注意力的方法。例如，如果一名儿童在候诊室玩玩具，则这个玩具可分散口腔科诊疗椅上的儿童的注意力。与儿童讨论愉快的话题、询问儿童让其想象一次愉快的经历或给儿童布置计数任务均可能是有益的分散方法。一项1991年对澳大利亚和新西兰儿科牙医协会的会员牙医实施的一项研究显示，多数牙医（63%）表示他们在候诊区放置玩具材料，或者让儿童们怀抱玩具或镜子等物品（53%），作为管理焦虑或困难儿童的一种方式。虽然目前尚未评估这些个体的焦虑管理方法的有效性，但是一项让儿童们自行选择音频干扰（如音乐、电影原声或有声故事等）的一项研究显示，相对于对照组而言，不配合现象显著减少，儿童满意率升高。还有研究证明，偶然干扰因素（如个人音乐播放器）取决于不合作行为的去除（负加强），这些研究还发现，相对于非偶然干扰组或对照组而言，实验组的破坏性行为程度降低。但是，需要注意的是，这些研究是三十年前的老研究，针对现在的儿童，须重新评估研究结果的有效性。

3. 认知重构　有一项医学相关事件的证据显示，事件发生后，其信息可能会影响该事件以及未来的记忆。迄今，只在一所口腔科诊所进行了研究，这项研究的目的是重构6～7岁儿童接受修复治疗时产生的畏惧和疼痛记忆。这项研究中，对儿童实施干预，改变其对牙医治疗经验的认知，该干预由四部分构成。在疗程中的第二次就诊时开始：①向儿童展示其在前两周就诊时微笑的照片；②让儿童们用语言告诉其父母他们是如何勇敢面对的；③向儿童们提供之前其他积极病人的具体事例；④让儿童对过去的努力产生一种成就感。第二次就诊后，干预组儿童在首次访问时产生的畏惧和疼痛得到降低，行为得到明显改善。有人建议，这种做法极适用于临床实践，可将其作为预防行为管理技术，也可以作为备用方案（传统行为管理方法失败时）。

4. 制动　有几种行为管理技术是情形限制儿童活动，美其名曰"防护性稳定"。制动包括机械制动和物理制动，前者如"束缚器法"，后者如父母或医生捂住儿童的嘴巴或按住儿童。应当指出的是，所有的指定方法均具有争议的，人们普遍无法接受。例如，美国儿童口腔科学会建议，只有在处于安全顾虑以及"没有其他选择"的情况下使用制动这一方法。有一种相反的意见认为，除非情况可能危及生命，否则完全无法接受这一方法，这方法十分不人道。在澳大利亚，几十年来，已经不再使用手捂儿童嘴巴来控制严重行为干扰，但是当行为干扰十分严重时，可能会偶尔会由父母使用十分温和的制动方式约束儿童。撇开强制性制动专业、法律和道德问题不谈，目前也没有证据表明任何形式制动有利于儿童的口腔科畏惧症。的确，牙医的物理约束已可能导致口腔科焦虑症重要原因之一。

5. 语言控制　语言控制是一种惩罚技术，主要涉及声音音量、音调或语速的变化，具体来说，类似于通过大声发出命令勒令儿童减少破坏性行为。美国儿童口腔科医学会推荐将语言控制作为一种影响和指导孩子行为的方法。英国与美国的研究结果一致，前者研究结果显示许多牙医习惯使用语言控制，且使用频率较高，而英国牙医则倾向于将语言控制作为替代不可接受的手捂嘴防范的行为管理方法。

虽然一些证据表明语言控制的有效性，改变儿童接受治疗方法的社会期望降低了其使用率。显然，这可能与文化问题有关。例如，巴西和以色列针对父母的两项研究显示，他们十分支持使用语音控制，而美国和沙特阿拉伯的研究发现，语音控制研究是父母最难以接受的技术之一。同时，这还与儿童对语音控制的感受相关。英国儿童的一项研究不仅显示其可接受度较低（29%），且不可接受度较高（29%），而且儿童的畏惧程度越高，越无法接受该技术。鉴于管理儿童口腔科畏惧症时信任的重要性，所以不仅评估该项技术的有效性和父母的接受程度很重要，而评估其对儿童对口腔科医生的信任度产生的影响也十分重要。当然，一些成人口腔科畏惧症病人则是因为之前的牙医态度不佳，产生尴尬和不信任感，导致社交恐惧感。如果在短期内为了让病人配合治疗而提高声音，但是导致儿童病人产生不满和不信任感，那么这种结果对于治疗口腔科焦虑症而言则是得不偿失。当然，在提出明确建议前，还需要对这一领域进行更多的研究。

第三节　控制口腔科焦虑症的方法

一、增强信任感

信任是缓解恐惧的前提。Bernson 对在进行常规口腔保健存在口腔科恐惧症的病人作了一个调查。其中一个问题是"你认为什么技术能有助于完成治疗"，其中选择最多的两个是"医生护士的信任"以及"加强控制力"。医护信任包括沟通交流成员的合作。而所谓控制力的意思包括其病人的自我控制以及把自己的想法与医护人员充分沟通交流。这些访谈中出现的总主题是病人也认为成功的治疗得益于病人与医护人员的共同努力，双方都需要付出，以保证治疗的顺利进行。

二、提高亲和力

医生良好的亲和力是缓解恐惧重要方法。许多口腔科焦虑研究表明，医生的个性与病人患满意度密切相关。Corah 研究显示，病人的满意度在某种程度上直接与病人感受到的亲和力有关。而且，医生的亲和与精神鼓励是病人满意的重要因素。同时，口腔医生要善于介绍治疗过程，对于减轻焦虑而言，病人最为关心的是对于减轻疼痛的具体解释。由口腔科畏惧症的调查发现，口腔科医生对于病人需求及关注的理解以及接受程度，比其技术能力更为重要。口腔医务人员与病人之间的沟通对于实现有效临床治疗的有效工作关系十分重要。病人与医生沟通的越好越满意，焦虑程度越低。

三、充分沟通

目前，有大量关于口腔科医生沟通技巧的文章，然而，良好沟通的基本要素，包括建立一个有效的双向互动，真诚的接受（而非忽视）病人的关切、发现非语言线索、有效的倾听并对病人的话语做出准确回应、展现同情心并使用适当的语音与语调。发展良好沟通的技术被称为“医疗性安慰（iatrosedative technique）”，涉及通过口腔医生的行为、态度和沟通缓解病人紧张情绪方法。通俗地讲就是所谓“话疗”，是口腔临床实践中医生与病人创造理解、信任与信心氛围的沟通过程。总之，信任、亲和沟通是支撑焦虑治疗方法的三大支柱。

四、信息

沟通包括能为病人提供有关治疗方案的足够信息，能够帮助病人纠正其对治疗可能存在的错误观念，如预期感觉、预计的治疗时长。在治疗过程中，这样的信息还有助于提高治疗的可预测性。提供信息的有效性往往基于给予信息的类型、给予信息的时机以及病人对信息的偏好。应对给予病人的不同类型信息加以区分。感觉信息告诉病人他们可以期待的感觉（例如压力，振动），而程序信息则告诉病人治疗过程发生的顺序（例如，先局部麻醉，然后放橡皮障，再使用牙钻）。一些病人希望先把整个治疗方案了解清楚，而其他病人可能更喜欢在过程中获取对治疗的详细解释。口腔科医生通过在治疗开始前询问病人需要的信息类型以及什么时间需要，从而在合适的事件提供正确数量的信心，提供优质服务。

五、有效控制

（一）告知-演示-执行（tell-show-do）

从心理治疗角度说，减少病人心理疑虑提高信心的重要方法是一种称为“告知-演示-执行”技术。也就是说对将要发生的过程、将要使用的仪器以及其原因先进行解释（此为“告知”阶段），然后演示过程（此为“演示”阶段），最后启动“执行”过程。尽管在临床上大家都在贯彻这个理念，而且儿童病人以及家长都广泛认可，但“告知-演示-执行”技术的有效性研究尚不多见。一项在委内瑞拉进行的研究发现，处于“告知-演示-执行”状态下的儿童，与进行非心理治疗体验的小组进行比较，未发现血压上升的表现。证明“告知 - 演示 - 执行”能够有效的减少儿童的焦虑。目前尽管证据有限，但该技术可用于任何病人，且没有特定的禁忌。因此，尽管“告知 - 演示 - 执行”技术最初是设计用于儿童，但也可用于焦虑成人，培养控制感及可预测性。在这个基础上，成人病人的模式是“解释 - 询问 - 演示 - 执行”，其目的在于建立相互合作的环境。意义在于，每一个关键阶段都包括解释医生将要进行的治疗或向病人说明下一步的步骤，回答病人可能存在的问题，然后，一旦病人接收了所有他们需要的信息，则征求其同意以进入“演示”与“执行”阶段。这个过程在于平衡病人焦虑畏惧与从生理和心理两方面又希望治疗取得进展间的关系。但是，对于该方法的有效性尚未见相关研究。

（二）中间休息

在治疗过程中，无论医护人员还是病人都可以终止休息。许多口腔科畏惧症病人觉得有必要持续进行治疗，直至他们“无法继续忍受”，在那时病人觉得使自己足够平静以继续进行治疗，是十分困难的。当病人进行休息时，能够暂停治疗可以提高病人对治疗的控制感。医生应确保在面谈开始时与病人进行沟通，向病人表明他们能够在治疗的任何时间进行休息。

口腔科医生发起的中途休息对于应对不自信的病人或希望尽快完成面谈的病人来说，是十分有帮助的。有些病人不希望要求进行中途休息，因为害怕表现为一个“难搞”的病人。口腔科医生可以提前计划休息时间；例如告知病人他们将工作 5 分钟，然后拿出 1 分钟的时间休息。这可以提高病人对治疗的控制感及可预测性，他或她就可以查看时钟并预期即将到来的休息时间。另一种方法是，在治疗由于某些原因暂停时，允许病人进行短暂的休息（包括合上嘴巴并休息）。在治疗过程中，医生还可以实施计划外的休息，如果他们觉得病人正在变得越来越焦虑或坐立不安。这可能涉及与另一位病人或工作人员进行简单的检查，或允许病人站起来或使用卫生间。

不管是谁发起的中途休息，这个想法旨在通过终止治疗过程，以防止病人过于焦虑而无法继续进行治疗。无论医生鼓励病人给出中途休息信号或提前安排中途休息，暂停治疗过程使病人能够平静下来，并继续进行治疗。如果医生等到病人因过于焦虑而无法进行治疗时，才进行休息，则病人可能无法平静自己，导致治疗过早终止，可能会影响医疗质量。

（三）传递信号

能够向口腔科医生、治疗师或口腔卫生医生发出信号以终止治疗，是建立病人与医生之间沟通与信任的关键因素。许多口腔科畏惧症病人回忆他们认为他们的口腔科医生不知道他们想要停止治疗（例如，如果他们觉得疼痛）的经历，或不回应病人要求停止的信号。在治疗过程中，通过给予病人与医生沟通交流的方式方法（口腔科医生肯定会响应的方法），将增强病人的控制感和信任。信号可以是简单的举手示意，以告知口腔科医生，病人希望停止治疗过程。可提前确定指定信号，例如，举手表示停止，而举起食指可以表示要求助手使用抽吸装置（另一种为允许病人自行控制吸引力）。辛格及其同事为病人提供了电子通信系统，以允许接受牙髓学治疗的病人沟通交流：他们①感到疼痛；②感到头晕或头昏眼花；③需要更大的吸力；④因长期张口而感到咽喉疲劳；或⑤想要知道治疗过程还将持续多长时间。使用该系统的病人与使用常规方式的病人相比，其治疗后报告的口腔科恐惧分数更低。信号传递技术可能与医生或病人预期的同样简单或复杂，信号传递的关键是促进沟通，并提高病人的信任，使医生更加恰当的对信号做出反应。

六、其他心理学方法

除了提供信息、告知 - 演示 - 执行以及传递信号灯相对简单的技术之外，临床中还有几种控制焦虑和恐惧的心理学方法。这些方法的复杂性从相对容易到需要进行专门培训。

（一）分散注意力

有证据表明，在口腔科诊所将注意力集中在特定的替代视觉或听觉刺激，能够有效的缓解轻度至中度的口腔科焦虑症。在口腔科医生的几个选项中，从背景音乐到电视机、电脑游戏到采用 3D 视频眼镜看电影，目前已有关于在口腔科门诊中实施这些分散注意力方法的效果还不肯定。例如，一项针对 19 个随机临床试验的 Meta 分析发现，音乐疗法能够减轻正在进行医疗或口腔科治疗儿童的疼痛和焦虑，但对成人拔除第三磨牙的研究发现，音乐处理组的手术中焦虑仅有少量降低，而与非音乐对照组相比，疼痛感觉间无差异。充其量就是安慰剂作用。

最近还有研究发现，音乐分散注意力能够显著减少口腔科焦虑，但效果还不抵简单放松的效果，而只能对轻度病人有效，对高度焦虑病人无临床意义。然而，考虑到将音乐注意力分散法引入临床的简便易行，没有不利影响，而且许多病人也愿意接受，所以还是可以广泛地用于临床。

（二）鼓励

特别针对儿童，同样可用于成人，小奖励或口头表扬等正强化能够为合作或适当的行为提供有效动机。对于儿童，我们相信不可能有太多的强化，尽管医生都很想尝试在给予强化。大家都知道，多鼓励正强化是儿童就诊时最优先使用的行为管理技术。许多医生都会使用正强化达到配合治疗的目的。但真正的研究报告还很少。

另外一种方法就是利用焦虑病人的强烈的“逃离”恐惧的愿望进行诱导。在该技术中，与传递信号相类似，在口腔科治疗过程中为病人提供短暂的“逃离”期，视合作性或适当行为而定。为病人提供积极的口头强化或短暂逃离（5～10 秒），使病人能够静卧，并保持安静，而破坏性行为会延迟逃离直至合作恢复。

（三）腹式呼吸或放松呼吸

放松呼吸节奏适合于每一个畏惧症病人。放松呼吸或腹式呼吸伴随的生理变化，有效的形成了与焦虑症个体特异性“战或逃”应激反应的对应或不相容。紧张与自腹部呼吸很难同时进行。正因如此，放松呼吸已经在多种情况下被有效地用于对抗焦虑。然而，放松呼吸已被证明能够小小的减少感知疼痛，交减轻焦虑而言，该证据更加模棱两可。然而，一项涵盖 1996—2005 年研究结果的系统综述发现，一项鉴别研究中未发现有节奏的呼吸放松与疼痛减轻间的相关关系，最近的一项研究表明，放松呼吸确实能够降低焦虑和感知疼痛。

（四）渐进式肌肉放松

渐进式肌肉放松最近数十年发展的系统性技术，随后得到临床医生和研究者的广泛使用。该治疗技术已成功地用于控制和治疗各种焦虑恐惧病人。此外，其在口腔科焦虑中的有效性也得到了验证。例如，相较于认知疗法，已发现渐进式肌肉放松能够更为显著的减少口腔科恐惧和一般焦虑。

渐进式肌肉放松过程基于肌肉生理的基本原则，即当肌肉被牵张时，放松牵张将肌肉能自然松弛。另外，拉紧的肌肉放松后，不会仅恢复至预拉伸状态，而会变得更加放松，特别是当允许其进行休息时。渐进式肌肉放松的基本过程是要求病人重点关注特定的骨骼肌，按照一定顺序，拉紧然后放松肌肉张力。鉴于拉紧和放松顺序进行，放松反应的其他方面也会自然发生：呼吸变得更慢更深，心率和血压下降，以及四肢毛细血管扩张，产生平静及放松的主观感受。

渐进式肌肉放松的使用的程序是比较简单的，但是需要投入时间，首先向病人讲解相关步骤，然后让病人在家里练习（每天一次或两次，持续1～2周），以掌握该技术。有可用于渐进式肌肉放松的几种特定的肌肉顺序，但无论顺序如何，每块肌肉需拉紧至最大张力的约75%，保持约5～10秒，然后放松10秒，注意力集中于张力以及随后肌肉放松的具体感觉。即使未使用全部顺序，更小或更少的步骤仍然会产生效用，在诊所内教育病人并使用这种技术是值得尝试的。

（五）引导想象

和分散注意力有相似之处。引导想象系指让病人自行想象一个令自己感到愉快或放松的地方。该技术让病人不再注意口腔科操作，同时与有效放松相结合。培养病人进行想象，应让病人在办公室进行，鼓励病人安静地坐着，放慢呼吸，放松肌肉，然后想象一个让他们感到十分愉悦放松的静地。医生可通过平静和轻松的方式引导病人在现场努力启动尽可能多的感官（视觉、听觉、触觉和嗅觉）和回忆。一旦掌握这一技术，医生便可以引导口腔科治疗椅上的病人想象各种场景。

（六）认知重构

分散注意力和引导想象的目标是将病人的注意力从恐惧诱发的情况下转移到其他地方，而认知重构的目的则是改变和调整病人的负面认知内容，并提高个体对这种思维的控制。这一过程包括确定与口腔科畏惧症相关的误解和思维，挑战病人产生恐惧症的依据，然后用更现实的想法取代这种误解和灾难性思维。认知重构对口腔科畏惧症的治疗有一定的作用，但需要专业心理医生参与，但是也有证据显示口腔医生经过特殊培训后，也可对病人进行认知重构。

现有文献已证明，系统脱敏法具有治疗效果。相对于口腔科治疗前使用地西泮病人而言，经系统脱敏法治疗的口腔科畏惧症病人的效果更好，情绪改善程度也更大，10年随访结果显示，这一结果仍然有效存在。目前有一种开发用于缓解口腔科注射畏惧症的CARL法（计算机辅助放松学习法），这是一种基于计算机协助的系统脱敏法计划。个体先观看一系列讲解畏惧症病人应对技巧的视频片段（包括腹式呼吸和渐进式肌肉放松，如上所述），然后逐步接受口腔科注射。在随机临床试验中，相对于通过资料手册了解注射的个体而言，接受CARL法的个体的位居成都缓解更大，同时，畏惧症病人发现，CARL法是一种可接受的口腔科畏惧缓解方式。无论是通过人工还是计算机辅助方式，系统脱敏均能够让病人作出是否亲自或一种可接受的方式，通过电脑系统脱敏可以让病人通过“婴儿学步式”的治疗程序降低其自身的焦虑程度。

（七）系统脱敏疗法

系统脱敏法是诱导病人缓慢地暴露出其在口腔科方面的神经焦虑及畏惧状况，同时鼓励他们使用并通过心理放松法来消除焦虑情绪。如果一个病人害怕注射，医生可先向他或者她展示注射器材并解释注射器材的各个组成部分和使用目的，例如大多数口腔科注射器都是长而细，这是为了能够进入口腔后。直到病人能够在查看和手持注射器时不再焦虑。接着，医生可以将未脱针头盖的注射器放置在病人嘴中以模拟注射，并在口中手持注射器达到一次常规注射的时间。

通过类似于这种“戴针头盖-去针头盖”的方法，病人可练习放松的技巧，这个过程是不断重复的，直到病人不再害怕。最后，医生在获得病人的同意后再进行真的注射，采用前面告诉病人的步骤、注射位置和时长。

（八）催眠

人们将催眠定义为一种互动过程，在这一过程中，催眠师试图通过要求被催眠者专注于一些想法和影像，影像其认知、情感、思维和行为，从而达到预期效果。催眠过程中，被催眠者通过集中关注或忽视外界刺激而进入一种特定的精神状态，这与陷入沉思、白日梦或沉尽在书本中的感受并有异曲同工之妙。可使用催眠解决很多口腔科问题，而这种方法对于治疗口腔科焦虑症而言的益处在于这种“暗示”能够引起病人的行为、认知或情绪变化。可以使用这一方法了解口腔科焦虑症病史发展过程，缓解既往的经验和感受，帮助病人预演并缓解即将接受的治疗，克服尴尬，并对局部麻醉具有补充作用。尽管已经证明催眠有效，但是需要针对适用的病人使用，如果使用不当，则可能导致医生信心受损，治疗过程受挫。此外，催眠需要专业培训和经验，这是普通大学课程和学科课程所没有的。有兴趣在专科治疗中采用催眠方法的，应该接受特殊专科的学习和培训。

总之，目前控制口腔科畏惧和焦虑症方法很多。重要的是，不应该采用固定的程序处理焦虑病人，而是应该把焦虑控制纳入整体病人治疗计划中。临床上我们会发现多数轻到中度的焦虑实际上就靠有效沟通、加强亲和力、细心和诸如放松和分散注意力这些非药物治疗就可以有效控制。而严重畏惧病人的确需要花更多的时间和精力，采用不同的技术方法，这样才能让病人逐步配合治疗。专业性的药物控制焦虑是可以有效控制畏惧症状的，至少可在短期内缓解。但总的来说最终口腔医生自己还必须懂得如何控制以及如何选择控制焦虑症。但是，选择的依据是根据具体病人、具体病史、具体焦虑点和具体的表现而有所不同，临床上这一点非常重要，病人都是不同的个体。

深入理解这些，首先需要确定病人的关注和焦虑点，根据这些问题进一步探索，然后与病人共同控制其畏惧，保证阶段性治疗方案的顺利进行。但是，还应该注意的是，尽管现在我们讲述了许多焦虑控制方法，也提出有确实的证据支持，但是许多方法还是缺少严谨的临床研究资料。许多资料来源临床经验，还有一些则是其他专业的临床资料不一定合适于口腔医学。目前，需要大样本定量研究资料支持口腔科焦虑症控制办法。当然，对口腔医学来说，同一种方法也可能是个别病人有效，而对其他病人无效。因为个体的特殊背景和关注点差异很大。治疗口腔科焦虑症病人需要一定的灵活性，需要为每位病人提供个体化精准治疗方案。

重复地说，焦虑控制在口腔临床医患沟通中占有很重要的位置。每一位口腔医生首先要知道的是，信任、亲和与沟通是控制焦虑症最基本的要求。治疗过程中要立足建立医患和谐关系、医生要具备良好的沟通能力，这适用于我们对待所有病人，这些也是对建立相互尊重的医病人关系具有重要意义的事情，而且是最重要的，同时还能够提高病人的满意度。口腔临床是医疗技术，从本质上说也是医患互动的医疗服务。让病人合理地期望其口腔健康问题能够有效治疗，同时能够获得医务人员的爱心与尊重。对于医生而言，热诚是成功治疗病人的口腔科焦虑症的基础，控制焦虑是治疗疾病的核心内容，要能为病人提供专业性的焦虑控制技术，从某种程度上说，这是治疗其口腔疾病不可或缺的关键部分。

第十七章

口腔临床实践中的健康教育

吴娟　副主任医师，医学硕士
孙卫斌　教授，主任医师，医学博士

案例1：口腔健康教育促进疗效的成功案例

病人，男，39岁，因上下前牙松动来院就诊，检查见：全口口腔卫生状况较差，探及大量散在龈上、下结石，全口多个牙松动，全景片示全口牙槽骨中重度水平型吸收，诊断为重度牙周炎。制定治疗计划前，医生反复与病人沟通牙菌斑控制在整个治疗以及其一生中的重要性，明确提出如果不能有效控制牙菌斑，那么最终将无法保证预后，治疗可能失败，在得到病人的理解和认可，进一步进行序列口腔卫生宣教，包括刷牙方法的掌握，牙缝刷以及冲牙器的使用。整个治疗周期，不断复查病人的牙菌斑控制情况，不断给他鼓励，病人越来越有信心，依从性也越来越好，最终治疗效果得到比较大的改善和长期维持。

案例分析：本案例的成功是医方和患方共同努力的结果，整个医疗过程中，医方不断加强对患方的口腔健康教育，反复强调牙菌斑的危害性及菌斑控制的重要性，针对病人的具体情况，向其推荐和教会合适的控制菌斑方法，并在治疗过程中随时检查和个性化指导，这样一方面帮助病人建立正确的口腔健康意识，调动病人的主观能动性，提高口腔自我维护的能力；另一方面，双方就口腔健康问题反复进行沟通，提高病人对疾病治疗的参与性和依从性，病人对医生及治疗更有信心，疗效能够长期保持。

案例2：口腔健康教育失败的案例

病人，男，43岁，几年前已经被明确诊断患有牙周炎，并且定期接受牙周基础治疗，反映牙龈炎症仍然存在，检查见全口口腔卫生控制差，牙龈退缩，充血肿胀，龈缘处可见散在菌斑软垢堆积，医生反复与病人沟通牙菌斑控制在整个治疗以及其一生中的重要性，明确提出如果不能有效控制牙菌斑，那么最终将无法保证预后，并且建议其使用冲牙器，3个月后复查，病人无法坚持使用冲牙器，龈缘处可见新生的龈上、下结石，龈缘仍然充血肿胀。

案例分析：本案例失败的原因在于病人无法进行长期有效的牙菌斑控制，病人自身的口腔健康意识薄弱，对疾病本身的认识不足，菌斑控制并不单纯是某一阶段的治疗，它贯穿于治疗过程的始终，而且在治疗后也要终身实施，才能保证牙周治疗的顺利进行并保持长期的疗效。病人无法进行有效的菌斑控制，导致疾病的复发以及进一步的破坏，同时也会影响医患关系。

健康(health)在不同的科学历史发展阶段有不同的概念。在生物医学模式的影响下，人们认为健康就是“无病，无伤，无残”，随着科学技术的发展，医学模式发生转变，人们开始认识到健康与疾病之间的关系。健康的内涵应包括生理，心理以及社会的健康。WHO对健康进行了明确的定义：“健康不仅仅是没有疾病或虚弱，而是具有完全的身体的，心理的和社会的完好状态”健康教育(health education)是旨在帮助对象人群或个体改善健康相关行为(health-related behaviors)的系统的社会活动。健康教育在调查研究的基础上，采用健康信息传播等干预措施，促使人群或个体自觉采纳有利于健康的行为和生活方式，从而避免或减少暴露于危险因素，帮助实现疾病预防控制、治疗康复、提高健康水平的目的。

口腔健康(oralhealth)是身体健康的重要组成部分。口腔疾病是一个严重的公共卫生问题，需要积极防治。1965年世界卫生组织提出“牙健康是牙，牙周组织，口腔邻近部位及颌面部均无组织结构和功能异常”。1981年世界卫生组织确定口腔健康标准是“牙清洁，无龋洞，无疼痛感，牙龈颜色正常，无出血现象”。2007年世界卫生组织提出口腔健康应包括：“无口腔颌面部慢性疼痛，口咽癌，口腔溃疡，先天性缺陷如唇腭裂，牙周疾病，龋病，牙齿丧失以及影响口腔功能的其他疾病和紊乱”。口腔健康教育是医患沟通非常重要的环节和内容，有效的健康教育不仅是治疗许多口腔疾病的重要方法，也是改善医患关系、化解医患纠纷的重要手段。

第一节　健康教育的基本要求

一、健康教育的定义

健康教育已有100年的历史，尚无一致公认的定义。Greene等在《健康教育概论》一书中罗列了美国学者提出的健康教育定义18个。世界卫生组织在历年正式文献中也有若干不尽相同的说明。1981年WHO提出的定义是目前广泛应用的：“健康教育的目的是帮助并鼓励人们有达到健康状态的愿望；指导怎样做才能达到这样的目的，促进每个人或集体努力做好本身应做的一切；并知道在必要时如何寻求适当的帮助”也就是说健康教育是一种以健康为中心的全民性教育，它旨在通过保健知识和技术的传播，影响人们的认识态度和价值观念，鼓励人们建立正确的健康意识，养成积极的社会心理态度，提高自我保健能力，有效地培养健康的生活方式，终止不健康的行为，消除危险因素，预防疾病，促进健康。健康教育的目标是帮助人们寻求能够达到最佳健康状态的行为方式和生活方式的关系，指导人们如何避免亚健康状态，疾病和意外事故的发生。健康教育的目的是帮助人们理解健康的重要意义和与行为方式和生活方式的关系，以便做出有益于健康的选择并成为其自觉的行为实践。健康教育的本质是教育人们能够对自己的健康负责并且对周围的人有一定的影响。

二、健康教育包含卫生宣教，但不等同于卫生宣教

健康教育与“卫生宣教”既有联系又有区别。在20世纪的我国，卫生宣教和健康教育两个名词曾在一段相当长的时期内共存。也可以说以上所定义的健康教育与20世纪70年

代以前的卫生宣教是同一事物的不同发展阶段的名称，但二者已经有根本的区别。我国当前的健康教育是在过去卫生宣教的基础上发展起来的，现在健康教育的主要措施仍可称为卫生宣教。但是，比之于过去的卫生宣教，健康教育明确了自己特定的工作目标——促使人们改善健康相关行为，从而防制疾病、增进健康，而不是仅仅作为两种辅助方法为卫生工作某一时间的中心任务服务；同时，健康教育不是简单的、单一方向的信息传播，而是既有调查研究又有干预的，有计划、有组织、有评价的，涉及多层次多方面对象和内容的系统活动；而且，健康教育在融合医学科学和行为科学（社会科学、心理学、文化人类学等）、传播学、管理科学等学科知识的基础上，已经积累了相当丰富的知识，逐步形成了自己的理论和方法体系。健康教育的干预活动，应该以调查研究为前提；健康教育的主要干预措施是健康信息传播。但健康教育是包含多方面要素的系统活动，健康教育的首要任务是致力于疾病的预防控制，然而也帮助病人更好地治疗和康复，它还努力帮助普通人群积极增进健康水平。行为与生活方式是人类健康和疾病的主要决定因素之一。因此在疾病预防控制工作中，健康教育和免疫规划一道并列为最重要的主动健康保护措施。

三、健康教育是实证为基础的科学方法

健康教育通过改善人们的健康相关行为来防制疾病，增进健康。尤其是在当前预防控制慢性非传染性疾病和艾滋病等缺少生物学预防手段和治愈方法的疾病的工作中，因这些疾病与人类行为关系密切，而使健康教育成为医疗卫生工作的一个独立的活跃的领域。健康教育同时又是一种工作方法。健康教育对人们的健康相关行为及其影响因素进行调查研究的方法与健康教育干预方法、评价方法，已经被广泛应用于预防医学和临床医学的各个领域。所以，参与其他卫生工作领域的活动或为其提供相关技术支持，应是健康教育另一方面的任务。

历经过去几十年的健康教育实践，尤其是在理论指导下的实践，许多健康教育项目报告了现场对照实验的结果数据，所积累的大量资料已经使健康教育出现朝“实证健康教育”（evidence-based health education）方向发展。

案例：Individual Versus Group Oral Hygiene Instruction for Adults

（成人个体与群体的口腔卫生指导）

研究目的：这项研究的目标是评估相对于成人个人，群体口腔卫生指导的实用性和有效性。**材料与方法：**将104名年龄在18～54岁（平均年龄29.7岁）的男性受试者随机分成4组：A组给予个人口腔卫生指导，B组给予群体口腔卫生指导，C组为个人及群体口腔卫生指导相结合，D组（对照组）不接受口腔卫生指导。对于每一种口腔卫生指导是否成功的评估，都是基于以下四个参数：（1）Quigley-Hein菌斑指数（QHI），（2）邻面菌斑指数（API），（3）改进后的龈沟出血指数（modified SBI），（4）牙周治疗需要指数（CPITN）。所有参与者在基础检查后都会进行专业的牙齿清洁。终期检查在13周后进行。**结果：**所有受试者在研究开始时均呈现不良的口腔健康状况，平均QHI指数为2.2。此外，所有研究对象中92%的人API指数超过70%。67.3%的受试者患有中度至重度牙龈炎症（modified SBI）。CPITN指数为2或3的占所有受试者的82%（CPITN scores of 2 or 3 were calculated for 82% of all sextants）。在研究的最后，所有组别在口腔卫生状况及牙周参数方面都有显著提高（$P<0.0001$）。大多

数受试者API指数达到了25%～70%，并且平均QHI指数达到1.2。大多数受试者(62%)的CPITN指数为0或1。各组之间没有明显差异。**结论：**这项研究证实，对于成人，群体的口腔卫生指导与传统的个人口腔卫生指导相比，具有相似的积极影响。

四、健康教育与健康促进

著名健康教育学家Green和Kreutr(1991)等人认为“健康促进指一切能促使行为和生活条件向有益于健康改变的教育和环境支持的综合体”。他将健康促进表达为一个指向行为和生活条件的“综合体”：“健康教育+环境支持”。广义的健康促进是将健康促进视为当前防治疾病、增进健康的总体战略，狭义的健康促进就是将健康促进视为一种具体的工作策略或领域，就是通过健康教育促进疾病的临床治疗。

渥太华宣言提出了健康促进的3个基本策略：

第一，倡导(advocacy)倡导政策支持、社会各界对健康措施的认同和卫生部门调整服务方向，激发社会关注和群众参与，从而创造有利健康的社会经济、文化与环境条件。

第二，赋权(empowerment)帮助群众具备正确的观念、科学的知识、可行的技能，激发其朝向完全健康的潜力。使群众获得控制些影响自身健康的决策和行动的能力，从而有助于保障人人享有卫生保健及资源的平等机会；使社区的集体行动能在更大程度上影响和控制与社区健康和生活质量相关的因素。

第三，协调(mediation)协调不同个人、社区、卫生机构、社会经济部门、政府和非政府组织(non-governmental organizations，NGO)等在健康促进中的利益和行动，组成强大的联盟与社会支持体系，共同努力实现健康目标。

五、健康教育诊断

所谓健康教育诊断，其核心是确定影响目标健康问题的主要健康相关行为以及确定影响目标行为发生发展的主要因素。之所以格林及其同事将健康教育工作的第一个步骤称为“诊断”，正是因为其如同临床医学诊断的核心是判断病人所患疾病及影响该疾病发生发展的内外部原因。由此得出的诊断结论同时为干预取得实际效果提供了基本逻辑思路：通过多种干预措施改变影响目标相关行为的倾向因素、促成因素和强化因素，促使目标行为得以改善；而目标行为的改善又最终导致目标疾病的控制或危害减少、从而实现防制疾病、提高健康水平的目的。

UNICEF将健康教育诊断分为3个步骤：问题与政策分析形势分析和目标人群分析。显然，UNICEF的这一思路侧重于从健康促进和社会动员的角度考虑问题。在实际工作中如果将其同格林模式结合应用将使健康教育诊断更为完善，特别是在社区层面的健康教育/健康促进项目工作中。目前最有代表性、使用最为广泛的健康教育诊断基本思路是以格林(Green L)为首的美国学者在20世纪70年代提出的PRECEDE-PROCEED模式，又称格林模式。

六、健康教育干预

“干预”(intervention)并非健康教育学的专有名词。其基本含义是在事物原有的运行过程中人为加入影响因素，使原有运行模式和过程终止或发生改变。

健康教育工作是针对特定健康问题和目标人群，有目的、有计划、有组织的系统综合使用各种传播、教育和其他措施，影响和改善人们的健康相关行为的活动和过程。因此，健康教育活动本身，无论是信息传播还是其他措施，就是对人们已有的健康相关行为和生活方式施加的一种干预，其目的是改变人们原有行为和生活方式中不利于健康的部分，建立 / 加强有利于健康的部分，使之向有益于健康的方向转变。

Green 等人提出的 PROCEDE-PROCEED 模式强调了在健康教育项目计划实施中应充分发挥政策、法规和组织的作用。该模式提出项目实施中的首要任务应该是机构建设和政策改革，这将有利于动员多部门的参与、加强多部门的协调、有利于建立一个完善的政策支持环境，也有利于帮助目标人群改变不益于健康的行为和生活方式，减少疾病发生的危险因素。同时还要强调建立系统、完善的质量控制体系，重视干预活动实施中的监测评估，以提高项目管理实施人员的技术水平和工作能力，确保健康干预活动的质量。

健康教育项目实施的 SCOPE 模式将实施工作归纳和总结为以下 5 个主要环节：即制定时间表（schedule）；控制实施质量（control of quality）；建立实施的组织机构（organization）；配备和培训实施工作人员（person）；配备和购置所需设备 5 件（equipment）。该模式是对复杂的健康教育干预活动的概括，也向健康教育工作者提示了，做好健康教育干预工作的关键要点。

七、口腔健康教育

口腔健康教育（oral health education）的目的是通过口腔保健知识和技术的传播，鼓励人们建立正确的口腔健康意识，提高自我保健能力，主动采取有利于口腔健康的行为，终生维护口腔健康。在进行口腔健康教育活动时，应重视教育信息的科学性和准确性。教育信息应严谨准确，并能体现最新科学研究成果。特别是大众传媒在传播口腔健康信息时应慎重，防止不准确的信息误传。口腔健康教育材料的设计要有趣味性，通俗性与艺术性。如儿童保健知识的材料应配有图片，拼音，儿歌，动画和游戏；在向公众讲解牙齿结构时，可以将牙齿比喻成大树，而牙周组织就是包埋树根的土壤。口腔健康教育信息也应从公众审美，健康，长寿的角度出发，表现出文（通俗易懂），情（感情），理（道理）三结合的艺术，成为易于被公众接受的科学知识。另外，口腔健康教育和指导应适合当地文化，教育，经济发展状况和人群患病情况，使口腔健康教育做到切实可行和有针对性。健康教育不仅仅传播信息，还要考虑影响健康行为的心理，社会和文化因素，传统的观念与习惯，个人或群体对口腔健康的要求、兴趣等，以确定相应的口腔保健内容与教育方法。每种方法都有其优缺点，且不能互相取代。根据不同的情况选择不同的方法，才能收到较好的效果。

口腔科医生的专业知识与技术特点，为开展口腔健康教育提供了条件与权威性。这种强烈动机与高度权威相结合的口腔健康教育，可以有效地建立病人的口腔健康价值观。研究已经表明，通过口腔健康教育可以减少病人对口腔科操作的焦虑，也可以改善病人对口腔医疗的参与度与依从性。口腔健康教育应贯穿于口腔医疗的全过程，口腔健康教育是一种社会心理治疗因素，在某些口腔疾病的医疗过程中发挥主要作用，同时口腔健康教育也是密切医患关系的重要纽带。

第二节 对案例健康沟通的要素分析与得失

口腔健康是全身健康的重要组成部分，直接或间接影响全身健康。口腔疾病如龋病，牙周疾病等会破坏牙齿硬组织和牙齿周围支持组织，除影响咀嚼，言语，美观等功能外，还会引起社会交往困难和心理障碍。有些微生物长期存在于口腔中，可导致或加剧某些全身疾病如冠心病、糖尿病等，危害全身健康，影响生命质量。全国口腔流行病学调查显示，龋病和牙周疾病是危害我国居民口腔健康的两种最常见的疾病，也是健康教育的重点。上述案例来自于临床重度牙周炎，除了牙周炎临床治疗的专科性质外，口腔卫生指导的意义与作用值得认真研究。

1. 牙周病的疗效与病人的依从性有密切的关系。许多临床观察证明，牙周炎病人维持期治疗的依从性仅为3.3%，这是影响临床疗效的重要原因。吴迪等数据库中有关心理行为干预应用于牙周炎病人的随机对照试验。由2名研究者依据纳入排除标准进行文献筛检、资料提取与质量评价，采用RevMan 5.3软件对资料进行meta分析。结果：共纳入8个随机对照试验，共508例病人。Meta分析结果显示：在控制菌斑水平方面，心理行为干预组优于对照组[SMD = 0.42，95%CI（0.21，0.64），P = 0.0001]；在降低牙龈指数方面，心理行为干预组优于对照组[MD = 0.18，95%CI（0.02，0.33），P = 0.03]；但心理行为干预组在增加刷牙次数的效果上并不优于对照组[MD = 0.17，95%CI（−0.07，0.42），P = 0.17]。结论：心理行为干预在牙周炎病人控制菌斑水平，降低牙龈指数方面更具优势。

2. 正确认识牙周病及了解口腔卫生维护的方法对牙周病的防治至关重要，但这些措施的实施都需要病人积极主动地配合，病人的依从性与牙周病的防治效果有密切关系。依从性是指病人的行为与医务人员的要求相符合的程度，它往往对疗效和转归起着决定性的作用。增强了病人参与意识，使其易于理解和接受医护人员的健康教育内容。使病人主动选择学习自己所需要的知识，加强了病人对牙周病知识的了解因此对病人适时进行口腔卫生宣教，指导正确的口腔保健方法，提高病人口腔保健行为的依从性成为牙周病治疗的重要一环。

3. 传统口腔健康教育以医护人员讲授为主，病人处于被动接受的状态，参与性差，病人的依从性也差。要通过模型示范、图片的解读及现场指导病人练习正确刷牙的方法。对牙周病病人通过利用牙模进行示范教育，能有效调动病人学习的积极性，发挥其学习的主观能动性，收到较好的健康教育效果，进而在日常生活及行为方面有所改善，从而明显提高病人对口腔卫生指导的依从性，改善其口腔卫生状况，可明显提高牙周病的治疗效果，也提高病人的满意度。

4. 每个人的一生都会经历不同的生命时期，处于不同生命时期的人，其口腔和牙都会处于一个特殊的状态，都有各自不同的全身和口腔健康方面的特点，口腔的健康状况和患病特点不同，对口腔健康知识的需求也不相同，因此，口腔卫生宣教须适合不同人群的需求，针对不同人群的年龄特点，生理特点及特定的口腔状况制定出个性化的口腔卫生宣教内容才有可能取得较好的效果。群体原则与个性化处理是口腔健康教育重要思路。这项研究的目标是评估相对于成人个人，群体口腔卫生指导的实用性和有效性。Ziebolz将104名年龄在18至54岁（平均年龄29.7岁）的男性受试者随机分成4组：A组给予个人口腔卫生指导，B组给予群体口腔卫生指导，C组为个人及群体口腔卫生指导相结合，D组（对照组）不接受口腔卫生指导。对于每一种口腔卫生指导是否成功的评估，都是基于以下四个参数：① Quigley-Hein 菌斑指数（QHI）；②邻面菌斑指数（API）；③改进后的龈沟出血指数（modified SBI）；④牙周治疗需要指数（CPITN）。所有参与者在基础检查后都会进行专业的牙齿清洁。终期检查在13周后进行。结果：所有受试者在研究开始时均呈现不良的口腔健康状况，平均QHI指数为2.2。此外，所有研究对象中92%的人API指数超过70%。67.3%的受试者患有中度至重度牙龈炎症（modified SBI）。CPITN指数为2或3的占所有受试者的82%（CPITN scores of 2 or 3 were calculated for 82% of all sextants）。在研究的最后，所有组别在口腔卫生状况及牙周参数方面都有显著提高（$P<0.0001$）。大多数受试者API指数达到了25%～70%，并且平均QHI指数达到1.2。大多数受试者（62%）的CPITN指数为0或1。各组之间没有明显差异。结论：这项研究证实，对于成人，群体的口腔卫生指导与传统的个人口腔卫生指导相比，具有相似的积极影响。

5. 口腔卫生指导的效果影响因素很多，各种方法之间对临床疗效的影响并非其决定性的影响。来自Lim对中国香港同一家公司的195名员工参与了一项为期10个月研究。该研究旨在调查不同的口腔卫生指导给予的方式对于受试者牙龈健康改善的影响。受试者被分成以下四种口腔卫生指导方式：个人指导、自我教育手册、视频指导，以及以上方式两项或者多项组合指导。在实验期间，没有给予受试者刮治术或任何其他形式的牙周炎治疗。利用威廉姆斯牙周探针（Williams Periodontal）进行全口临床检查，检测是否存在菌斑或龈沟探诊出血。在2周、4个月和10个月的检查结果显示，斑块及探诊出血的百分率与基线相比明显降低。给予不同方式的口腔卫生指导组群中间并未发现显著差异。这项研究确实证实了口腔卫生指导在改善牙龈健康方面的有效性。但是，不同方式口腔卫生指导的结果之间缺乏差异，这一点表明口腔卫生指导的方式对于最终结果来说，并不关键。然而，必须承认，口腔卫生的改善可能与口腔卫生计划以外的因素有关。研究结果对于改善口腔健康，进而提高社区牙周水平具有重要意义。

第三节　序列口腔卫生宣教的基本方法

口腔卫生宣教是健康教育的一部分，也是许多口腔疾病治疗的有机组成。充分运用口腔卫生宣教，并有效宣教对于提高疗效有十分重要的意义。尤其是在牙周病临床治疗中，作为慢性炎症性疾病，许多研究都证实，长期的疗效关键是病人的依从性。而依从性的核心包括保持口腔卫生、定期复诊、戒烟。要激发病人自我的主动意愿，这是干预的重要措施。

首先，要做好健康教育诊断，明确病人健康教育的目标。要做好健康教育诊断。健康教育诊断的核心是确定影响健康问题的主要健康相关行为，要明确影响行为的主要影响因素。在口腔卫生指导前要认真评估病人的认知水平，更要明确病人对牙周病的观念。要充分了解影响牙周健康的全身性疾病包括糖尿病、高血脂、吸烟等全身因素的行为纠正的影响。为健康教育干预取得实际效果提供基本思路。

其次，口腔卫生指导要以病人菌斑控制为中心。首要的是让病人了解和认知菌斑与牙周病的关系。对于牙周病来说，菌斑是导致牙周病的始动因子，宿主的全身健康状况是影响牙周病发生发展的关键性因素。要充分判断清除菌斑、建立良好口腔卫生习惯中的行为要素，还要让病人理清始动因子与吸烟等环境因素之间的协同致病关系。

第三，要激发病人自身的动机（motivation）。是通过健康教育干预促进健康的第一要素，也是病人为本的出发点。也就是说，要充分沟通，了解病人的动机状况，激发病人自身的积极性。这种积极性的发挥与病人的认知基础相吻合。病人最关注的问题是什么，要解决的问题是什么，遵照医嘱能获得什么益处这些都是沟通的要点。

第四，口腔卫生指导中重要的内容是病人自我菌斑控制的方法。这些方法包括各种刷牙的方法、牙线和其他辅助用具的使用。需要注意的是，在临床中不能把这些方法一股脑地推向病人。在全国爱牙日口腔健康教育中，上世纪 80 年代提出的“一人一把牙刷”到 90 年代“天天刷牙，定期检查”再到新世纪“健康牙齿，幸福家庭”，充分体现了不同社会发展阶段的社会需求。而口腔卫生指导更应该根据病人的认知水平、牙周治疗的不同阶段、病人掌握菌斑控制能力的不同进行不同的指导内容。这就是“在充分评估的基础上，根据病人的需要按一定的次序指导不同内容”的序列口腔卫生指导。

第五，口腔卫生指导面对的是病人。多数情况下病人并没有足够的医学专业知识。要让病人掌握口腔卫生指导的内容，达到口腔卫生指导的目的，就必须切实的让病人听得进、听得懂、记得住。这就是简单（simplification of the information）、明确（the use of explicit categorization）、反复（repetition）和有针对性（the use of specific rather than generaladvice statements）等四个基本要求。要用民族的、符合社会习惯的词汇进行语言沟通。

序列口腔卫生指导（Serial Oral Hygiene Instruction）是重度牙周炎治疗的重要内容，是治疗计划的组成部分，贯穿于牙周治疗的各个阶段，也是在不同牙周治疗计划中不断地进行。从字面上说，serial 的意思就是以一定的次序逐个排列或发生（arranged or happening one after the other in the correct order）。

1. 在初诊阶段，首先要对病人的口腔卫生与牙周病发病的关系知识进行评估，了解病人的知识基础，了解病人的就诊需求、口腔卫生习惯、经济能力，而且不仅要了解病人的口腔病史还要了解其全身病史。在此基础上首先要进行知识传输，重点是菌斑、吸烟、糖尿病和高血脂等对牙周健康的影响。病人提高自我菌斑控制的认识。

2. 在龈上洁治后复诊时，进一步了解病人对菌斑与牙周病关系的认知积累。了解病人掌握正确刷牙方法的个人需求。根据病人口腔卫生状况，重点指导病人掌握 Bass 刷牙方法和重点需要加强的刷牙部位。Bass 刷牙法的指导应该建立在病人已建立菌斑控制认知和主观意愿的基础上。

3. 在分区段进行龈下刮治和根面平整复诊时，要评估病人对菌斑控制的认知，结合口腔卫生菌斑控制效果，有针对性地指导病人重点加强菌斑滞留部位的控制。

4. 在基础治疗完成后一个月复诊时，要评估病人对菌斑控制的认知，了解基础治疗的效果，尤其是深袋区牙龈的炎症控制情况及其与局部菌斑控制情况的关系。对于菌斑控制不佳局部炎症未静止的部位，要加强针对性刷牙方法指导，如颊舌面菌斑控制良好而邻面菌斑控制不佳者，更要重视邻面菌斑控制方法的指导。而不宜贸然进行手术治疗。

5. 邻面菌斑控制的方法包括牙线、牙间隙刷和冲牙器的使用。邻面菌斑控制的方法应针对已建立稳定的菌斑控制认知和掌握 Bass 刷牙法的病人，对没有稳定的菌斑控制认知和掌握正确的刷牙法的病人提供邻面菌斑控制器具与使用指导并没有实际意义。

6. Bass 刷牙法和邻面菌斑控制是牙周维护期控制牙周炎发展和活动的非常重要的措

施。应该贯穿于全部牙周维护期定期复查复治的过程中。在重度牙周炎“评估 - 处理 - 评估 - 处理”的循环中，序列口腔卫生指导同样采用不断评估病人菌斑控制认知、基本方法的掌握与针对性菌斑控制方法的掌握与效果评估与处理循环中。

总之，口腔健康教育尤其是临床口腔卫生指导是口腔临床医患沟通的重要内容。在许多口腔疾病特别是在牙周病治疗中需要有计划地进行病人健康教育诊断与健康教育计划性指导。它不仅是牙周治疗计划的一部分，也是提高病人满意度、改善医患关系、避免医患纠纷的重要方法。

第十八章

口腔临床实践中的信任问题

朱锋　副主任医生，医学博士

案例 1：建立信任的成功案例

病人××，女，22 岁，因上下牙“地包天”及咬合障碍来某三甲口腔专科医院正畸科就诊，初诊正畸科医生经牙列模型分析、X 线头影测量分析后诊断为双侧下颌前突伴偏颌畸形，属于骨性错颌畸形，需行正畸 - 正颌联合治疗。由于病人就诊前认为自己仅需进行牙齿矫正治疗，当正畸科医生说明除牙齿矫正治疗外还需要行颌骨手术时，病人表示暂不能接受，遂至其他口腔科诊所咨询，得到信息为亦可行单纯牙齿掩饰性矫治的方案而无需手术治疗。对于两种不同的治疗方案，病人怀有疑虑，再至医院正畸科咨询，并向医生提出其他口腔科诊所的非手术治疗方案。经正畸 - 正颌联合治疗组联合会诊，正畸科医生和颌面外科医生向病人详细说明医院“牙齿正畸 + 颌骨手术”联合治疗方案的具体流程和步骤，该方案对病人治疗的必要性和优越性，并指出单纯牙齿掩饰性矫治的不足和该方案对病人面部美观、咬合功能改善的局限性。病人遂觉得医院治疗方案是针对她疾患的最佳治疗方案，接受正畸 - 正颌联合治疗方案，并在 2 年的治疗时间内按流程依次接受了术前正畸 - 正颌手术 - 术后正畸，最后获得了良好的治疗效果，病人对最终治疗后改善明显的颌面外形和牙齿咬合功能均感到满意。

案例分析：本案例成功的原因在于医方和患方多次沟通交流，同时通过组织多学科联合治疗小组会诊，让患方预先认识其治疗过程中的各学科医生，从而知晓医方对其治疗方案的重视及充分的个体化设计，完全明了治疗的完整流程，患方对最终治疗效果有明确的预期，方能对医方产生信任感并接受医方的治疗方案。

案例 2：建立信任的失败案例

病人××，女，56 岁，因上下颌多枚残冠残根及松动牙来某三甲口腔专科医院口腔颌面外科就诊，要求拔除所有患牙后最终义齿修复治疗。口腔外科医生遂将病人转至口腔修复科制订具体拔牙方案。接转诊的口腔修复科医生由于本次尚不能行修复治疗，为病人行简单口腔检查后制订了拔牙方案，书写在门诊病历上并将病人转回口腔外科。口腔外科医生遂按照该方案为病人拔除了相应的残冠残根及松动的晚期牙周病患牙。拔牙过程中，口腔外科医生仅按照口腔修复医生拔牙方案施行拔牙，未仔细检查全口情况，也未摄全景片。全部牙齿拔除后 3 个月，病人如约来到口腔修复科拟行义齿修复治疗，这时接诊的修复科医生发现该病人口内下颌牙龈下方似还有一枚残根，隐约冒尖，予病人全景片检查证实确为一枚埋伏的下牙残根。由于3月前就诊时该牙根完全被牙龈覆盖，又未摄片检查，没有记录在拔牙方案中，拔牙的口腔外科医生也没注意到这枚残根。口腔修复科医生只好将病人再次转诊至口腔外科拔除埋伏残根，并告知拔牙后还需重新等待数月方能行义齿修复。病人此时表示对我院医生的不信任，认为由于医生诊治遗漏，耽误了其制作佩戴义齿的时机，影响生活，遂投诉至医务处，并去同城另一家口腔医院进行后续治疗。

案例分析：本案例导致病人对医方失去信任的原因在于第一次就诊时，口腔修复科医生制订拔牙方案并未经过彻底详细检查，同时临床经验欠缺，未曾考虑到可能有埋伏牙根的情况而过于自信于自己的临床肉眼检查。口腔外科医生过于依赖口腔修复科医生制订的拔牙方案而忽略了自己诊治中应该做的详细体检。多个环节的缺陷导致最终增加了病人的就诊次数，延长了就诊周期，拖延了义齿修复的时机。治疗过程中突然修改或变更治疗方案容易招致病人的不信任感，最终导致病人更换了就诊医院。

第一节　医患信任与医患关系

一、医患信任是医患关系的核心要素

（一）医患信任的本质

信任是一种人际关系，而医患信任就是医方和患方之间的一种依赖关系。相互依赖意味着医患双方交往中存在着交换原则，即双方至少有某种程度的利害相关；无论交换内容为何，医方利益都必须依靠对方才能实现。对患方来说，其核心利益 - 身体的健康权将依赖于医方的诊治行为方能得到维护；而对于医方来说，其自身利益则基于患方对于其诊治行为的认可及在此基础上所获得的酬劳和声誉。

医患双方分别承受对方行为可能所致伤害风险的意愿，即为医患信任，乃是医患关系中的核心要素。医患双方作为合二为一的命运共同体，本来在面对疾病这一共同敌人时具有共同利益。医方需要尽最大可能去治愈疾病以取得患方的认可并获得收益；而患方亦期望完全治愈疾病，身体健康恢复。然而由于对于疾病本身信息认知的不对称，医患双方交往过程中可能出现互相不信任的医患博弈。

（二）影响医患信任的医患博弈理论

通常可用“囚徒困境”理论来解释医患之间的博弈。囚徒困境（prisoner’s dilemma）：1950年美国兰德公司的梅里尔•弗勒德（Merrill Flood）和梅尔文•德雷希尔（Melvin Dresher）拟定出相关困境的理论，后来由顾问艾伯特•塔克（Albert Tucker）以囚徒方式阐述，并命名为“囚徒困境”。两个共谋犯罪的人被关入监狱，不能互相沟通情况。如果两个人都不揭发对方，则由于证据不确定，每个人都坐牢一年；若一人揭发，而另一人沉默，则揭发者因为立功而立即获释，沉默者因不合作而入狱五年；若互相揭发，则因证据确实，二者都判刑两年。由于囚徒无法信任对方，因此倾向于互相揭发，而不是同守沉默。

囚徒困境理论解释了两个被捕的囚徒之间的一种特殊博弈，说明了为什么在合作对双方都有利时，保持合作也是困难的。囚徒困境是博弈论的非零和博弈中具代表性的例子，反映出个人最佳选择并非团体最佳选择。虽然困境本身只属模型性质，但对于现实中频发的医患之间不信任问题，也可用该理论进行解释。由于医患之间对于疾病认知的信息不对等，即使通过医患沟通亦不能完全消除这种信息的不对等，导致患方愿意承受医方医疗行为所致风险的意愿降低，而另有其他“想法”。在患方对医方信任感有所保留的情况下，如果医方的医疗行为所致医疗结果与患方的预期结果有偏差的话，则可能加重患方的不信任感而引发医患矛盾。即使医患合作对于病人治疗有利，有的病人也可能采取不信任、不合作的态度。在这种背景下，医方更倾向采用防御性医疗降低自己的风险。即医方在某些情况下所采取的医疗行为，其目的在于避免医疗风险和诉讼，而宁愿牺牲最优治疗方案。

二、医患信任和临床诊治

（一）医患信任是开展各种临床诊治活动的前提和基础

只有医患之间互相信任，医方才有可能去想方设法完全为患方利益服务，双方共同承担可能的临床医疗风险。如果任何一方想让医疗风险仅由另一方来独自承担，则风险承担方会潜意识里尽可能降低自己的风险，而不去考虑如何让另一方的利益最大化。这由人性决定，不以其他因素而转移。

（二）医患信任的程度与医方治疗中采用进取性还是防御性医疗行为具有关联性

医学是一门不确定的科学。生与死，成与败，只有概率，没有定数。一般来说，风险和收益成正比。医生越是敢冒风险，病人的可能收益就越大。如果病人给予医生理解和信任，愿意跟医生共担风险，医生就会迎“险”而上，为病人的最大利益而谋划。但是，人体毕竟是一个“黑箱”。同样的方法、同样的药物，有人安然无恙，有人则会出现意外，这就是生命的复杂性和医学的风险性。面对复杂多变的病情，医生的决策永远不可能完美无缺。其中，既有客观因素，也有主观因素。也许，医生是一个最不应该出错的职业，但又是一个不可能不出错的职业。病人对医生最大的误解，就是把医生当成神。事实上，一名医生，无论技术多么精湛，都不能保证自己永远处于最佳状态。

医学是爱的产物。医生之所以敢冒风险，既源于对生命的敬畏，更源于对人性善良的笃信。从理论上说，所有的医生都希望为病人解除疾患，把病看好，没有医生主动想把病人看坏的。如果病人不能理解这一点，就会伤害医生的情感，令医者寒心。如果善心总是得不到善报，医生自然就会把心包裹起来，宁可承认自己无能，放弃最优治疗方案，也不愿冒一点风险，更多地采取防御性医疗措施，以求避免纠纷和诉讼。显然，防御性医疗是一种隐形的“冷暴力”，在这场博弈中，医生未必是赢家，但病人肯定是最大的输家。医患是生命共同体，唯有信任，才能共赢。在医疗决策中，最难的永远不是技术，而是心灵默契。病人多一分信任，医生就会多一分冒险的勇气；病人多一分怀疑，医生就会多一分退避的顾虑。

（三）医患信任的程度与患方是否完全配合治疗具有关联性

由于对于医学知识的一知半解，很多患方在接受诊疗的过程中常抱有“留一手”的态度。患方容易从其他病人的经历、自己的主观想法、既往的就诊经验等出发来判断是否应该信任给自己施治的医生并配合其治疗。如果治疗的过程或者治疗的结果与自己的主观想法一致则容易信任医方并配合治疗，反之则容易抱怀疑态度且不配合治疗。

比如口腔牙周科最常见的治疗 - 洁牙，有一个病人每年来洁牙两次，他自身口腔卫生状况良好，每次洁牙出血很少，洁治后自己也感觉很舒适，遂推荐另一牙周病病人来治疗。然而这个牙周病病人口腔卫生差，多处牙颈部附着有大块结石，牙龈退缩较明显，洁治过程中自然出血多且容易出现酸痛症状，洁治后的牙颈部间隙由于结石被去除也暴露出来。该牙周病病人自觉洁治完后牙齿漏风、酸痛严重而与他人所述良好感觉及自己主观期望不一致，因而对治疗医生产生不信任感，怀疑是医生的水平问题或者是故意没给自己看好，从而拒绝进一步的龈下洁治等治疗，影响了最终对其牙周病的治疗效果。

正如达芬奇所说的没有两个完全一样的鸡蛋一样，也不可能有两个疾患完全一样的病人，所以每个病人都不应套用其他人治疗的过程、效果，同时也不应把上次的就诊经历、治疗效果套用在本次就诊过程中。作为医务工作者，务必要让病人知道这一点，方能让病人更好的配合你的治疗。

第二节 提升医患信任程度的方法

一、医患之间的信任建立

（一）提升医疗质量，树立良好口碑

由于医患之间初始时总是由患方主动求医、医方被动接诊而发生医疗关系，所以在初次求医时其实患方具有选择权。而患方通常根据医院口碑、他人推荐、媒体宣传、医务人员资料介绍等方式履行自己的选择权，选择具体的医院甚至具体的医生就诊。那么对医方来说，持续努力提高医疗质量，提升既往的诊治效果，树立医疗圈内良好的口碑，就可以为吸引后续的病人就医带来帮助。同样，具体到医务人员，如果你的医疗技术好，医疗水平高，医院对你的介绍资料详细和突出，也相对容易取得病人的初始信任而吸引病人找你求治。

从整体上看，医院内全体医务人员的共同努力工作、提高医疗质量可以为医院赢得病人的初始信任，吸引潜在的病人来该院就医；从个体上看，单个医生的高超医疗技术、既往良好的诊治效果展示可以为该医生赢得病人的初始信任，吸引潜在的病人到他那儿就诊。

（二）注重医疗形象，保持良好仪容

1. 医生衣着形象与病人信任 病人初次接触接诊医生时，对医生的第一印象有时很重要。如果医务人员形象正面、着装得体、穿戴整洁，很可能会给病人以“第一眼”较好的感觉，为病人对医生的初次信任感加分。反之，如果接诊医生形象邋遢、着装破旧、甚至工作衣帽满是污渍，必然会对病人的心理产生负面效应而影响对你的初始信任感。“人要衣装，佛要金装”，整洁、得体的医疗规范着装必然会增强病人对医生的第一信任感。

2. 医生不良表现与病人信任 病人刚接触医生时，有时亦很注意医生在诊疗之外的其他表现。比如医生自己有吸烟的不良习惯，恰巧被病人看见而该医生治疗中又劝诫病人不要吸烟，则很难让病人信服。有的医生自己口腔卫生不好，牙面可见明显的牙结石、软垢，或张口说话时口气明显，则容易招致前来就诊口腔疾患病人的不信任感。还有的正畸科医生自己牙齿排列不齐，则给病人诊治时很难让病人对你的牙齿正畸水平产生信任感。所以医生应注意与治疗相关联的这些内容，自己的表现有无缺陷，以免影响病人对医生的初始信任感。

3. 医生仪态动作与病人信任 病人就诊时通常对医生的仪表仪态也很注意。医务人员在着装得体的同时，也要注意装扮清新素雅大方。比如医务人员不能将头发染成红色或绿色，不能追求发型的奇形怪状，不能化重妆而涂脂抹粉，不能像暴发户似的戴着粗链子、大镯子。由于医生治病救人的崇高形象让病人先入为主的觉得医生应该就是积极向上、中

规中矩、正统无邪的非另类形象，所以医务人员的仪容应注意与社会大众对医生仪容的普遍要求相一致。

医生的动作姿态与病人的初始信任感也有关联。如果一个医务人员站没有站姿，坐没有坐相，给病人诊治时东倒西歪，走路时摇摇晃晃，也很容易使病人对该医生的诊治水平产生怀疑。不佳的仪容、姿势、动作均可能降低病人对医务人员的信任感，让病人觉得你不像个医生。第一次就诊的医患接触如果未能给病人留下良好印象，则意味着该医生对病人的可接受性较差，很难建立起病人对医生的初始信任感觉。

4. 诊疗场所环境与病人信任　诊疗场所的环境好坏与病人对医院、医生的信任建立也有一定的关系。口腔诊疗场所环境脏乱、设施破败必然难以对病人前来就诊产生吸引力。病人通常也不相信一个脏、乱、差的口腔医疗场所能拥有高技术水平的医生和高医疗质量的服务。在接触到医务人员之前，病人首先看到的是医院的诊疗环境。优美的医院环境和布局具有一种非介入性的、非药物的治疗作用，是病人医疗过程的第一印象。随着病人对医院就诊环境的要求越来越高，那些就医环境处处体现“以病人为中心”的医院容易成为病人首选。诊疗环境的优劣是病人满意信任与否的一个重要因素。为病人创建一个良好的诊疗环境本身就是医疗服务的一部分，并且是取得病人信任的积极因素。

最常见的比如儿童口腔科诊室将原有色调单一的白色背景，改变为多色彩跳色组合，配合卡通图案及候诊大厅的游乐场式布局，较之以往明显更能取得儿童病人的信任，舒缓儿童就诊前的紧张心情，使其在治疗中更容易配合医生操作，提高治疗效果。又比如口腔临床科室在诊室空间布局上更多注重保护病人的隐私，选择独立的隔间及牙椅而非以往的“大通铺”式布局，就可以减少在相邻牙椅同时就诊病人之间的相互干扰，从而赢得对隐私有较高要求病人的信任。

（三）诊疗操作规范，态度和蔼可亲

1. 病人在接受治疗过程中，医方需时刻进行规范的操作，忌讳不按诊疗流程、诊治步骤进行操作。比如有的医务人员不注意手卫生操作规范，诊治完上一个病人后没有进行手卫生处理就又接诊下一位病人，甚至有的医生戴着一副手套连续操作多个病人。病人注意到这一不规范情况后会十分在意而立即失去对医生的信任感。又比如颌面外科医生在给病房病人行常规换药时，如果没有佩戴口罩、帽子、手套就进行操作，病人有时候虽然没有明说，但其实心里会记得，对医生的信任感亦会下降。该病人恰巧出现伤口感染等并发症时，病人会第一时间联想到和医生的不规范操作有没有关系，而加重这种不信任。

2. 在和病人沟通交流中，态度要和蔼。病人遭受疾病的痛苦，通常需要医生的慰藉。如果交流中，医务人员态度生硬，则容易引起病人的不信任。“良言一句三冬暖，恶语伤人六月寒”。医务人员切忌在和病人的交流中有生、冷、硬、推、顶的不良言语，极易引发病人的不信任感。对于病人的疑问，要积极解释说明，消除其疑虑。西方医学之父希波克拉底曾经讲过一句名言，他说医生有三大法宝：第一是语言，第二是药物，第三是手术刀。之所以把语言放在第一位，是因为在他看来，医生的语言经常可以左右病人的预后。为什么对病人来说，医生的语言胜过药物，比刀子还厉害呢？这其实是暗示效应。良好的暗示可以产生积极的作用，使病人更加的信任医生并能配合治疗，从而凸显疗效。

（四）沟通积极到位，解释深入浅出

医患沟通中，除了沟通时医生的态度很重要外，沟通的内容更加重要，通常对病人是否

能充分信任医方起决定性作用。病人来医院看病求诊，如何治愈疾病是核心内容，也是病人最最关心的问题。所以医方要想赢得患方的信任，需要着重围绕沟通内容下功夫。

医生和患方进行关于疾病和治疗的交流和谈话，应围绕着和疾病相关的内容进行。当病人向医生讲述遇到的不适时，通常是断续或者离散的内容，不一定能抓住疾病的主要症状来描述，或者会有遗漏和偏差。医生利用自己的专业知识在自己心中有了初步诊断后如能诱导性提问，主动描述出病人可能遗漏的病症，则病人通常会立即建立起对医生的信任感。

医患沟通时，可适当点缀一些“题外话”，但不应偏离“疾病相关”这一主线。沟通内容应正确到位，医方应如实描述：①需进行的辅助检查及目的；②疾病的诊断；③可采用的治疗手段；④常见并发症及不良反应；⑤可能的预后情况；⑥大致的治疗费用。医生既不要因为某些病人心情紧张而描述时完全轻描淡写去迎合病人，亦不要因为某些病人没有认识到疾病的严重性而夸大疾病后果去吓唬病人。医生应依据疾病的本身实情，去引导病人认识疾病，既不要夸大宣传疗效，也不要承诺包治包好，如此容易让病人建立对医生的信任。

医生在向患方介绍疾病时，应注意勿完全使用医疗术语。由于医患对疾病信息认知的不对等，医方如能使用浅显易懂的语言代替医疗术语向病人解释疾病的发生、治疗、预后、转归等，更容易让病人了解整个疾病诊治的实际情况。同时医方在做疾病信息的解释时应深入浅出，可使用类比的手段向病人讲述，尽可能缩小医患双方对疾病认知的不对等程度。理解产生信任。患方理解了医方针对自身疾病所做的每一项工作，自然会信任医方的治疗程序。

二、医患之间的信任维持

口腔疾病的治疗通常不是“一锤子买卖”，当一名病人对某位医生充满信任后，会出现以后每次就诊都选择这位医生的情况。在西方社会，通常病人的牙医是相对固定的。当医患之间信任在建立后又能维持住，出现这样的情况就很正常。

医患之间建立初始信任后，病人开始接受医生的治疗。但是病人对医生的信任程度可能随着治疗的进行而出现变化。决定病人对自己的主治医生是更信任了还是失去信任了，在于治疗的结果 - 疗效。医生的形象、穿戴、沟通等各要素通常只能在建立医患之间初始信任时起作用，而要想维持病人对医方的信任，在于最后病人是否能获得良好的疗效，同时其他一些因素也起到一定作用。

（一）提高业务素质和技术水平

医务人员要不断加强业务学习，提高医疗技能。很多医生知识功底不够丰富，医疗技术水平不高，医疗经验不足，以致临床上处理问题的能力不够，治疗的结果自然不能让病人满意。这样很容易消耗掉病人对其的初始信任，导致随着治疗进行，病人逐渐失去信任，选择中途跑路，更换医生或医院。比如口腔牙体牙髓科医生，如果进行根管治疗时总是根管预备不到位，充填后不是欠填就是超填，病人根尖周炎症数次治疗后无好转，那病人当然会失去对其的信任而更换治疗的医生。

（二）不要接诊自己能力不及的病人

每个医务人员的技术水平有差异，或者擅长的医疗方向有不同，这是客观存在的事实。所以医方在接诊时应注意该病人的疾病是否在自己的诊疗能力范围内，不要接诊超出自己诊疗能力的病人。如果出始接诊病人时就发现病人的疾病超出自己治疗能力，应及早进行转诊，向病人交代清楚转诊的缘由不会影响病人对你的信任。病人通常还会因为你介绍了一个“对位”的医生而感激信任你，正如同家庭医生因为将病人转诊给正确的专科医生而更得到病人的信任一样。相反，如果自己强行试着诊治，待诊治效果不好再进行转诊，此时容易招致病人的不信任，让病人觉得你是在“撂挑子”。

（三）不要随意更改诊疗计划

医生给病人制订好诊疗计划后，应该按部就班的施行，顶多做小范围修改，不宜随意更改初始制订的治疗计划，这样容易导致病人产生不信任感。比如一名口腔正畸医生，初始制订的是某种矫治方案，给病人牙齿矫治了一段时间后发现效果不理想，遂变更治疗方案；新方案矫治一段时间后发现还是不理想，就又变更治疗方案。这种随意性很容易使病人感觉成为了“小白鼠”而失去对医生的信任，甚至导致医患纠纷。

（四）不要反复增加治疗费用

治疗开始前医方应该告知患方各种治疗方案大致的医疗费用。在患方选择的治疗方案开始后，所需要的医疗费用应不出现大体变化。如果在治疗中反复要病人追加医疗费用，则容易使病人产生对医生的不信任。比如某口腔医生初始接诊病人时和病人谈妥了诊治方案及相关费用，由于该医生怕一开始报价过高致病人流失而选择了一个较低报价，但在后续治疗过程中又不断诱导病人选择某项新技术、新材料以获得更好的疗效，或者以治疗过程超出预计为由反复增加治疗费用。病人会感觉掉进价格陷阱而对医生产生不信任，严重的可能导致医患纠纷。

第十九章

口腔临床实践中的纠纷谈判

邓润智　副教授，副主任医师，医学博士

案例1：持续纠纷成功谈判的案例

病人××，因“左下后牙疼痛1周余”于2015年2月在某三甲口腔专科医院牙体牙髓病科就诊，接诊医生经检查，诊断为“37慢性牙髓炎”，建议病人行根管治疗。治疗后病人自述仍感不适，初诊医生遂行根管再治疗术，但治疗后病人症状仍无明显改善。后因“36牙髓炎”在外院拔除后，自述疼痛感减轻，遂于2015年6月在本院行35、36、37固定桥修复，此后疼痛感加剧，向医务处投诉，要求诊治或者赔偿。医务处接到投诉后协调牙体牙髓病科会诊，会诊建议病人先行牙周基础治疗，故医务处协调牙周病科主任诊治，病人反映好转不明显，但表示对牙周病科以及医务处的处理过程表示满意。7月医务处组织牙体牙髓病科、口腔修复科、牙周病科、口腔颌面外科、口腔颌面医学影像科进行全院会诊，对病人进行现场诊查，并提出诊疗建议，经治疗病人症状渐渐消除，并对医院表示感谢。

案例分析：本案例谈判成功的原因在于各科室针对病人的诉求，积极努力，多方协调，专家会诊，尽管在前期处理过程中，病人症状并没有显著改善，但各方的努力能够被病人感受到，病人从心理上对医院充满了信任，积极配合治疗并最终解决了病人的症状。

案例2：临床纠纷谈判失败的案例

病人××，2013年因交通事故伤，导致口腔内多个牙齿脱落，遂至某三甲口腔专科医院种植科就诊，医生进行详细检查后，给予种植义齿修复，共植入种植义齿5颗，分别为14、16、17、26、27。数月后病人自觉牙齿不适，至我院口腔种植科复诊，医生检查后未发现明显异常，因此嘱咐病人回家观察。回家后病人持续感觉不适，多次反复至本院复诊，未得到有效解决，遂至医务处投诉，接待病人后与相关科室联系后了解诊治情况，当事科室反馈意见是“该病人治疗过程符合规范，临床检查无明显异常”，在接到此意见后，医务处工作人员判断，该病人可能有轻微的不适应，但主观自觉症状放大，怀疑治疗效果，以致纠缠医生。耐心解释沟通劝慰病人多次，无效，病人仍坚持治疗有误，因此医务处坚决表态：”我院治疗无任何问题，如果你实在不放心，可以去其他任何医院检查，以证实我院治疗效果”。经过多次反复沟通，病人的儿子也认为可能是病人本人的主观症状导致，因此陪同病人去外院就诊，结果发现“病人14种植体骨愈合不良，种植体周围骨质明显破坏吸收”。病人及其子女携带就诊病历与检查资料，返回本院，对医院的工作提出质疑与指责。

案例分析：本案例谈判失败的原因在于临床医生没有认真仔细针对病人的症状进行检

查，数次接诊后就失去耐心，武断地认为病人为恶意纠缠，提供错误的病人诊疗信息给医务处，导致产生误判，最终病人对医院失去完全的信任感。

第一节 纠纷解决的合理程序与谈判原则

一、医疗纠纷的定义及发生原因

所谓医疗纠纷，是指发生在医患双方之间因为各种原因造成的争议。随着医患矛盾日益尖锐，医疗纠纷越来越成为社会关注的焦点，同时也困扰着医疗机构正常运行和发展，也是目前急需解决的难点。

一般来说，医疗纠纷的发生主要有来自于医疗机构、病人和社会三方面的原因。其中医疗机构方面的因素包括了医护人员服务态度、医疗技术、医疗质量、医院管理、医务人员道德品质、责任心等问题。病人方面的因素主要有：对医院期望值过高、对疗效不满意、对诊疗程序不理解、无理取闹及讹诈、经济困难等问题。另外，社会方面的因素对医疗纠纷的产生与处理也造成一定影响，其中包括社会舆论的负面引导、不法分子介入敲诈、相关法律和制度本身的缺陷等。但我们必须认识到，医源性纠纷是导致医疗纠纷产生的主要原因，医源性纠纷是指纠纷的主要原因出自于医疗过程中医务人员方面，即由于医务人员的责任心、态度、技术水平等，造成的病员伤残或死亡，引起病员、家属和单位的不满提出追究责任而形成的纠纷。主要原因集中在医疗规章制度执行不规范、医患沟通不当、医疗技术水平不高、医疗服务态度不好方面。

二、医疗纠纷预防的方法

（一）严格规章制度，遵守诊疗常规

医疗规章制度执行不力是发生医疗纠纷的主要原因之一，因此严格执行各项规章制度、诊疗常规可以有效地把医疗纠纷消灭在萌芽状态。严格落实岗位职责，通过制订诊疗操作规范和技术标准，加强制度落实，培养规范操作和执行规章制度的良好习惯。

（二）加强医患沟通，提高服务意识

医患沟通不到位也是导致医疗纠纷产生的主要原因之一。医务人员应在病人接受治疗前和诊疗过程中自觉履行告知义务，主动与病人沟通，耐心解答病人提出的问题，实事求是地介绍诊治流程、成功率、可能发生的并发症以及治疗费用，尤其是对疾病的进展、变化及预后等方面，使病人充分理解，积极配合治疗，从而预防医疗纠纷的发生。同时还要尊重病人权益，努力提高服务质量，增强病人信任度。

（三）完善业务培训，提高诊疗水平

医疗技术水平欠缺也是发生医疗纠纷的重要原因，医务人员因技术水平欠缺或者临床经验不足，很容易发生漏诊，甚至误诊。因此，加强医务人员业务培训，提高医务人员的业务能力和技术水平是防范医疗过失的重要措施。医院应该有计划地组织医务人员的继续医学教育，学习和推广应用新技术新项目，提高整体技术水平，从主观上积极预防医疗纠纷。

（四）重视医德教育，构建良好医院文化

医德是医务工作者在履行本职工作中应遵循的行为规范。医德教育是保证医疗质量提

高的重要条件，也是医院文化建设的核心。医院要把医德医风建设当成医院建设的基石，通过各种灵活多样的宣传教育方式使医务人员养成忠于职守、爱岗敬业、乐于奉献的良好风尚。

总之，医疗纠纷的解决主要应当本着预防的原则，因为纠纷的出现对于医患双方都存在较大损害风险和成本，通过全面提高医务人员自身的素质，加强医院管理，提高技术水平和服务质量，健全和落实各项医疗规章制度，加强医务人员的法律学习，增强法律观念和维权意识，重视和加强医患之间的沟通应当能够有效地介绍纠纷的发生。

三、医疗纠纷的解决方式

纠纷的解决方式主要包括：协商、行政调解和法律诉讼。

目前的医疗纠纷处理机制还不够健全，立法上、实践上都存在许多问题需要解决，医患双方大都愿意选择协商的方式来解决纠纷。协商途径有着省时、省力、方便快捷等优点。但近年来，随着病人法律意识增强，对自身权利具有更多保护意识，所以采用行政协商和法律诉讼处理的方式也逐渐增多，而医院也不再一味用钱息事宁人，在协商无果的情况下，更倾向于使用法律武器，因此行政调解和法律诉讼处理的数量和比例都在逐年上升。当然，协商应当是建立在客观、公平、公正、自愿的基础之上，否则，不当的私了不但不会解决矛盾，而且还会使问题更加复杂，最终损害医院或病人的利益，特别是在临床工作中，医务人员应当尽量避免因为惧怕处罚或者羞于汇报而将重要事项隐瞒，给医院的后期处理造成困难，需要以积极的心态面对纠纷。

第二节 纠纷谈判的基本策略

协商意味着需要医患双方就某一诉求进行谈判，以取得共识，解决矛盾。谈判是一项操作性极强的技术，谈判过程中，医患双方追求的目的有双重含义，一方面是为了达到自身的目的，另一方面是为了避免谈判的破裂，这是谈判的基本情境。在谈判过程中，为了使谈判能够顺利进行和取得成功，医方应注意善于规避已方的弱点，发挥优势，准确把握谈判中的“度”。不仅需要真诚与守信，同样需要根据具体情况，灵活运用适当的策略，使医患双方之间的分歧能够合理解决，意见趋向一致，尽量能够满足病人的诉求，同时减少医院的损失。谈判所采用的策略一般有三种：主动策略、被动策略和平等策略。

一、主动策略

（一）先苦后甜

在谈判中先给病人提出较为苛刻的条件，给对方造成一种谈判困难的印象，降低病人的心理预期，在这一先决条件下再做出让步，使对方容易感到满足，达成解决问题的共识。但是，需要注意的是，在具体运用这一策略时，刚开始向对方提出的条件不能过于苛刻，否则可能会适得其反，给患方以推卸责任、缺乏解决问题的诚意的印象，矛盾激化，直接导致谈判无法进行，以致给后期解决纠纷带来困难。

（二）强势夺人

这是一种在谈判开局中借助于医方的优势和特点，以求掌握主动的方法，力求在心理上抢占优势。采用这种策略时应因势布局，顺情入理，适当地施加某种压力，让病人觉得自己毫无优势，可能“无利可图”，进而容易在谈判中达成妥协。但这一策略必须运用得巧妙、得体，才能达到先声夺人的效果。如果运用不当会给病人留下不良印象，招致反感，刺激病人的抵制情绪，给谈判带来负面作用。

（三）限定条件

在谈判过程中，处于主动地位的一方，常常利用谈判中的有利地位和对方常常担心谈判破裂的心理，采用限定条件策略。根据具体情况的不同，限定可以是多方面的，既可以是时间，也可以是谈判的内容。在使用这种策略时，态度要委婉、真诚，最好采用询问式。例如：“由于我们的医生接待的病人很多，5 点钟就要下班了，你现在趁他没什么事情赶紧去请他看看。”又如：“王主任很忙的，预约病人也很困难，可能需要几周，这次我们好不容易请到他了，你要抓紧时间。”一般病人在这种情况下，比较倾向于接受妥协。

二、被动策略

（一）“挡箭牌”策略

在谈判中，如果发觉正在被迫做出超出承受范围决定时，可以采用挡箭牌策略，可以借口没有被授予这种承诺的权力，手持“盾牌”来向对手要条件，以减少自己让步的幅度和次数。这种策略往往可以避免正面或立即回答病人的问题。例如：“您的问题我很理解，但需要向医院有关领导汇报。”；“您的事情涉及了其他科室，我需要跟他们的领导商量一下。”

（二）拖延策略

在谈判中如果病人处于优势地位，往往会表现为盛气凌人的姿态，对于此类情况，可以通过软磨硬泡来消耗对方的精力，当病人精疲力竭之时，容易接受妥协的条件。在遇到难以对付的问题时，我们可以借口自己不能决定或者其他理由，转由他人继续谈判，把对方的问题转移，多次转移后，病人在万般无奈的情况下只得妥协让步。

（三）以退为进策略

以退为进策略是指在医患双方争执不下，输赢未定时，暂时退让，争取主动。例如：“我非常同意你的观点，遗憾的是我们只有这么多费用，只能采用这种办法。”“我很希望能按照你的办法进行，但我们医院的规定就是这样，如果你不同意，只能找卫生局了。”

三、平等策略

（一）抛砖引玉

抛砖引玉策略指在谈判中向病人主动提出问题，但不提解决的办法，让对方去解决的一种战术。它一方面可以达到尊重对方的目的，使对方感觉到自己是谈判中的主角和中心；另一方面，自己又可以摸清对方底细，争取主动。常见的情况是问病人：“您觉得应该怎么办？”或者“我觉得您说得很有道理，希望您多提宝贵意见，我们改进工作。”

（二）回避冲突

谈判中的医患双方为了谋求各自的利益，必然会在一些问题上发生分歧。分歧出现后，要防止冲动，尽量回避冲突。因为冲突不但不利于问题的解决，而只能使事情变得更糟。可以使用以下几种方法来回避冲突：

1. 休会策略　休会可以使医患双方都有机会重新调整对策，这是缓冲矛盾、转变气氛的一种有效策略，有利于双方冷静思考、客观分析，从而推动谈判，避免进入死胡同。

2. 弹性策略 是指在谈判中遇事留有充分余地的策略。讲话不能太满太死，要有灵活性。无论是陈述介绍、还是讨价还价，都要留有余地。在谈判中即使你能满足对方所提出的全部要求，也不必痛快地全部或马上答应下来，而宜采用诚恳的态度，满足其部分要求，然后留有余地，以便在进一步的讨价还价中握有更多的筹码。

3. 转移策略 指在谈判中不要死盯在某一具体条件上的策略，当因某一条件快要出现僵局时，转移谈判具体项目，特别是转移到双方容易达成统一的条件上，这对缓和气氛、回避冲突，具有一定的效果。

（三）情感策略

通过多种渠道接触和沟通，不断增进双方的了解和信任，这对谈判是一种无形的推动力。具体操作时，可以主动帮助病人或其家属解决一些谈判问题之外的医疗问题或困难，增进互信，有利于谈判的进展。

第三节 口腔常见医疗纠纷的谈判要点

一、学会倾听

只有在清楚地了解病人的观点和真实诉求之后，医方才能准确地提出解决方案。从日常的生活经验来看，当人们专注地倾听别人讲话时，表示人们对讲话者的观点很感兴趣或很重视，从而可以给对方以一种满足感，这样就在双方之间产生了一定的信赖感。作为医方代表，应当注意倾听的技巧：

（一）集中精力

在听对方发言时要特别聚精会神，同时，还要配以积极的态度去倾听，充分了解患方的就医经历和感受，并与自身已经掌握的信息加以比对。要避免出现心不在焉，即使有些情况是自己已经掌握的内容，也不应该随意打断对方，以免给对方造成不耐烦或缺乏诚意的印象。而且，患方的言语可能会有隐含的意义，需要及时领会，以便采取相应的措施，达到事半功倍的效果。主动地与病人进行目光接触，并做出相应的表情。

（二）注意鉴别

通常情况下，人们说话时是边说边想、来不及整理，有时表达一个意思要绕着弯子讲许多内容，从表面上听，根本谈不上什么重点突出。因此，就需要在用心倾听的基础上，鉴别收听过来的信息的真伪，去粗取精、去伪存真，这样才能抓住重点，收到良好的听的效果。

（三）避免先入为主

先入为主地倾听，往往会扭曲说话者的本意，忽视或拒绝与自己心愿不符的意见，这种做不利于后期问题的处理。因为这种听话者不是从谈话者的立场出发来分析对方的讲话，而是按照自己的主观意愿来听取对方的谈话。其结果往往是导致听者接受的信息不准确、判断失误，从而造成行为选择上的失误。

（四）创造良好的环境

人们都有这样一种心理，即在自己所属的领域里交谈，无需分心于熟悉环境或适应环境；而在自己不熟悉的环境中交谈，则往往容易变得无所适从，导致正常情况下不该发生的错误，可见，有利于医方的谈判环境，能够增强自己的谈判成功率。

二、设法取信于患方

（一）要树立自信心

医疗纠纷产生后，病人及家属的心理一般是希望能找到一个具有权威的部门或人解决一些具体的事，或宣泄心中的不满情绪，或讨一个说法，或追究责任、索取赔偿等。对一些只涉及服务态度、错收费、多收费等未造成不良医疗后果的投诉，只要接待人员热情周到、认真负责地处理，一般都会得到较好的结果。但对一些涉及医疗差错、误诊误治，或对治疗结果不满意的医疗纠纷，病人和家属情绪较激动，为避免事态进一步扩大，争取下一步处理的主动权，设法取得对方的信任是关键。接待者只有充满自信，别人才会相信你，接待时讲话时底气不足，语无伦次，难以自圆其说，就不可能得到别人的信任。

（二）着装举止得体。

着装举止要得体。无论是在办公室还是在纠纷现场，接待者的着装会直接影响到他的精神状态，正式而庄重的服装会让人表现出严肃认真的精神风貌。接待者言谈举止注意要符合当时的气氛和环境，要有耐心和同情心。

三、学会换位思考

要能够站在对方的角度来思考问题，考虑对方的需求和立场，从而促进沟通，降低冲突程度。换位思考对于谈判双方都是有利的。而且换位思考让谈判者更多地了解对手的情形，从而帮助自己获得更高的收益。诚恳的态度是纠纷谈判中取得病人相对信任、创造谈判氛围的关键。在处理医患纠纷中，我们如果只强调医方在诊疗过程中的无差错而轻视谈判对手的心态，忽视自己的态度或言语解释所带出的一些负面的东西，很容易让谈判陷于僵局甚至导致暴力事件发生。诚恳与合理运用策略不矛盾，有利于促使对方思考，促进医患双方达成对纠纷的共识。在谈判条件上可采取“心有余而力不足”的策略，目的在于让患方能够感觉到医院对他们心情的理解以及解决纠纷的诚意，又要让其明白叫价太高我们无法接受，为双方价码接近创造条件。

四、把握好让步时机

过早的让步往往导致自方的后悔，而该让步时不让步，则容易导致谈判破裂。如果不做出适度的让步，对方也决不让步，谈判将无法顺利进行，无法获得使医患双方都满意的结果。适当时候的让步，不仅能让对方产生兴趣，可以调节谈判气氛，缓和矛盾。但是让步也是有目的性的，不能一遇对方提出不利您的意见时，就让步以满意对方，而且应该注意的是让步不能太频繁，让步的幅度也不应过大。同时要清楚自己让步的次数和幅度，不能让对方判断出自己将作几次和多大的让步。要掌握分寸一点点谨慎的让步，这样不仅能鼓动对方，还能起到迷惑对方的作用。尽量不要让对方了解您的底细，要让对方觉得每一次您都是无可奈何的，让对方感到来之不易。由少到多的让步也能有效地让对方认为，让步是有限的，再作让步是希望不大的。在做出让步时仍应当坚持自己的原则。在重大问题上让步小心谨慎，认真分析当时的情况，不该让步时一定不让，态度坚决，据理力争，在细小的问题上可先作让步，显示自己的大度。

五、选择合适的时间和地点

在纠纷现场和在事件刚刚发生时病人和家属的情绪往往最激动，接待者一方面为维护医院的正常工作秩序和利益；另一方面要对家属提出的各种问题进行解答。接待者应及时将病人带离现场，选定合适的地点，这样做不仅有利于做好安全保卫工作，也可以避免出现让家属触景生情或接待者受到众多人围攻的状况。而且，利用转移谈话地点的这一段时间可使一些情绪过激的病人和家属冷静下来，有利于处理。

第四节　谈判过程中注意应当避免的情况

一、不要轻视病人、急于反驳

病人往往由于缺乏医学知识，因此谈话时会表现出“无知”的状态，在这种情况下，我们应当理解病人出现这种情况的原因，不要轻视病人。谈判中，这种轻视的做法对解决问题没有任何好处，轻视还可能招致病人的敌意，容易忽视病人谈话中透露出来的主要信息。谈判中抢话的现象也是经常发生的，急于抢话纠正别人说话的错误，或用自己的观点来取代别人的观点，是一种不尊重他人的行为。因此，抢话往往会阻塞医患双方沟通的渠道，对创造良好的谈判气氛非常不利，容易使己方在谈判中陷入被动，对自己十分不利。

二、避免陷入争论

当你内心不同意病人的观点时，对他的话不能充耳不闻，一旦发生争吵，也不能一心只为自己的观点寻找根据而把对方的话当成耳旁风。如果你不同意对方的观点，也应等对方说完以后，再阐述自己的观点。

三、不要急于判断

在听病人讲述时，不要急于判断其正误，因为这样会分散精力，从而影响倾听效果。只有用心去领会对方提出的每个问题的真实用意，才能找到摆脱难题的真实答案。另外，为了培养自己急中生智、举一反三的能力，应多加训练，多加思考，以便自己在遇到问题时不乱不慌。

总之，纠纷是医患关系中无法避免的现象。不管你愿意不愿意它都永远会存在。而纠纷谈判的目的是尽快地把纠纷解决回归诊治疾病的主题上去，而不是把病人作为我们的对手，解决医患纠纷的最终目的仍然是更好地让病人恢复健康和获得精神愉悦。在纠纷谈判中，如果不把病人当一个完整平等的社会人看，忽视他们的感情和疾病的痛苦，医患双方之间必然会产生敌视和防范情绪，而如果以淡化和转化病人的情感入手，就能淡化分歧，解除病人的防卫心理，从而逐渐达到医患双方见解上的一致。

参考文献

1. 耿燕. 人际沟通与交流. 北京：清华大学出版社，2015.
2. 张淑华. 人际沟通能力研究进展. 心理科学，2002，25（4）：503-505.
3. 张白茹. 沟通理论在学校思想教育中的应用. 学海，2007，5：205-208.
4. 马晓婧. 沟通理论对教学活动的启示. 教育探索，2009，7：27-28.
5. 谢立中. 哈贝马斯的“沟通有效性理论”：前提或限制. 北京大学学报（哲学社会科学版），2014，142-148.
6. 陈纪. 评述哈贝马斯的“沟通行动理论”. 河北理工大学学报（社会科学版），2008，8（3）：8-10.
7. 郑日昌. 沟通心理学. 北京：北京师范大学出版社，2015.
8. 龙长权，张婷. 沟通心理学. 重庆：西南师范大学出版社，2014.
9. 王娟，李莉，林文娟，等. 共情 - 改善医患沟通的新视野. 医学与哲学，2011，32（21）：25-26.
10. 马修. 麦肯玛莎. 戴维斯. 720° 全景沟通. 中华工商联出版社，2015.
11. 王岳. 临床医患沟通艺术. 北京：北京大学医学出版社，2016.
12. 中国医师协会. 中国医师执业状况白皮书 2015.
13. 张妮莉，赵静. 基于 2009-2013 年相关文献的医疗纠纷案例统计分析. 医学与社会，2014，6：55-58.
14. 张瑞宏. 医患交流与沟通. 西南交通大学出版社，2011.
15. Tong HJ，Khong J，Ong C，et al. Children's and parents' attitudes towards dentists' appearance，child dental experience and their relationship with dental anxiety. European archives of paediatric dentistry，2014，15（6）：377-384.
16. Alsarheed M. Children's Perception of Their Dentists. European journal of dentistry，2011，5（2）：186-190.
17. McCarthy JJ，McCarthy MC，Eilert RE. Children's and parents' visual perception of physicians. Clinical pediatrics，1999，38（3）：145-152.
18. Patir Munevveroglu A，Balli Akgol B，Erol T. Assessment of the Feelings and Attitudes of Children towards Their Dentist and Their Association with Oral Health. ISRN dentistry，2014，2014（11）：867234.
19. Tong HJ，Khong J，Ong C，et al. Children's and parents' attitudes towards dentists' appearance，child dental experience and their relationship with dental anxiety. European Archives of Paediatric Dentistry，2014，15（6）：377-384.
20. 李福东. 医护人员的着装及其心理效应. 护理实践与研究，2011，8（23）：106-108.
21. 苏佩军. 医学生医务仪态规范培养浅论. 中国校外教育，2011，9：62.
22. Voss A，Meis JF. Hand hygiene and health-care-associated infections. Lancet Infectious diseases. 2007，7（5）：304-305.
23. Trick WE，Vernon MO，Welbel SF，et al. Multicenter intervention program to increase adherence to hand hygiene recommendations and glove use and to reduce the incidence of antimicrobial resistance. Infection

control and hospital epidemiology，2007，28（1）：42-49.

24. 赵岚，孙丽华. 医护人员对手卫生的认知误区及影响手卫生执行的因素调查. 中华医院感染学杂志，2008，18（10）：1410-1412.
25. 赵美娟. 现代医学人文回归的学术性与现实性. 医学与哲学，2004，25（8）：25-27.
26. 姜天俊，赵玉荣，楚文剑，等. 患者对医院满意度的调查与思考——谈医院的人文关怀. 医学与哲学，2003，24（5）：61-62.
27. 杜治政. 守住医学的疆界. 北京：中国协和医科大学出版社，2009.
28. 杜治政. 论新的医学人文观. 医学与哲学，2008，29（7）：8-14.
29. 李萍. 老年口腔健康状况调查及相关因素分析. 中国老年学杂志，2011，31（2）：341-342.
30. 刘晓虹，邓光辉. 护理心理学. 上海：第二军医大学出版社，1998.
31. 王丽霞，郑永红. 心理辅导对儿童牙科畏惧症的作用. 中华实用诊断与治疗杂志，2007，21（7）：558-559.
32. 景生宝. 临床心理学. 成都：四川科技出版社，1989.
33. 陈建洪，卢红飞，刁惠波，等. 医患间交谈对儿童治疗合作程度的影响的研究. 中山大学学报（医学科学版），2007，28（5）：571-572.
34. Hägglin C，Berggren U，Hakeberg M，et al. Dental anxiety among middle-aged and elderly women in Sweden. A study of oral state，utilisation of dental services and conco mitant factors. Gerodon to logy，1996，13（1）：25-34.
35. Corah NL，Gale EN，Illig S. The use of relaxation and distraction to reduce psychological stress during dental procedure. JAm Dent Assoc，1979，98（3）：390-394.
36. 医疗机构从业人员行为规范. 北京：人民卫生出版社，2012.
37. 吴正一，张志愿. 口腔医疗行为中的核心伦理准则中国医学伦理学，2008，21（3）：101-103.
38. 杨志寅，孔令斌，杨震，等. 规范化诊疗行为的影响因素及模式的建立. 中国行为医学与脑科学杂志，2006，15（3）：234-236.
39. 龚斌，禹勤. 对我院牙体牙髓科5年医疗纠纷的分析. 中华医院管理杂志，2005，21（4）：244-246.
40. 沈曙铭. 口腔正畸医疗行为与侵权责任相关的法律问题. 中华口腔正畸学杂志，2011，18（3）：121-124.
41. 严金海，肖健，吕群蓉. 医务人员行医行为规范体系研究. 广州：中山大学出版社，2011.
42. 吕略钧，高也陶. 美国医疗差错的概念、定义和特征. 国际医药卫生导报，2002，11A：23-25.
43. 刘虹. 论医疗差错. 医学与哲学，2008，29（6）：1-3.
44. 孙文兵，赵立强，魏永祥，等. 从医师的视角浅析医疗差错的辩证观. 医学与哲学（临床决策讨论版），2010，31（4）：2-4.
45. 房洪军，王平. 医疗差错与医师职业精神关系研究综述. 中国卫生事业管理，2011，S1：39-40.
46. 张修燕，黄裕民. 孙思邈医德思想与医疗职业人格与医学专业精神. 中国医学伦理学，2007，20（5）：71-72.
47. 李怀东. 医学人文关怀的基本内涵. 中国医学伦理学，2012，4：536-537.
48. 潘新丽. “慎”在中国传统医业道德规范中的作用. 中国医学伦理学，2011，24（3）：378-379.
49. 邱祥兴，孙福川. 医学伦理学. 第3版. 北京：人民卫生出版社，2008.
50. 李晨晨，崔静，翁金龙. 口腔诊疗中误咽的预防及对策. 全国口腔护理新进展研讨会论文汇编，2012.
51. 杨勤. 口腔诊疗中异物误咽. 口腔疾病防治，2016，24（6）：321-325.
52. 欧尧. 38例口腔科医疗差错、事故分析. 临床口腔医学杂志，1990，6（2）：116-117.

53. Kurtz SM. Doctor-Patient Communication：Principles and Practices. Can J Neurol Sci，2002，29（Suppl 2）：S23-S29.

54. 王林，沈坤荣，唐晓东．医患关系内涵及模式：基于社会交换理论的研究．医学与哲学（人文社会医学版），2014，35（3A）：49.

55. 武亮亮，陈国栋，王艳，等．临床医学研究生医患沟通能力现状调查及提高对策．教育教学论坛，2015，38：1-3.

56. 江青松，马艳艳，冯琳．口腔医学生医患沟通现状的调查研究．医学教育研究与实践，2013，21（5）：994.

57. 冷明祥，李正关．五省市医患关系与医德医风现状跟踪研析．中国医院管理，2008，28（7）：40-43.

58. Abrahamsson KH，O hrn K，Hakeberg M. Dental beliefs：factor structure of the revised dental beliefs survey in a group of regular dental patients. Eur J Oral Sci，2010，117（6）：720-727.

59. 高楚蒙，王晓燕，吕兆丰，等．患者诊疗现状对医患信任的影响．中国医学伦理学，2015，28（5）：699-702.

60. 李伟民，梁玉成．特殊信任与普遍信任：中国人信任的结构与特征．社会学研究，2002，（3）：11-12.

61. Lawrence Dyche. Interpersonalskill in medicine：the essential partner of verbal communication. J Gen Intern Med，2007，22（7）：1035-1039.

62. Timofe MP，Albu S. Quality management in dental care：patients' perspectives on communication：a qualitative study. Clujul Med，2016，89（2）：287-292.

63. Aminabadi NA1，Sohrabi A，Oskouei SG，et al. Design and preliminary validation of the verbal skill scale in the dental setting：an anxiety scale for children. Pediatr Dent，2013，35（2）：E43-48.

64. 谢保群．论医患沟通中医生的语言沟通技能．医学与哲学（人文社会医学版），2010，31（1）：32-34.

65. 李刚，贺周．口腔医师与病人沟通的技巧．北京口腔医学，2002，10（3）：153-155.

66. 王锦帆，尹梅．医患沟通．第2版．北京：人民卫生出版社，2013.

67. 李杰群．非言语交际概论．北京：北京大学出版社，2002.

68. Waylen A，Makoul G，Albeyatti Y. Patient-clinician communication in a dental setting：a pilot study. Brit Dent J，2015，218（10）：585-588.

69. Harnacke D，Mitter S，Lehner M，et al. Improving Oral Hygiene Skills by Computer-Based Training：A Randomized Controlled Comparison of the Modified Bass and the Fones Techniques. PLoS ONE，2012，7（5）：e37072.

70. Armfield JM，Heaton LJ. Management of fear and anxiety in the dental clinic. Australian Dental Journal，2013，58：390-407.

71. Carter AE，Carter G，Boschen M，et al. Pathways of fear and anxiety in dentistry. World J Clin Cases，2014，2（11）：642-653.

72. Humphris G，Ling M. Behavioural Sciences for Dentistry Churchill Livingstone，2000.

73. 方飞．社区与门诊老年人牙科焦虑症及其相关因素的研究．临床口腔医学杂志，2015，31（5）：307-309.

74. 马骁．健康教育学．第2版．北京：人民卫生出版社，2013.

75. 吴迪，梁会，张燕，等．心理行为干预对牙周炎患者口腔卫生状况影响的系统评价．牙体牙髓牙周病学杂志，2015，11：677-681.

76. Ziebolz D，Herz A，Brunner E，et al. Individual Versus Group Oral Hygiene Instruction for Adults. Oral Health Prev Dent，2009，7（1）：93-99.

77. Lim LP，Davies WIR，Yuen KW，et al. Comparison of modes of oral hygieneinstruction in improving

gingival health. J Clin Periodontol，1996，23（7）：693-697.
78. Murphy MT. Trust is the foundation for accepting care. J Okla Dent Assoc，2012，103（3）：32.
79. ML Reina，DS Reina，CH Rushton. Trust：the foundation for team collaboration and healthy work environments. Aacn Advanced Critical Care，2007，18（2）：103-108.
80. Abrahamsson KH，Ohrn K，Hakeberg M. Dental beliefs：factor structure of the revised dental beliefs survey in a group of regular dental patients. Eur J Oral Sci，2010，117（6）：720-727.
81. 李嫦英，刘立莉，乔志杰. 浅论商务谈判的倾听技巧. 河北北方学院学报. 2007，23（5）：16-20.
82. 唐大海，许恒，李福林. 谈判艺术在处理医疗纠纷中的应用. 解放军医院管理杂志，2002，9（3）：287-288.
83. 易雪媛. 心理学在医疗纠纷谈判中的作用. 西部医学，2009，5：877-878.
84. 王鹏飞. 基于地位差异的商务谈判策略应用. 改革与开放，2010，1：73-74.
85. 马鑫. 浅析贸易谈判既是一门科学也是一门艺术. 吉林省教育学院学报（上旬），2012，9：135-136.
86. 王敏，张志学，韩玉兰. 谈判者第一次出价对谈判破裂的影响：角色的调节作用. 心理学报，2008，40（3）：339-349.
87. 王晖，石伟. 谈判中的时间因素. 心理科学进展，2008，16（5）：810-814.
88. 刘志奇. 谈判中几点让步技巧. 现代营销，2003，5：40.

附录一 《医务人员手卫生规范》

《医务人员手卫生规范》由国家卫生部制定颁布，是国家卫生行业标准，根据《中华人民共和国传染病防治法》和《医院感染管理办法》制定，规定了医务人员手卫生的管理与基本要求、手卫生设施、洗手与卫生手消毒、外科手消毒、手卫生效果的监测等，自2009年12月1日起施行。

1. 范围

本标准规定了医务人员手卫生的管理与基本要求、手卫生设施、洗手与卫生手消毒、外科手消毒、手卫生效果的监测等。

本标准适用于各级各类医疗机构。

2. 规范性引用文件

下列文件中的条款通过本标准的引用而成为本标准的条款。凡是标注日期的引用文件，期限随后所有的修改(不包括勘误内容)或修订版均不适用于本标准，然而，鼓励根据本标准达成协议的各方研究是否可使用这些文件的最新版本。凡不注明日期的引用文件，其最新版本适用于本标准。

3. 术语和定义

下列术语和定义适用于本标准。

3.1 手卫生 hand hygiene

为医务人员洗手、卫生手消毒和外科手消毒的总称。

3.2 洗手 hand washing

医务人员用肥皂(皂液)和流动水洗手，去除手部皮肤污垢、碎屑和部分致病菌的过程。

3.3 卫生手消毒 antiseptic hand rubbing

医务人员用速干手消毒剂揉搓双手，以减少手部暂居菌的过程。

3.4 外科手消毒 surgical hand antisepsis

外科手术前医务人员用肥皂(皂液)和流动水洗手，再用手消毒剂清除或者杀灭手部暂居菌和减少常居菌的过程。使用的手消毒剂可具有持续抗菌活性。

3.5 常居菌 resident skin flora

能从大部分人体皮肤上分离出来的微生物，是皮肤上持久的固有的寄居菌，不易被机械的摩擦清除。如凝固酶阴性葡萄球菌、棒状杆菌类、丙酸菌属、不动杆菌属等。一般情况下不致病。

3.6 暂居菌 transient skin flora

寄居在皮肤表层，常规洗手容易被清除的微生物。直接接触患者或被污染的物体表面时可获得，可随时通过手传播，与医院感染密切相关。

3.7 手消毒剂 hand antiseptic agent

用于手部皮肤消毒，以减少手部皮肤细菌的消毒剂，如乙醇、异丙醇、氯己定、碘伏等。

3.7.1 速干手消毒剂 alcohol-hand rub

含有醇类和护肤成分的手消毒剂，包括水剂、凝胶和泡沫型。

3.7.2 免冲洗手消毒剂 waterless antiseptic agent

主要用于外科手消毒，消毒后不需用水冲洗的手消毒剂。包括水剂、凝胶和泡沫型。

3.8 手卫生设施 hand hygiene facilities

用于洗手与手消毒的设施，包括洗手池、水龙头、流动水、清洁剂、干手用品、手消毒剂等。

4. 手卫生的管理与基本要求

4.1 医疗机构应制定并落实手卫生管理制度，配备有效、便捷的手卫生设施。

4.2 医疗机构应定期开展手卫生的全员培训，医务人员应掌握手卫生知识和正确的手卫生方法，保障洗手与手消毒的效果。

4.3 医疗机构应加强对医务人员手卫生工作的指导与监督，提高医务人员手卫生的依从性。

4.4 手消毒效果应达到如下相应要求

4.4.1 卫生手消毒，监测的细菌菌落总数应≤菌菌落总数 10cfu/cm^2

4.4.2 外科手消毒，监测的细菌菌落总数应≤外科手消毒 5cfu/cm^2

5. 手卫生设施

5.1 洗手与卫生手消毒设施

5.1.1 设置流动水洗手设施。

5.1.2 手术室、产房、导管室、层流洁净病房、骨髓移植病房、器官移植病房、重症监护病房、新生儿室、母婴室、血液透析病房、烧伤病房、感染疾病科、口腔科、消毒供应中心等重点部门应配备非手触式水龙头。有条件的医疗机构在诊疗区域均宜配备非手触式水龙头。

5.1.3 应配备清洁剂。肥皂应保持清洁与干燥。盛放皂液的容器宜为一次性使用，重复使用的容器应每周清洁与消毒。皂液有浑浊或变色时及时更换，并清洁、消毒容器。

5.1.4 应配备干手物品或者设施，避免二次污染。

5.1.5 应配备合格的速干手消毒剂。

5.1.6 手卫生生设施的设置应方便医务人员使用。

5.1.7 卫生手消毒剂应符合下列要求

a）应符合国家有关规定。

b）宜使用一次性包装。

c）医务人员对选用的手消毒剂应有良好的接受性，手消毒剂无异味、无刺激性等。

5.2 外科手消毒设施

5.2.1 应配置洗手池。洗手池设置在手术间附近，水池大小、高矮适宜，能防止洗手水溅出，池面应光滑无死角易于清洁。洗手池应每日清洁与消毒。

5.2.2 洗手池及水龙头的数量应根据手术间的数量设置，水龙头数量应不少于手术间的数量，水龙头开关应为非手触式。

5.2.3 应配备清洁剂，并符合 5.1.3 的要求。

5.2.4 应配备清洁指甲用品；可配备手卫生的揉搓用品。如配备手刷，刷手应柔软，并定期检查，及时剔除不合格手刷。

5.2.5 手消毒剂应取得卫生部卫生许可批件，有效期内使用。

5.2.6 手消毒剂的出液器应采用非手触式。消毒剂宜采用一次性包装，重复使用的消毒剂容器应每周清洁与消毒。

5.2.7 应配备干手物品。干手巾应每人一用，用后清洁、灭菌；盛装消毒巾的容器应每次清洗、灭菌。

5.2.8 应配备计时装置、洗手流程及说明图。

6. 洗手与卫生手消毒

6.1 洗手与卫生手消毒应遵循以下原则：

6.1.1 当手部有血液或其他体液等肉眼可见的污染时，应用肥皂（皂液）和流动水洗手。

6.1.2 手部没有肉眼可见污染时，宜使用速干手消毒剂消毒双手代替洗手。

6.2 在下列情况下，医务人员应根据 6. 1 的原则选择洗手或使用速干手消毒剂：

6.2.1 直接接触每个患者前后，从同一患者身体的污染部位移动到清洁部位时。

6.2.2 接触患者黏膜、破损皮肤或伤口前后，接触患者的血液、体液、分泌物、排泄物、伤口敷料等之后。

6.2.3 穿脱隔离衣前后，摘手套后。

6.2.4 进行无菌操作、接触清洁、无菌用品之前。

6.2.5 接触患者周围环境及物品后。

6.2.6 处理药物或配餐前。

6.3 医务人员在下列情况时应先洗手，然后进行手卫生消毒

6.3.1 接触患者的血液、体液和分泌物以及被传染性致病微生物污染的物品后。

6.3.2 直接为传染病患者进行检查、治疗、护理或处理传染患者污物之后。

6.4 医务人员洗手方法。

6.5 消毒应遵循以下方法：

6.5.1 取适量的速干手消毒剂于掌心。

6.5.2 严格按照医务人员洗手方法揉搓的步骤进行揉搓。

6.5.3 揉搓时保证手消毒剂完全覆盖手部皮肤，直至手部干燥。

7. 外科手消毒

7.1 外科手消毒应遵循以下原则

7.1.1 先洗手，后消毒。

7.1.2 不同患者手术之间、手套破损或手被污染时，应重新进行外科手消毒。

7.2 洗手方法与要求

7.2.1 洗手之前应先摘除手部饰物，并修剪指甲，长度应不超过指尖。

7.2.2 取适量的清洁剂清洗双手、前臂和上臂下 1/3，并认真揉搓。清洁双手时，应注意清洁指甲下的污垢和手部皮肤的皱褶处。

7.2.3 流动水冲洗双手、前臂和上臂下 1/3。

7.2.4 使用干手物品擦干双手、前臂和上臂下 1/3。

7.3 外科手消毒方法

7.3.1 冲洗手消毒方法 取适量的手消毒剂涂抹至双手的每个部位、前臂和上臂下 1/3，并认真揉搓 2～6 分钟，用流动水冲净双手、前臂和上臂下 1/3，无菌巾彻底擦干。流动水应达到 GB 5749 的规定。特殊情况水质达不到要求时，手术医师在戴手套前，应用醇类手消毒剂再消毒双手后戴手套。手消毒剂的取液量、揉搓时间及使用方法遵循产品的使用说明。

7.3.2 免冲洗手消毒方法 取适量的免冲洗手消毒剂涂抹至双手的每个部位、前臂和上臂下 1/3，并认真揉搓直至消毒剂干燥。手消毒剂的取液量，揉搓时间及使用方法遵循产品的使用说明。

7.4 注意事项

7.4.1 不应戴假指甲，保持指甲和指甲周围组织的清洁。

7.4.2 在整个手消毒过程中应保持双手位于胸前并高于肘部，使水由手部流向肘部。

7.4.3 洗手与消毒可使用海绵、其他揉搓用品或双手相互揉搓。

7.4.4 术后摘除外科手套后，应用肥皂（皂液）清洁双手。

7.4.5 用后的清洁指甲用具、揉搓用品如海绵、手刷等，应放到指定的容器中；揉搓用品应每人使用后消毒或者一次性使用；清洁指甲用品应每日清洁与消毒。

8. 手卫生效果的监测

8.1 监测要求

医疗机构应每季度对手术室、产房、导管室、层流洁净病房、骨髓移植病房、器官移植病房、重症监护病房、新生儿室、母婴室、血液透析病房、烧伤病房、感染疾病科、口腔科等部门工作的医务人员手进行消毒效果的监测；当怀疑医院感染暴发与医务人员手卫生有关时，应及时进行监测，并进行相应致病性微生物的检测。

8.2 监测方法

按照规定进行。

8.3 手卫生合格的判断标准

细菌菌落总数符合 4.4 的要求。

附录二 医务人员洗手方法

1. 在流动水下，使双手充分淋湿。

2. 取适量肥皂（皂液），均匀涂抹至整个手掌、手背、手指和指缝。

3. 认真揉搓双手至少15秒，应注意清洗双手所有皮肤，包括指背、指尖和指缝，具体揉搓步骤为：

3.1 掌手相对，手指并拢，相互揉搓。

3.2 手心相对，双手交叉指缝相互揉搓，交换进行。

3.3 掌心相对，双手交叉指缝相互揉搓。

3.4 弯曲手指使关节在另一手掌心旋转揉搓，交换进行。

3.5 右手握住左手大拇指旋转揉搓，交换进行。

3.6 将五个手指尖并拢放在另一手掌心旋转揉搓，交换进行。

4. 在流动水下彻底冲净双手，擦干，取适量护手液护肤。

附录三　手卫生效果的监测方法

1．采样时间　在接触病人、进行诊疗活动前采样。

2．采样方法　被检者五指并拢，用浸有含相应中和剂的无菌洗脱水液浸湿的棉拭子在双手指曲面从指跟到指端往返涂擦2次，一只手涂擦面积约30cm^2，涂擦过程中同时转动棉拭子；将棉拭子接触操作者的部分剪去，投入10ml含相应中和剂的无菌洗脱液试管内，及时送检。

3．检测方法　将采样管在混匀器上振荡20秒或用力振打80次，用无菌吸管吸取1.0ml等检样品接种于灭菌平皿，每一样本接种2个平皿，平皿内加入已溶化的营养琼脂15～18ml，边倾注边摇匀，待琼脂凝固，置温箱培养48小时，计数菌落数。

细菌菌落数总数计算方法：

细菌菌落总数（cfu/cm^2）= 平板上菌落数 × 稀释倍数 / 采样面积（cm^2）

附录四　牙周病认知水平问卷调查表

编号：

姓名：　　　　　　性别：男　　女　　　　　　年龄：　　　　　民族：

文化程度：

1. 小学以下　2. 初中　3. 高中及大专　4. 本科　5. 本科以上

家庭地址：

联系方式：

职业：

1. 行政　2. 农民　3. 工人　4. 技术人员　5. 学生　6. 其他

一、你知道牙周病的症状吗？

1. 牙龈出血　2. 牙齿松动　3. 牙齿脱落　4. 牙龈萎缩　5. 不知道

二、你认为哪个生活习惯最可能与牙周病有关：

1. 牙签剔牙　2. 甜食　3. 不吃蔬菜　4. 吸烟　5. 用力过重刷牙
6. 长期张口呼吸　7. 不知道

三、知道牙周病和哪些全身因素有关：

1. 遗传　2. 妊娠　3. 青春期　4. 糖尿病　5. 骨质疏松
6. 精神长期紧张　7. 不知道

四、知道牙周病和哪些口腔局部因素有关：

1. 牙结石　2. 食物嵌塞　3. 不合适的假牙　4. 吸烟

五、你知道牙菌斑吗？

1. 听说过　2. 没听说过

六、如果听说过，知道哪些方法是菌斑控制：

1. 刷牙　2. 使用牙线　3. 药物漱口液　4.“洗”牙

七、刷牙的目的是：

1. 去除食物残渣　2. 清新口气　3. 去除菌斑

八、每次刷牙的时间有：

1. 30秒以内　2. 1分钟　3. 2～3分钟　4. 3分钟以上

九、近1周，每天刷牙的次数：

1. 1次　2. 2次　3. 3次　4. 3次以上

十、一般会多长时间洗牙：

1. 半年及以内　2. 6～12个月　3. 1年或以上　4. 从未

十一、除了牙刷，你还知道其他哪些口腔用具：

1. 牙线　2. 牙缝刷　3. 冲牙器　4. 不知道

十二、你知道哪些日常生活中牙周病的预防措施：

1. 正确刷牙　2. 使用牙线　3. 牙龈按摩　4. 咬齿叩齿　5. 定期检查

附录五　序列口腔卫生指导卡片

【第一阶段】　促进认知

一、牙周健康三要三不要

- ■ 要每天刷牙两次，每次刷牙 3 分钟。
- ■ 要选用保健牙刷。
- ■ 要定期洗牙，有益牙周健康。
- ■ 不要牙菌斑，牙菌斑是导致牙周病的主要原因。
- ■ 不要吸烟，吸烟有害牙周健康。
- ■ 不要忽视糖尿病，糖尿病与牙周病密切相关。

二、选用保健牙刷六要素

- 刷头要小。
- 软毛牙刷。
- 正规品牌。
- 每月更换牙刷。
- 用后晾干。
- 使用正确刷牙方法。

【第二阶段】　正确方法

【巴斯刷牙法】

- 将刷毛指向牙齿的根方，上颌向上，下颌向下。刷毛与牙长轴呈 45 度。
- 轻轻加压使刷毛末端进入龈沟并盖过龈缘，颤动牙刷，前后短距离来回拂刷。
- 依次拂刷每个牙齿，每一部位至少拂刷 10 次。
- 将牙刷竖起拂刷前牙舌腭面。

【第三阶段】　提高水平

- ■ 普通刷牙只能去除六成菌斑，牙间清洁才能彻底控制菌斑。
- ■ 牙间清洁三方法：牙线、牙缝刷和冲牙器。

【牙线使用法】

- 取 25～40cm 长的一截牙线。
- 用双手的拇指和示指握持住牙线，指尖保持约 1～2cm 长的距离。
- 牙线的末端握于掌心，并用无名指和小指控制，并将牙线的末端缠于中指。
- 斜向或倾斜放置于两牙接触区的上方，来回拉锯式轻轻地将牙线穿过接触区。重复上下拂擦牙面。

- 向近中或远中拉紧牙线，使牙线压向牙面。

【牙间隙刷使用法】

- 将刷头安装在手柄上。
- 将刷头浸水。
- 平行于牙面插入牙间隙。
- 内外拉动清洁牙间隙区。

【冲牙器使用法】

- 将冲牙器喷嘴装好。
- 加水。
- 将喷嘴对着牙间隙，按下按钮。
- 逐步移动重复操作冲洗所有牙间隙。